国家卫生健康委员会全科医学规划教材

供全科医生学历继续教育、转岗培训、农村订单定向医学生培养使用

U0658813

全科医学
师资培训指导用书
第 3 版

主　编　贾建国　谢苗荣

副主编　黄　敏　顾　杰

人民卫生出版社

·北　京·

图书在版编目（CIP）数据

全科医学师资培训指导用书 / 贾建国，谢苗荣主编
—3 版 . —北京：人民卫生出版社，2023.8
国家卫生健康委员会全科医学规划教材
ISBN 978-7-117-34331-2

I. ①全… Ⅱ. ①贾…②谢… Ⅲ. ①家庭医学 —职
业培训 —教材 Ⅳ. ①R499

中国版本图书馆 CIP 数据核字（2022）第 250838 号

人卫智网	www.ipmph.com	医学教育、学术、考试、健康，购书智慧智能综合服务平台
人卫官网	www.pmph.com	人卫官方资讯发布平台

全科医学师资培训指导用书
Quankeyixue Shizi Peixun Zhidao Yongshu
第 3 版

主　　编：贾建国　谢苗荣
出版发行：人民卫生出版社（中继线 010-59780011）
地　　址：北京市朝阳区潘家园南里 19 号
邮　　编：100021
E - mail：pmph @ pmph.com
购书热线：010-59787592　010-59787584　010-65264830
印　　刷：天津画中画印刷有限公司
经　　销：新华书店
开　　本：710 × 1000　1/16　印张：21.5
字　　数：471 千字
版　　次：2013 年 5 月第 1 版　2023 年 8 月第 3 版
印　　次：2023 年 10 月第 1 次印刷
标准书号：ISBN 978-7-117-34331-2
定　　价：69.00 元

打击盗版举报电话：010-59787491　E-mail：WQ @ pmph.com
质量问题联系电话：010-59787234　E-mail：zhiliang @ pmph.com
数字融合服务电话：4001118166　E-mail：zengzhi @ pmph.com

编　委（按姓氏拼音排序）

毕晓明　　　哈尔滨医科大学
晁冠群　　　浙江大学医学院附属邵逸夫医院
丁　静　　　首都医科大学附属复兴医院月坛社区卫生服务中心
樊　洁　　　首都医科大学
葛彩英　　　北京市丰台区方庄社区卫生服务中心
顾　杰　　　复旦大学附属中山医院
郝佳佳　　　广州市第一人民医院
胡海鹰　　　首都医科大学附属复兴医院
黄　敏　　　南京医科大学附属苏州医院
贾建国　　　首都医科大学宣武医院
李伟明　　　昆明医科大学海源学院
吕　琳　　　昆明医科大学第二附属医院
闵　寒　　　南京医科大学
曲仪庆　　　山东大学齐鲁医院
王　颖　　　北京大学第一医院
王慧丽　　　首都医科大学
王亚军　　　首都医科大学宣武医院
谢苗荣　　　首都医科大学附属北京友谊医院
郁正亚　　　首都医科大学附属北京同仁医院
张　丹　　　重庆医科大学附属第一医院
郑春燕　　　山东大学
周　舟　　　四川大学华西医院

编写秘书
王慧丽　　　首都医科大学

出版说明

为了贯彻落实党的二十大精神，充分发挥教育、科技、人才在全面建设社会主义现代化国家中的基础性、战略性支撑作用，全面推进健康中国建设，加快全科医学人才培养，健全公共卫生体系，加强重大疫情防控救治体系和应急能力建设，加强重大慢性病健康管理，提高基层防病治病和健康管理能力，在对上版教材深入调研和充分论证的基础上，人民卫生出版社组织全国相关领域专家对"全科医学规划教材"进行第三轮修订。

本轮教材的修订和编写特点如下：

1. 旨在为基层培养具有高尚职业道德和良好专业素质，掌握专业知识和技能，能独立开展工作，以人为中心、以维护和促进健康为目标，向个人、家庭与社区居民提供综合性、协调性、连续性的基本医疗卫生服务的合格全科医生。

2. 由国内全科领域一线专家编写，编写过程紧紧围绕全科医生培养目标；注重教材编写的"三基""五性""三特定"原则；注重整套教材的整体优化与互补。

3. 为积极应对人口老龄化的国家战略，结合全科医学发展、全科医生能力培养、重大传染病防控等方面的需求，本次修订新增2种（社区卫生服务管理、全科老年病临床实践），共计11种教材。

4. 充分发挥富媒体优势，配备电子书，通过随文二维码形式与纸质内容紧密结合，满足全科医生移动阅读的需求；同时，开发中国医学教育题库子题库——全科医学题库，满足当前全科医生多种途径培养和考核的需求。

5. 可供全科医生学历继续教育、转岗培训、农村订单定向医学生培养等各类全科医生培训使用。

本轮教材修订是在全面实施科教兴国战略、人才强国战略，培养和建设一支满足人民群众健康需求和适应新时代医疗要求的全科医生队伍的背景下组织编写的，力求编写出符合医学教育规律、服务医学教育改革与发展、满足基层工作需要的优秀教材，希望全国广大全科医生在使用过程中提供宝贵意见。

融合教材使用说明

■ 本套教材以融合教材形式出版，即融合纸书内容与数字服务的教材，读者阅读纸书的同时可以通过扫描书中二维码阅读电子书。

如何激活电子书？

第①步：刮开二维码涂层

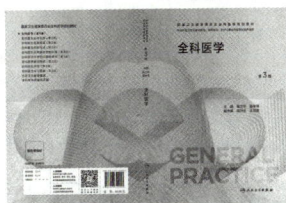

1. 找到图书封底的"蓝色二维码"
2. 刮开带有涂层的二维码

第②步：微信扫一扫,点击"立即领取"

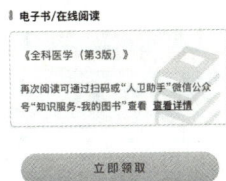

1. 微信"扫一扫"扫描二维码
2. 在新页面点击"立即领取"

第③步：授权并登录

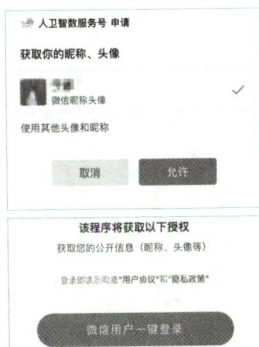

1. 根据页面提示，选择"允许"，允许人卫智数服务号获取相应信息
2. 在新页面点击"微信用户一键登录"
3. 新用户需要输入手机号、验证码进行手机号绑定

第④步：点击"查看"开始阅读

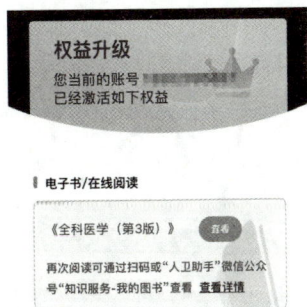

1. 点击"查看"即可阅读电子书
2. 再次阅读电子书可通过"人卫助手"微信公众号、微信小程序、App，在"我的图书"查看

主编简介

贾建国　　　　主任医师，教授，博士生导师，首都医科大学宣武医院原副院长。兼任中华医学会全科医学分会常务委员、中国医师协会第五届全科医师分会顾问、教育部高等学校临床医学类专业教学指导委员会临床实践教学指导分委员会副主任委员、中国医师协会毕业后医学教育专家委员会执行委员会监督指导工作委员会首席专家、中国医师协会毕业后教育模拟医学教育专家委员会副主任委员、北京医学会全科医学分会前任主任委员、北京医学教育协会副会长。

承担临床医学教学管理20余年。主编、参编国家级住院医师规范化培训规划教材2部，专著4部。获得国家级教学成果奖二等奖1项，北京市级教学成果奖一等奖1项、二等奖2项，荣获"北京市优秀教育工作者"称号。

谢苗荣　　　　主任医师，二级教授，急诊医学、全科医学博士生导师。首都医科大学附属北京友谊医院常务副院长、急危重症救治中心主任、全科医学住院医师规范化培训基地主任，首都医科大学全科医学与继续教育学院第二临床学系主任。兼任中国医院协会门急诊专业委员会主任委员，中华医学会急诊医学分会常务委员，北京医学会急诊医学分会候任主任委员，北京医师协会急救医学专科医师分会会长，中华医学会全科医学分会委员，北京医学会全科医学分会常委，《中华急诊医学杂志》《中华危重症医学杂志》编委。主编著作8部，副主编7部，主译2部。主持国家级课题2项、省部级课题3项。

副主编简介

黄　敏

　　主任医师，二级教授，博士研究生导师。苏州市立医院全科医学科主任，全科医师规范化培训基地负责人。兼任中国医师协会全科医师分会副会长，中华医学会全科医学分会专业委员会常务委员，国家卫生健康委员会能力建设与继续教育中心全科医师专家委员会常务副主任委员，吴阶平医学基金会家庭医学部副主任委员，江苏省医学会全科医学专业委员会主任委员，江苏省医师协会全科医师分会会长。

　　从事医学教学工作 30 余年，主编或副主编超声医学、全科医学专业书籍 5 部；撰写专业论文 71 篇，其中 SCI 13 篇；主持国家级、省级、市级科研项目 20 余项，获得国家、省市多个奖项。获得"江苏省突出贡献的中青年专家"荣誉、江苏省五一劳动奖章，2017 年荣获中国医师协会"优秀全科基地主任"称号，2020 年荣获"吴阶平全科医生奖"。

顾　杰

　　全科医学博士，硕士生导师，复旦大学附属中山医院全科医学科副主任医师，国际医疗部医疗主管。兼任世界家庭医生组织（WONCA）全球农村工作组委员，中华医学会全科医学分会基层卫生与健康学组副组长、青年学组委员，上海市医学会全科医学专科分会社区慢病管理学组副组长。

　　从事全科医学医、教、研工作 20 余年，主持省部级课题多项，在国内外学术期刊发表论文 90 余篇。作为项目主要成员获国家级教学成果奖二等奖、上海市级教学成果奖特等奖、上海医学科技奖三等奖。

前　言

　　2016 年中共中央、国务院颁布了《"健康中国 2030"规划纲要》，党的十九大作出了"实施健康中国战略"的重大决策部署。培养大批合格的全科医生队伍是实施健康中国战略的需要，是深入贯彻国家医疗卫生体制改革的需要，也是切实保障人民群众健康的需要。《国务院关于建立全科医生制度的指导意见》（国发〔2011〕23 号）及《关于建立住院医师规范化培训制度的指导意见》（国卫科教发〔2013〕56 号）均对全科医生的培养在数量和质量上提出了明确的要求。

　　培养合格的全科医生首先要有一支高质量的全科医学师资队伍。全科医学师资不仅要掌握全科医学基本理论知识、全科医学带教重点、带教方法，还要掌握全科医学的临床思维模式。在我国，由于全科医学起步较晚，许多师资都是转岗而来。从事全科医学教学的师资一是数量不足，二是自身关于全科医学及全科医学教学方面的知识结构尚需补充完善。

　　本书的使用对象主要是从事全科医学教学的医务人员。全书围绕临床教学中所应用的教学基本理论、基本教学方法、最常用的教学手段展开编写，力争在相应的章节中尽可能有一个相关内容的教学案例，围绕教学案例重点介绍相应教学方法与教学手段的使用。第一章是全科医学的基本概念，便于老师对全科医学有一个最基本的认识。第二章是对全科医学师资的基本要求。第三至五章是本书的核心内容，较为详细地讲述了全科教学所需要的各种方法。第六和七章介绍了教学评价和教学管理。第八章、第九章分别就全科医学的科学研究以及全科医生培训基地的评估检查进行了简单介绍，以便在实施临床教学的同时，积极推动全科医学的创新和可持续发展。

　　本书邀请了国内十余位在知名大学长期从事全科医学教学管理及临床教学的专家参加编写，基本上代表了当前我国全科医学师资培训的水平。作为主编，虽尽力而为，但由于能力有限，书中难免会存在许多不足之处。各位师生在使用过程中若发现任何缺点错误，敬请不吝指正，以便本书能够不断完善，为培养一支高水平的全科医生队伍、为实现全面小康作出贡献。

贾建国　谢苗荣

2023 年 8 月

目　录

第一章 全科医学发展现状与全科医生定位

第一节 我国全科医学发展现状

一、基本概念

全科医学（general practice）是 20 世纪 60 年代末在欧美兴起的一门综合性的临床医学二级学科。随着现代医学科学的不断发展，全科医学在西方整个医疗体系中已成为重要的临床医学学科。从 20 世纪 80 年代末全科医学引进我国以来，我国全科医学经历了初创探索到快速发展的过程。随着 2009 年国家新医改方案的提出，建立全科医生培养制度成为新医改的一个重要举措，从而为全科医学在我国的发展奠定了基础。

全科医学与家庭医学、社区医学等概念至今在表述上仍存在一定差异。参考国内外文献，全科医学是一门整合了预防医学、临床医学、康复医学及社会行为学为一体的综合性医学专业学科，是一个临床二级学科，其内容涵盖了各个年龄阶段、不同性别、各个器官系统以及各类疾病，强调以人为中心、以家庭为单位、以社区为范围、以人的全生命周期及人群整体健康的维护与促进为方针的长期综合性、负责式照顾，并将个体与群体健康照顾、防和治有机地融为一体。

二、历史沿革

1966 年英国及英联邦国家启动了全球第一个全科医学住院医师培训项目。随后加拿大、美国也启动了全科（家庭）医学住院医师培训项目。1968 年美国家庭医学委员会成立，1969 年全科医学被批准为美国第 20 个医学学科，这是全科医学发展在世界范围内重要的里程碑。1971 年美国家庭医师学会成立，全科医生有了自己的专业团体。2000 年有56 个国家或地区组织了全科（家庭）医学住院医师培训项目。

经过近 60 年的发展，全科医生的地位和作用已被世界上越来越多的国家所认识和重视，全科医疗服务也被越来越多的公众所欢迎和享受。世界医学教育高级会议——爱丁堡宣言提出："一个效率高、成本效益好的卫生体制必须有全科医生对患者进行筛选，解决大多数人的常见健康问题，而只把很小一部分转给专科医生。"

我国香港特别行政区在 1985 年开始进行全科医学专科医师培训。我国台湾地区 1987年开始办理家庭医学专科医师甄审及家庭医学专科医师培训评定。我国大陆 / 内地地区正式引入全科医学是在 20 世纪 80 年代后期。1989 年北京医学会率先成立全科医学分会。同年，首都医科大学成立了全科医学培训中心。1993 年 11 月中华医学会全科医学分会成立，标志着中国全科医学的诞生；1995 年我国成为世界家庭医生组织（WONCA）的正式会员。随着学科的不断发展，1996 年 5 月，首都医科大学部分教师从预防医学系的社会医学教研室独立出来，成立了全科医学教研室。1997 年，《中共中央、国务院关于卫生改革与发展的决定》明确提出，要"改革城市卫生服务体系，积极发展社区卫生服务，逐步形成功能合理、方便群众的卫生服务网络"，要求"加快发展全科医学，培养全科医生"。北京市丰台区方庄社区卫生服务中心挂牌成立，成为国内第一家社区卫生服务中心。1999 年，北京市启动"全科医学培训工程"，从医院、社区卫生机构选取部分卫生人员进行全科医学知识培训和岗位培训。

2000 年卫生部颁发《关于发展全科医学教育的意见》，明确全科医学教育以毕业后教育为核心，出台了《全科医师规范化培训试行办法》《全科医师规范化培训大纲（试行）》，京、津、沪、浙等地先后开始了毕业后全科医生规范化培训，全科医学作为当时 18 个普通专科之一纳入国家专科医师培训试点。首都医科大学于 2000 年 7 月成立了卫生部直属的第一个全科医学培训中心，肩负着为全国培训全科医学师资和完成相关学术、信息交流等任务；2004 年 10 月正式建立了公共卫生与家庭医学学院全科医学系。此外，中华医学会全科医学分会与国家医学考试中心共同制定了全科医生任职资格和晋升条例，这表明我国的全科医生培训逐渐步入正轨。

2009 年 3 月 17 日通过的《中共中央国务院关于深化医药卫生体制改革的意见》提出，要通过发展全科医学解决老龄化社会带来的严峻的老年人口保健医护照顾问题。为适应我国经济社会发展新阶段，不断满足城乡居民日益增长的健康需求，在全面总结我国全科医生队伍建设工作的基础上，2011 年 7 月，国务院制定印发《关于建立全科医生制度的指导意见》，国家相关部门联合印发了《以全科医生为重点的基层医疗卫生队伍建设规划》，明确到 2020 年，通过各种途径培养 30 万名全科医生，逐步形成一支数量适宜、质量较高、结构合理、适应基本医疗卫生制度需要的基层医疗队伍。医教协同加快构建以"5+3"为主体、"3+2"助理全科医生为补充的全科医学人才培养体系。2012 年，卫生部与教育部联合印发《全科医生规范化培养标准（试行）》《助理全科医生培训标准（试行）》，对全科医生培养培训的内容、方式、时间等作出具体要求。2013 年底，国家卫生和计划生育委员会等 7 个部门共同制定印发了《关于建立住院医师规范化培训制度的指导意见》，将全科作为 34 个医学专业之一，并陆续制定完善了相关的配套政策。国家卫生和计划生育委员会同财政部等制定《全科医学师资培训实施意见（试行）》，加强师资队伍建设。2018 年国务院办公厅印发的《关于改革完善全科医生培养与使用激励机制的实施意见》，要求认定的住院医师规范化培训基地的综合医院必须独立设置全科医学科，以人才培养为目的，开展全科临床、教学和科研工作，与基层医疗卫生机构联合培养全科医生。2016 年中共中央、国务院颁布了《"健康中国 2030"规划纲要》，党的十九大作出了"实施健康中国战略"的重大决策部署，2019 年《健康中国行动（2019—2030 年）》颁布，充分体现了我国对维护人民健康的坚定决心，为全科医学的蓬勃发展拓宽了道路，指明了方向。

三、学科内涵

全科医学，不是全面治疗的意思，不是"万金油"、包治百病的意思，更不是简单地多个学科累加。它要求每一名全科医生对内科学、外科学、医药学等学科有比较基本的认识与把握，对基本医疗有很好的把握，对患者在未出现某一方面重大疾病之前，开展积极干预和预防，出现某些重大疾病的时候能及时识别并转出，送往临床医学中心，即专科医院，同时在患者的病情得到遏制、可以出院康复治疗时，全科医生能及时进行随访治疗及健康管理。他们所要做的工作就是患病前的干预、患病时的沟通（与专科医生）、患病后的随访医疗及终生的健康管理。

1. 从服务内容上，全科医学涉及临床医学中各二级学科的相关知识，技能较其他专科相对略浅，此外还涉及心理学、行为科学、预防医学、社会科学等学科领域的内容。

2. 从学科的知识体系上，全科医学理论精髓包括基本医疗的初级医疗、公共卫生、预防医学、心理、社会科学的基础知识，还涵盖初级卫生保健服务所需的各个学科的基本技能、基本能力和服务工具。

3. 从临床思维方法上，除传统经验医学所需要的整体观念与方法外，还需要以现代医学的成果来解释发生在患者身上的局部和整体变化，具有科学基础的整体论，同时注重将循证医学的研究结果应用于诊疗实践。全科医学不再把患者看成是一个生物（患病的生物），而是一个社会上的人，患者不再是被动接受治疗，而是和医生共同决策。医生不仅要了解患者的病情，还要了解他的家庭、心理、行为等，医患关系是一种互动、和谐的关系。全科医生要提供第一线的基础医疗服务，为社区居民提供全面、连续、人文、全程的医疗保障服务，从而更好地分配和合理使用医疗资源。

第二节　全　科　医　生

一、基本概念

现代医学模式已由单纯的生物医学模式转变为生物 - 心理 - 社会医学模式，医生的功能已超越了疾病诊治本身，医生在与患者及其家庭成员的交往中，需同时扮演朋友、咨询者、教育者的角色，需要掌握更广泛的社会科学方面的知识和技能。全科医生是接受过全科医学专门训练的新型医生，是执行全科医疗的卫生服务提供者，是为个人、家庭和社区提供优质、方便、经济有效、一体化的医疗保健服务，进行生命、健康与疾病全方位负责式管理的医生。

二、全科理念

全科医学在我国作为一门较为年轻的学科，其中"全人照顾"的理念尤为凸显，相对于专科医学，更关心医学模式中"人的心理与社会"的部分。"全人照顾"强调四个主要方面的服务：全面照顾完整的人，全面的家庭照顾，连续性照顾和多学科照顾。具体理解就是关心患者的疾病和不舒服的感受，同时在深入了解患者（包括除疾病本身以外的心理、家庭、环境、社会等背景资料）的基础上，就治疗计划寻找医生和患者共同的立场，在诊疗过程中融入预防保健和健康促进的观念，加强医患关系，最终为患者提供实际可行的治疗与措施。

全科医学更注重人与环境互动过程中的社会联系，追求个体层面或群体层面的社会功能的提升，通过特定的方式、方法，舒缓人在进行社会互动中产生的个人、家庭、社区等方面的问题，最终达到促进人与环境的适应性平衡，发挥社会与心理治疗功能的目的。相对传统医学理念，全科医学则更加注重诊疗过程中的艺术，将调整人的社会功能作为提升医疗服务质量的重要辅助手段，把修复人的社会功能作为最终目的。

长期负责制的社区健康管理照顾就是体现了这一理念。"长期"是跟踪治疗，"负责"体现了全科医生的关爱照料。医生不单纯看生理上的疾病，还要解决患者的心理疾病，担负一定的"体恤""安抚"，甚至"陪伴"的作用。医生在疾病治疗的过程中更多的是要得到患者的配合，向患者传授基本的保健知识和其必要性，引导患者纠正不良生活习惯，倡导个人是健康的第一责任人的基本理念。

三、思维模式

临床思维是医生依据临床资料对疾病进行分析、判断，从而得到临床诊断，选择相应治疗方案，最后作出决策的重要思考、逻辑推理方法。

全科医学作为一个独立的临床二级学科，其主旨是强调以人为中心、以家庭为单位、以社区为基础、以整体健康的维护与促进为方向的长期负责式照顾，并对个体与群体健康全面关注。其思维方式与传统医学有较多不同之处。如全科医生在收集病史时绝不是简单地听患者讲述和记录，也不仅仅是按照某种表格的顺序做老一套的询问和填写。收集病史的过程中医生应该充分运用自己所有的知识，调动自己的全部感知能力，注意从患者的体型、姿态、面色、语调、表情和近日生活等诸多方面，筛取各种可能有意义的病情资料，进行及时分析思考。

诊断疾病本质上是一种探索的过程，在了解病史的过程中，医生形成某种诊断的初步印象，但又不能因而成为既定的框框。随着对患者情况的进一步了解和新情况的掌握，必须及时修正自己原有的想法，如在查体时，常常带着询问病史中的疑问，积极寻找相应的客观证据。全科医生对患者进行全面而有重点的体格检查，从而为患者是否需要继续去上级医院看病作出判断。全科医生诊疗不能就事论事，而应考虑到事物的发生发展，要有整体的思考。除识别危重症、紧急处理外，还要考虑是否有向慢性病转化的可能。所以，一定要叮嘱患者用药直到病情完全治愈才能停用，以免造成病情反复。一些患者因身体不适前来看病，虽然没有病理上的问题，但可能功能上已经受到了损害，在心理上已经产生了担忧。这时，医生可以引入预防保健知识，在看病时将防病意识告诉患者，和患者一同分析疾病风险，消除不健康的生活方式。通过深入交流，患者会越来越信任医生，医生会了解到患者更多的经历、知识和情感问题，这将有助于医生知道如何帮助患者，理解他们的行为，从而帮助他们战胜疾病。

全科医生的临床思维绝不是脱离实际的苦思冥想。具体应用于某一患者的诊断时，首先取决于医生通过询问病史和生活情况以及查体等方式所得到的信息是否确实可靠。从患者那里直接获得的第一手资料，是医师临床思维的"基本功"。只有通过反复的临床实践才能逐渐积累提高，获得比较正确的临床思维能力。

四、岗位职责

1. 承担社区卫生服务中内、外、妇、儿等相关学科初级临床诊疗任务、双向转诊任务、传染病发现及报告任务。

2. 承担以高血压、糖尿病、心脑血管疾病、恶性肿瘤等为主的慢性非传染性疾病的防治。

3. 组织传染病的预防与控制工作。

4. 主持社区诊断的完成，根据本社区主要卫生问题，制订以健康教育、行为干预等为手段的健康促进工作方案，并组织实施，完成评估总结。

5. 组织社区健康人群与高危人群的健康管理，包括疾病的筛查与咨询。

6. 进行社区卫生服务科研课题的设计、争取立项，并组织实施。

7. 承接医疗保健服务工作。

8. 组织并指导社区护理、社区康复、社区计划生育技术指导等社区卫生服务工作。

9. 运用中西医适宜技术开展社区疾病的预防与控制工作。

10. 组织建立并使用社区居民健康档案（病历）。

11. 组织开设家庭病床，开展家庭卫生服务。

12. 组织对社区重点人群（包括老人、妇女、儿童、残疾人等）的保健。

13. 配合精神科医生开展基本的精神卫生服务，包括初步的心理咨询与治疗。

14. 了解本年度社区防、治、保、康、健、计综合社区卫生服务工作内容及工作重点，协调各方面工作。从这个意义上讲全科医生是基层卫生服务的领军人或领导者，在基层卫生服务中发挥不可替代的重要作用，为国家基层卫生建设提供建设性意见和智慧，成为基层社区卫生的代言人。

第三节　全科医生培养模式简介

一、国外全科医生培养模式

在美国，全科医生占医生总数的 40%~50%，美国的全科医生培养非常规范、严格与完善，已经形成包括医学院校内全科医学教育、毕业后全科住院医师培训、全科医学继续教育的连续一体式终身教育模式。

在英国，医学院本科教育开设全科医学必修课和选修课，使学生尽早了解全科医学，毕业后，可以选择全科医学的毕业后培训项目进行规范化培训，培训方法主要包括医院轮转（临床培训）、社区医疗（社区培训）和长期穿插性社区实践学习3种形式。

澳大利亚在全科医学教育方面有着比较丰富的经验，全国11所医学院校按国家要求都开设了6~8周的社区医学课程，使医学生在校学习期间就对全科医学和社区卫生工作有初步了解，毕业后必须经过毕业后教育培养，考试合格才能取得全科医生执业资格。澳大利亚全科医生培训计划非常严格，从沟通、临床技能、公共卫生、组织管理、法律道德等5个角度，规定了全科医学培训内容，培训时间为3~4年，对已取得执业资格的全科医生必须接受继续医学教育。

法国全科医生培养也是通过高等医学教育实现的，凡是顺利通过全科医学理论学习，通过大学医院和大学外医院的"全科住院医师职务"学习与训练者，学校会授予"全科医学国家医学博士"和"全科医生资格书"，从而成为合格的全科医生。

二、我国全科医生培养模式

现阶段，我国全科医生的培养主要包括毕业后教育（全科）、岗位培训（转型教育）和继续教育等几种模式。医学院校主要开展全科医学相关理论学习。

1. 毕业后教育（规范化培训）　培训对象为应届医学本科毕业生，经过3年的全科医生规范化培训后，成为合格的全科医生。其优势在于与国外培养全科医生相似，以全科医生规范化培训为核心，培养医、教、研骨干；培养对象具有较扎实的医学基础知识，经规范化培训后知识面较宽，业务能力较强，能胜任社区医疗工作。从长远目标看，无疑是一种最佳的培养模式。由于我国全科医学刚刚起步，合格的全科医学人力资源严重匮乏，该模式培养的全科医生数量远不能满足现在的社区卫生服务需要；同时，部分医学院校本科毕业生缺乏对全科医学的正确认识，没有看到其发展的前景，因此大多数优秀毕业生不愿成为全科医生。

2. 转岗培训　对拟从事或即将从事社区卫生服务的专科医生（在基层工作多年或已通过规范化住院医师培训的专科医生），采取1年期脱产的全科医生岗位培训，达到全科医生的岗位要求。对于在基层工作多年的基层医师的培训，其优势在于基层医生服务的性质、任务、范围及服务对象对他们的需求都与全科医生十分相近，有利于功能的转变，有利于培养留得住、用得上的全科医生；受训者边工作、边学习，既充实了知识，又基本不影响工作，保证了培训工作的持续性与可行性；能在较短时间内获得全科医学的知识和技能，以满足社区卫生服务的需要。对于已通过住院医师规范化培训的专科医生的转岗培训，主要是以内科医生为主，通过模块化的培训方式在较短时间内获得全科医学的知识和技能，以满足社区卫生服务的需要。这是解决目前全科医学人才紧缺的最有效方法。但其难点是目前在基层从事防疫保健工作的社区医生，基础知识业务水平大多较低，转型后难以胜任今后"小病去社区、大病上医院"的就医模式；大医院的专科医生自主选择去基层社区从事全科医生工作的内在动力不足。

3. 成人学历教育 对现有基层医疗岗位的医生开展全科医学大专或本科学历的成人教育。其优势在于有利于提高现有全科医生的学历层次和自身素质，缓解基层医疗单位引进高学历人才难的压力；既保证单位正常工作的开展，又稳定了队伍，提高社区卫生服务的质量和内涵；创造了一种有利于用人制度改革和竞争的环境。近年来，开展的"3+2"助理全科医生规范化培训，为农村地区乡镇卫生院培养"用得上、留得住"的助理全科医生人才培养初见端倪，但由于数量有限目前还没有形成规模。

4. 学历教育 在高等医学院校设立全科医学必修课和选修课，使医学生了解全科医学的思想、内容及全科医生的工作任务和方式，并为将来成为全科医生打下基础。其优势在于有利于改变基层医疗单位的学历层次结构；培养的全科医生具有较扎实的医学专业知识，发展后劲强。目前仍有部分高等医学院校没有开设全科医学课程，部分学校设置的"定单定向"临床医学专业仅停留在教育专业上的调整，缺乏以新医学模式为特征的全科医学理念；医学毕业生从理论到实践对全科医学及社区卫生服务的了解有限，毕业后直接参加社区卫生服务工作还需要一段较长时间的了解和熟悉过程。

5. 全科医学继续教育 对具有中级及中级以上专业技术职称的全科医生，通过多种形式，开展以学习新知识、新理论、新方法和新技术为内容的继续医学教育，使其适应医学科学的发展，不断提高技术水平和服务质量。此为适应医学发展的终身教育，旨在保证全科医生素质的不断提高，为社区卫生服务的深入发展提供人力和知识上的保证。

如何在较短时期内弥补全科医学人才的不足，是我国全科医学教育培训面临的一个重要课题，培养合格的全科医学师资队伍成为解决难题的关键。在大型综合医院建立的全科医学科必须把全科医学人才培养作为第一要务，除了协调、引领医院内参与全科医生培训的其他临床二级学科完成规范的临床诊疗培训外，同时还肩负着基层基地临床带教师资的培训与指导任务，从而在培养合格全科医生师资培训中发挥着主力军的作用。

（贾建国）

第二章　全科医学师资的类别及其角色定位

全科医生是全科医疗的执行者，整合临床医学、预防医学、康复医学及人文社会学科相关内容于一体，服务于广大人民群众，是"首诊在基层"的主力军。其业务范围涵盖了各种年龄、性别、各个器官系统以及各类疾病，充分体现了全科医生在医疗活动中"多面手"的特质。全科医学全面性、综合性、连续性的特点，要求全科医生必须涉猎和掌握多学科知识，这对全科医生培训提出了很高的要求。在规范化全科医生培养体系中，最重要的是要有一支素质过硬、结构合理、数量充足的全科医学师资队伍，这对提高全科医生的培养质量，推动全科医学向深层次发展具有决定性作用。

第一节　教师基本素质与要求

教师一词有两重含义，既是一种社会角色，又是这一角色的承担者。广义的教师泛指传授知识、经验的人。狭义的教师是指受过专门教育和训练，并在教育机构中担任教育、教学工作，向学生传递人类科学文化知识和技能，把受教育者培养成社会需要的人才的专业人员。全科医学师资不仅应当具备教师职业的基本素质，还应具有全科医学所需要的特殊能力。

一、正确的政治思想素质和职业道德素养

教师的思想政治素质是指教师在政治方向、政治立场、政治观点和思想作风等方面的总和，它影响着教师的世界观、人生观、价值观、责任感、荣誉感等思想观念的内在基础，决定了教师职业活动的方向和态度。教师是人类灵魂的工程师，其职业具有示范性、公众性和教育性。教师的思想政治素质是教师素质结构中带有定向意义、动力意义的核心部分，不仅对个人的其他素质产生决定性的影响，也将对学生的世界观、人生观、价值观以及今后的职业素养产生重大影响。新时代的教师一定要坚持社会主义核心价值观，坚持党的领导，坚持走中国特色社会主义道路，引导学生正确地认识人生、认识社会、认识自己的职业选择，进而把握未来。

教师的道德素质是指教师在道德品质方面的修养。师德是指教师和一切以教育工作者在从事教育活动中必须遵守的道德规范和行为准则。师以德为高，德高则可为人范。

作为"传道授业解惑"的教师，必须具有正确的"三观"，这直接关系着学生的世界观、人生观、价值观的形成。陶行知说："捧着一颗心来，不带半根草去。"执着的教育情怀是教师职业道德素养的本源。爱是教育的前提，爱岗能敬业，爱才能施教，教师应具有大爱情怀和执着精神，才会对教育事业充满无限激情。对于从事全科医学教育的教师而言，在具备普通教师应有政治素质和道德素养的基础上，还应充分理解党中央国务院关于建立全科医生制度的政策导向，深刻认识建立全科医生制度的重要性和必要性，肩负起全科医生规范化培养这一任重而道远的历史使命，把培养一批批合格的全科医生作为自己的职业理想和职业目标。

二、广博精深的文化素质和专业素养

教师的文化素质是指教师通过学习和积累而具有的文化修养，以及由此进一步形成的知识体系和结构。文化素质和专业素养是教师的看家本领，是教师赢得学生尊敬的前提条件之一。要使学生牢固掌握一定的知识，教师必须具有更多、更扎实的知识储备。马可连柯说过："学生可以原谅老师的严厉、刻板，甚至是吹毛求疵，但不能原谅他的不学无术"。苏霍姆斯基也指出："只有教师的知识面比学校教学大纲宽广得多，他才能成为教学过程中的精工巧匠"。

首先，教师应当精通所教授学科的专业知识。对每一名教师来说，要向自己的学生传授较为系统的本专业基本知识，为他们奠定能够从事本专业更深层次知识和技能学习、应用的基础，或者获得从事本专业工作的基本能力。这就要求教师不仅要熟悉教材的基本内容，还要加强交流和不断学习，跟踪学科动态，了解新观点，掌握新信息和新技能，不断更新知识，站在学科前沿才能更好地引导学生开拓思路、启发学生的创造力。

其次，教师应当具有广博的知识储备。古语云："木无本则枯，水无源则竭。"教师要想给学生一杯水，自己必须有一桶水。随着科学技术的发展，信息传播渠道越来越多，学生随时提出的问题会使教师的权威性受到空前的挑战。教师要适应这一时代特点，就必须树立终身学习的观念，要多读书、常"充电"，使学习成为习惯。教师除了具有所教学科的专业知识之外，还应涉猎与之相关学科、分支学科乃至一些人文历史学科的科学知识。一名称职的教师，一名永不落伍的教师，必定是一名具有终身学习能力、掌握多方面知识的教师。

全科医生要向家庭的每个成员提供连续性和综合性的医疗、照顾、健康维持和预防服务。全科医生所提供的不只是疾病的诊治，而是以全人的角度去理解患者的健康需求。正是全科医学的这些特点，决定了全科医学的师资不仅需要具备精湛的专业知识，还要拥有广博的交叉学科知识。在全科医学的理念指导下，将两者有机地融合在一起，是培养合格全科医生的基石。

三、全面的能力素质

教师的能力素质是指教师顺利完成教学活动必须具备的能力。教师的能力素质不仅包括教学能力，还包括教师本身的医疗能力和科研能力。教师综合能力的高低决定了医学教育人才培养质量的优劣。

（一）扎实的医疗能力

在目前情况下，我国全科医学师资主要有三种类型，即理论师资、临床师资和社区师资。临床师资主要教授全科医学工作所涉及的相关疾病的诊疗知识和实践技能。临床教学是理论联系实际的过程，也是形成和强化专业理论水平及临床工作能力的过程，全科医学的临床教师需要具备扎实的临床医疗能力，并在全科医学理念的指导下，将临床医疗活动与理论知识相结合，将全科医疗理念与专科医疗理念有机地联系在一起，对学生进行全方位的指导。

（二）精湛的教学能力

教学既是一门科学，又是一门艺术。一名优秀的教师，除了要具有精深的专业知识、教育科学知识外，还必须具有相应的教育、教学能力。教师要自觉遵循教育教学规律，遵循学生身心发展规律，遵循人才培养规律，认真研读教材、大纲，悉心备课，科学准确地向学生传授知识，培养能力。在传授知识中培养学生的科学态度、科学精神、创新能力。教师应具备的能力包括：

1. 钻研教材的能力　掌握教材是提高教学质量的基本条件。教材是教学的依据，教师能否正确地掌握教材，关系到教学大纲能否得到贯彻，教学质量能否保证。首先，要能够从总体上把握，将教材的编写意图、体例安排、知识结构梳理得一清二楚，做到心中有全局；其次，要能够把握单元组合的规律，弄清楚每一单元的内部组合及单元与单元之间的关系。吃透教材，提炼出关键的知识点，保证教学工作重点突出。

2. 教学设计的能力　根据教学大纲合理设计教学活动是教师应该具备的能力之一。教学活动须有目的、有计划地进行，切忌随意性。教学设计要从实际出发，要研究学生的实际水平、学习心态、学习方法与能力。同时还要深入理解教学大纲，弄清基础知识的具体内容，把要求和内容按由易到难、由简到繁的顺序分解到各堂课中，既循序渐进，又适当重复，增强训练效果。教师还应该随时评估教学的效果，对教学计划进行适当的调整，不断改进教学，使教学活动取得更好的效果。

3. 组织教学的能力　组织能力是一名教师取得教育和教学成功的有力保证。教学过程应是师生共同参与的一个脑力劳动过程，最终目的是激励学生开展积极的脑力劳动。教师和全班学生在课堂教学中应该有合理的关系。教师通过"教"向学生传授知识，通过鼓励和启发调动学生学习的积极性，使整个教学过程形成思想、知识、情感、能力交流的网络，激发学生的学习兴趣，集中学生的注意力，活跃课堂教学气氛，控制教学环境，引导学生积极思维，发展学生的创新能力。

4. 教学指导的能力　我们培养的是有创造能力的新一代接班人，这就要求我们的教师一定不仅要向学生传授知识，还要指导学生如何学习。俗话说，师傅领进门，修行在个人。教师一定要教会学生如何去学，指导学生在规定的课程以外阅读大量的书籍及文献，培养学生自学的能力。

（三）创新的科研能力

科学研究是医学高等院校重要的职能之一。著名科学家钱伟长曾经说过，你不教课，就不是教师；你不搞科研，就不是好教师。教师不仅要做好教学工作，还要通过教育研究掌握教育规律和教育技巧，主动探究出现的问题，找出新的解决办法。医学院校教师应具备的科研能力包括两个方面。

1. 研究教育科学规律的能力 教育是一门科学，有其基本规律。教师除了具有精深的专业知识和科学文化修养外，还必须研究和掌握教育科学，懂得教育规律和教育技巧。教师要想更好地完成教学任务，一方面要以研究者的心态，置身于教育教学活动中去，认真分析教育教学中出现的各种问题，反思自己的教育教学行为，对出现的问题进行探究，找出新的解决方法；另一方面要善于吸收最新的教育科研成果，并把它创新地应用于自己的教育教学实践中，最大限度地提高课堂教育教学质量和效率。教师的创新包括独到的见解、新颖的教学方法、创新的思维、凸现的个性、探索的精神、民主的意识等。只有教师具有了创新意识和创新能力，教育教学水平才会稳步提高。

2. 研究专业科学技术的能力 高等院校是探究未知世界的场所。教师需要不断更新和充实本学科的基础理论知识，不断改善知识结构，不断探索寻求，为人类社会提供更新、更高水平的科技成果。教师要教给学生的是"渔"，而不仅仅是"鱼"。授人以渔的方法、路径就是研究能力。如果教师不会研究，何以教学生研究？研究和教育是相互呼应、相互支撑，你中有我、我中有你。临床工作中的每个病例都有其特殊的医学现象和普遍的医学规律，需要用科学研究的态度去发现、了解、解决。作为起步阶段的全科医学，有许多问题亟待解决。因此，科学研究显得更加重要。

四、浓厚的人文素养

全科医学是一门集现代生物医学、心理学、社会科学之大全的医学学科，强调了对人的全面照顾，体现了对生命的尊重和珍惜，贯穿了"以人为本"的人文精神。这就要求身兼医生和教师双重身份的全科医学教师必须具备浓厚的人文素养。

全科医学教师的人文素养首先体现在"医者仁心"。作为一种综合、全面的照顾医学，我们更应该对患者充满关爱、友善和尊重，并将这种精神在教学过程中诠释和传承。其次，体现在个性化照料的过程中。全科医学处理的疾病更多的是早期、未分化、康复期，甚至是终身医学照顾，它包含了更多心理、社会层面的问题。全科医生在提供医学服务的过程中，需要根据患者的个人意愿、个性特征、家庭及社会背景来综合考虑问题的解决方案，提供个性化的医疗服务。另外，全科医学教师需要具备和传授良好的医患沟通能力，掌握一定的沟通技巧，学会说话的艺术，让沟通变得更有效。

第二节　教师职责

高等医学院校的基本职能有三个：培养人才、发展科学、为社会服务。这三个职能主要通过教师实现的。高等院校教师应该是历史文化的传承者、高级人才的培养者、科技文化创新的实现者及文明建设的推动者。

一、教书育人，传授知识

教师是履行高等教育职责的专业人员，承担着教书育人、培养创新人才和提高民族素质的使命。教师是知识的化身，是学问的人格化，是引导学生进入一个学科体系的引路人。

师者，所以传道、授业、解惑也。教师具有传递社会传统道德、正统价值观念、传承文化的使命。这里所说的"道"，除了一般的社会道德外，也包括做人之道、为业之道、治学之道，要给学生传授爱国主义思想，要使学生有强烈的社会责任感。授业就是要给学生传授科学和人文知识及技能，努力培养杰出人才。解惑就是当学生遇到问题的时候，老师要用生动、活泼、耐心、细致的方式解惑释疑，使学生对所学的东西真正做到理解和融会贯通。教师必须不断研究其教学对象、教学内容和手段，不断学习与反思，以使自己的工作圆满应对接踵而至的各种挑战，不断提高教学质量，为国家培养合格的有用人才。

二、科学研究，探求真理

高校教师同时具有教学者和研究者双重身份。他的工作不仅是简单地把已有的知识转授给学生，而且还要在知识传授中培养学生的科学态度、科学精神，促进创新能力的发展，应该将自己原创性的研究成果结合到讲授中去，并将学生带到一个学科的前沿。这就需要科研来支撑。古希腊哲人普罗塔戈说，大脑不是一个要被填满的容器，而是一个需要被点燃的火把。今天的教师必须在传递知识的过程中发展和提升能力，引导学生积极探求，把知识应用于解决实际问题的过程中去，从而使研究能力的培养蕴含于探究式的教学过程中。

三、服务社会，促进发展

高等院校的社会公共服务，是指高等院校有责任为公民提供有用的知识和正规的学术研究训练，为国家培养合格公民和各类人才，为经济增长、科技创新及社会进步作出重要贡献。主要有继续教育服务、决策咨询服务、社会批判与监督、科技推广服务、科技培训服务、资源共享服务、兴办知识企业等。科研和社会服务是高等院校教学的活水源头，没有科研和社会服务支撑的高校就不称其为高校，没有科研和社会服务支撑的教师是不够格的高校教师，没有科研和社会服务支撑的教学是远离科学前沿和社会实践的，也是没有生命力的。

第三节　全科医学教师培训与教师队伍建设

全科医生被称为人民健康的"守门人"。20 世纪 60 年代，全科医学由欧美开始，越来越受到重视。研究表明，以全科医生为主的基层医疗体系可以解决 80% 以上的疾病。目前全世界已有 50 多个国家和地区实施了全科医生制度，全科医生占医生总数的 30%~60%。随着人们健康意识的提高，国内全科医生的发展也成蒸蒸日上的趋势。经过近 20 年的建设，截至 2019 年底，我国每万人全科医生数增长到 2.61 人。尽管如此，在幅员辽阔、医疗资源分布不均、人口结构逐渐老龄化的中国，全科医生的数量仍有很大的缺口。与西方国家相比，全科医学在中国的起步较晚，接受规范化培训的全科医生较少，质量水平还有提升空间。面临如此艰巨的全科医生培养任务，建设一支素质过硬、结构合理、数量充足的全科医学师资队伍，对推动全科医学向深层次发展具有决定性作用。

一、全科医学教师队伍现状

全科医学师资是医学教育师资中的一个特殊类别。主要有三种类型，即理论师资、临床师资和社区师资。理论师资主要由高等医学院校全科医学及相关学科教师组成，讲授全科医学概论、全科医学理念、社区卫生服务政策与管理等；临床师资主要由医院及社区临床医生组成，教授全科医学工作所涉及的相关疾病的诊疗知识和实践技能；社区师资主要由社区卫生服务专业人员组成，主要任务是对全科医生进行社区卫生服务实践培训。

（一）专业的全科医学师资缺乏

国外全科医学培训已经形成了一套比较完善的体系，建立了知识结构和实践经历较为合理的全科医学师资队伍。相比之下，我国的全科医学起步较晚，教育和培训体系还不完善，社区卫生服务的工作模式还不够成熟，全科医学师资的专业背景、学科和专业发展空间等均与发达国家存在着较大的差距。真正以全科医生工作出身的师资力量无论数量还是质量都远远不能满足需求，全科医生的培养还需要来自高等院校的理论师资、来自综合医院的临床师资及来自社区的师资共同完成。这些不同来源的师资必须互相协作，才能完成对全科医生的全方位培养。而现实情况是，所谓的理论师资和临床师资由于并不完全从事全科医学的工作，对社区卫生服务工作内容和模式缺乏深入了解，故其很难真正以全科医学的思维去教学。社区师资由于临床能力、教学经验及教育教学能力方面还有较大差距，故尚难胜任指导全科医生实践的任务。因此，一方面要加强对全科医学师资的规范化培训，以解决目前全科医学师资匮乏的窘况；另一方面要加强全科医学的学科建设，使更多合格的全科医生成为全科医学师资。

（二）师资规范化培训不足

据调查，各省、市全科医学培训中心的师资约有 20% 未受过省级以上培训中心的培训。在接受过省级培训中心培训的师资中，44.4% 培训时间不满 1 个月，有的甚至不足 1

周。这与理论课师资需经过 600 学时培训，临床师资需经过 400 学时理论培训、50 学时全科医学基本概念培训，社区师资需经过 600 学时培训的要求相距甚远。同时，由于医学师资培训尚缺乏明确的目标、统一的培训内容、完善的考核机制，师资认证制度未建立等，造成各地全科医学师资水平参差不齐，严重影响了全科医学培训的质量。

二、全科医学师资培训的内容

许多国家的全科医学培训是通过学徒式教育方式，由全科医生出身的师资培养全科医生，使学员真正掌握全科医学实践的本领。在我国由于全科医生的培养仍需大学的理论师资、医院的临床师资及社区师资共同承担，对不同类别的师资培训的内容应该有所侧重。培训的具体目标是：通过培训掌握全科医学的基本理论和知识、全科医疗的基本技能、临床带教技巧，初步掌握常用的教学方法和了解课程设计。

（一）全科医学理念及政策相关知识

由于我国全科医生的培训工作目前还需要由来自大学的理论教师、来自大医院的专科医生及来自社区的医生共同完成，所以作为师资掌握全科医学的理念及相关的政策十分必要。只有师资掌握了全科的理念及政策，才能更好地培养学生全科医学思维及教授全科医学服务的内容、方式与特点，才能胜任全科医学的带教工作，并在全科医学服务的研究方面作出贡献。

（二）医学人文知识

加强对全科学员在培训期间的人文关怀是带教老师另一个值得关注的方面。医学是一门具有深厚人文底蕴的科学，医学科学精神与医学人文精神是人类医学必不可少的内在组成部分，也是人类医学实践不可或缺的精神动力。全科医学作为一个面向社区与家庭，整合临床医学、预防医学、康复医学及人文社会科学相关内容为一体的综合性医学专业学科，以人为中心、以社区为范围、以家庭为单位的服务对象既决定了其服务领域的特殊性，又表明了全科医学是相当人性化的学科。全科医学专业人才既是基本医疗保健服务的提供者，也是健康与疾病咨询的服务者、教育者，更是社区居民的朋友。他们必须具有广博的专业知识、精湛的专业技能和深厚的人文素质。因此，加强和改进全科医学人文素质教学已成为全科医学教育中一项重要的研究课题。

（三）全科医学医疗相关知识

包括全科医学产生的背景、全科医学理念、全科医学思维模式、全科医学发展现状、健康教育、社区慢性病管理、社区卫生服务管理、人际关系与交流技巧、社区康复和社区常见的健康问题及处理、社区医疗卫生服务工作模式等。目的是使全科教师能够真正从全科医学的角度出发考虑问题，将全科的理念融入教学之中，用全科医疗的临床思维指导学生，使培训的效果与目标相吻合。

（四）全科医学教学相关知识

如课堂教学法、临床及社区实践教学方法、教案编写、PBL 教学法、案例教学、教学查房等，以及教学评估、教学工具的使用、教学管理等方面的知识。目的是补充拟成为全科医学师资的大学教师、临床医生及社区全科医生在教育教学方面知识和技能的缺陷，提高他们的教学能力和水平。

（五）全科医学科研相关知识

全科医学的科学研究以临床实践为基础、以提升全科医生个人能力为目的，进而促进学科的全面发展。全科师资应具备指导学生结合日常临床工作、自身优势及全科特色开展科学研究的能力，包括全科医学临床问题研究、流行病学研究、卫生服务研究、全科医学教育研究，以及行为学、心理学及社会学方面的研究。这不仅要求基础医学、临床医学和预防医学的理论基础，也需要科研设计、卫生统计学的相关知识。

三、全科医学师资培养的方法

现阶段我国目前尚不能做到全部由全科医生出身的师资来培养全科医生。医学院校的老师、医院的专科医生依然是全科医学不可缺少的师资力量。理论教师、临床教师、社区教师分别从全科医学知识、临床技能及全科医生工作方法及思维三个方面对全科医生进行培训，共同完成对全科医生培训的全过程。因此，现阶段全科医学师资的培养仍然是要对这三个来源的教师本着"缺什么，补什么"的原则。既要兼顾到其本职工作，同时还要考虑到培训的效果。"理论课脱产、医院轮转和社区实践半脱产"是一种比较好的培养形式。

（一）理论授课

目的：建立全科医学理念，培养师资的综合素质。

主要掌握全科医生培养的相关政策制度、全科医学师资的职责和主要任务、全科医学理念、全科医疗卫生服务技能及其特点、全科医学思维及全科医学指导带教方法等。

（二）医院轮转

主要目的是掌握相关业务技术技能。包括内、外、妇、儿、传染病、急诊等全科医生要解决的健康问题，常见病多发病的诊疗和转诊，全科医疗的临床思维及学科新进展、新技术等。

（三）社区实践

通过社区实践，可使师资了解社区工作的模式，巩固全科医学的理念及思维方式。学习的内容主要是基层全科医生服务的内容、方式与特点，基层公共卫生服务与全科医疗服务常用技术，基层医疗常用教学方法及其评价方法，基层实践教学的教案设计和实践考核方法，全科医学人际沟通技巧等。

（四）学术交流

方式有座谈、教学观摩、学术讲座、国内会议交流等。通过学术交流，了解新的动态、汲取新的经验、补充新的知识。使师资能够随着日新月异的科学发展与时俱进，保持应有的能力和水平。

所有全科医学师资均应经过教学理论和实践培训，但不同的师资有所侧重。理论授课的师资应安排一定的时间进行社区医疗卫生工作实践，了解社区工作的内容和流程，这对于理论授课师资加深对全科医学的理解、讲授好理论课是非常重要的。临床师资在全科医学的教学中起着至关重要的作用。大型综合医院中不乏临床经验丰富、带教能力强的医师，只是他们对全科医学真正了解得却不多。只要对他们加强在全科观念、思维方式及整体化方法方面的训练和强化，形成全科医学独特的思想、观念和方法，就能够在短时间内成为较为合格的全科师资。社区师资除了学习全科医学基本知识外，重点应该是到全科医学培训基地进行临床轮转和到全科医学技能培训中心接受基本技能培训和教学方法的培训。

随着全科医生队伍建设的不断推进，临床培训基地全科医学师资和基层实践基地承担师资职能的全科医生的素质能力必将逐步实现统一。

四、全科医学师资队伍管理

建立一支高质量的师资队伍，只有培训是不够的，还要加强管理，建立一系列的相关制度和工作机制。只有这样，才能使师资队伍不断提高，稳定发展。

（一）建立准入制度

首先是建立师资资格认证制度，制订师资准入标准。全科医学师资准入制度应包含职业背景、教育背景、专业技术职称、临床履历和社区履历等内容。准入的门槛应适当，若准入门槛过高，则会导致师资意愿下降和师资规模不断减小；而若师资准入门槛过低，则会严重影响全科医学教学的质量。要定期举行师资资格综合考试，为取得认证资格的人员颁发师资聘书。

（二）建立继续教育制度

建立全科师资继续教育制度，定期进行师资综合水平的再评估，实行师资的动态管理。继续教育要强调规范化、系统化，并建立完善的评价监督体系，保证继续教育的质量和效果。

（三）建立绩效考核制度

明确全科医学师资的"一岗双责"工作机制，即全科医学师资既要立足全科医疗岗位，做好医疗服务工作，又要充分履行全科理论教学、技能培训、实践带教的职责。加大对全科教学工作的激励，制定完善的教学激励政策，健全教学工作评价考核体系。根据教学工作量、教学质量、满意度等业绩给予全科带教补助，成绩突出者可作为职称晋升、评先评优、岗位选拔等优先条件。

（四）建立责任制度

建立明晰的全科师资责任制度是全科师资队伍建设的重要保障。要求师资队伍必须具有扎实的专业技能和良好的医德医风、认真负责、遵纪守法、为人师表、以身作则，认真履行各项教学工作。对于不按照要求认真履行职责，不完成教学任务，甚至出现教学事故者要予以严厉的惩处。

（谢苗荣）

第三章　课堂教学

课堂教学是教师按照教学大纲和教材要求，运用一定的教学方法，针对特定的教学对象进行知识传授的过程。课堂教学主要是以教师讲授为主要形式，系统地向学生传授科学知识、传播思想观念、启发学生的思维、发展学生的智力，学生通过听课、理解、思考等过程掌握所传授的知识。

第一节　课堂教学教师基本要求

1. 授课教师在课堂教学中应以教书育人为己任，热爱教育教学工作，教学态度认真，作风严谨。

2. 授课教师在专业技术职称和学位方面要求应具有较高的专业技术职称和一定的学历或学位。

3. 授课教师课前应做好充分准备，依据因材施教的原则，学习和运用先进的教学方法和教学手段，不断提高教育教学质量和水平。

4. 授课教师应严格遵守教学纪律，按照教学计划安排，准时进行课堂教学。教务管理老师和教研室教学干事 / 秘书负责执行授课"三提醒"制度（学期开始前下发教学任务授课表、授课前一周、授课前一天分别进行三次授课提醒）。教师要遵守上课时间，不迟到、不早退、不无故缺课、不任意拖延授课进度，出现迟到或早退按教学差错处理，出现缺课按教学事故论处。

5. 授课教师着装可着正装，临床教师也可选择白大衣，因为它象征着职业的神圣。

第二节　备　　课

为了保证课堂教学的质量，课堂教学前应进行详细的备课，授课教师应预先了解授课对象的学习阶段和知识基础，明确授课目标，熟悉教学计划要求和教学大纲，阅读相关教材、专著及参考文献，确定授课内容的难易程度、深度、广度、重点和难点，确定所采用的教学方法和教学手段。

（一）备课形式

备课形式包括个人备课、集体备课、多学科或多医院联合备课等形式。

1. 个人备课　是教师根据教学计划和教学大纲，按照相关教材内容，参照专著和参考文献，制订体现教学内容、教学进程、教学重点及难点、所采用的教学方法和教学手段的教案，按照教案进行个人备课。

2. 集体备课　在授课教师个人备课的基础上，由教研室主任组织相关教研室人员进行集体备课，对授课内容、所采用的教学方法和教学手段、PPT 课件和授课组织设计进行讨论和点评，针对教师个人备课之不足提出补充、修改或调整意见，规范课堂教学的内容和形式，确保课堂教学的正确性、严谨性和规范性。

3. 联合备课　包括多学科联合备课和多医院联合备课。多学科联合备课，是指授课内容涉及相关的学科，针对学科融合、相关知识关联及内容衔接问题，避免各学科之间教学内容重复而进行的备课。多医院联合备课是为了让授课内容统一规范而组织多家医院联合备课。

（二）备课内容

1. 熟悉大纲　根据教学大纲要求，确定教学目的和目标，了解知识深度和广度方面的要求，明确掌握、熟悉、了解的具体内容，每一单元或每一节课的教学过程围绕教学目标进行。

2. 精选教材　教材内容要具有科学性、先进性、系统性，要按照教材内容，将基础知识、基本理论和基本技能传授给学生。同时要注重将新概念、新知识、新进展、重点和难点知识教给学生。

3. 了解学生　了解学生特点、智力水平、知识基础、心理特征和认知规律，包括情感、精神、个性差异、成长需求等方面情况，构思整个教学过程，通过集中授课、师生互动和启发式教学方法，激发学生的学习兴趣。在与学生接触中学会理解、倾听、激励、赏识、期待、热爱、尊重学生，注重学生的素质教育，善于挖掘学生的潜能，激发学生的创造性。一句体贴的话语，一个激励的眼神，一次信任的微笑，都能唤醒学生的意识和潜能，使学生们铭记终生。

4. 运用教学方法　根据教学内容，选用适当的教学方法，可以多种教学方法并用，展现教学内容的科学性、思想性、趣味性，引导学生思考、分析和解决问题，具体教学方法包括讲授法、讨论法、基于问题的学习（problem-based learing，PBL）教学法、案例教学法、演示法、角色扮演法等。展开讲解过程应是教师和学生共同参与的认知过程，认真研究和合理应用教学方法是此阶段的关键，也是上好一堂课的根本所在。

5. 选用教学手段　根据教学内容和课程特点，可以选用多种教学手段，包括 PPT 课件、视频、音频、现代多媒体技术、VCD、幻灯、录像、板书、投影、实物、标本、挂图、模型、资料、网络、远程资源，运用好的教学手段，可取得事半功倍的效果。

第三节　说　课

　　说课是指授课教师在备课之后讲课之前，面对同行或评委系统深入地分析某一教学内容，并说出对这一内容的教学设计及其理论依据的一种教学活动，就是把教材、教法、学法、授课程序等方面的思路和自己怎样进行备课、备课时进行的教学设计、教学安排设想等对同行进行演示的过程，然后由听者评说的一种教学活动，说课主要体现教师备课的思维过程，不仅要说出"教什么"，而且要说出"怎样教"，更重要的是说清"为什么要这样教"，即说出具体的理论依据，达到互相交流、共同提高的目的。

　　说课也可以课后说课，不论是课前说课还是课后说课上述内容必须阐述清楚。课前说课还应说疑点，说明在备课中自己拿不准的疑点，求教于其他教师。课后说课应包括学生评教、专家评教和教学效果等情况。

（一）撰写说课稿目的

　　要说好课，就必须写好说课稿，这是说课取得成功的前提，是教师提高业务素质的有效途径，说课稿撰写不必拘泥于固定、呆板的模式。在语言表述上，既要把问题论述清楚，又切忌过长，避免陈词滥调、泛泛而谈，力求言简意赅、文词准确、语言针对性强。要做到这些，并非易事，还需要认真学习，深入研究，多下苦功。

　　所谓说清"为什么这样教"，就是平常我们所讲的找理论依据。理论依据从哪里找？一是《大纲》中的指导思想、教学原则、教学要求等，这是指导确定教学目标、重点、难点、教学结构以及教法、学法的理论依据；二是《教参》中的编排说明、具体要求等，这是指导我们把握教材前后联系和确定具体教学目标、重点、难点的理论依据；三是《教育学》《心理学》中的许多教学原则、原理、要求和方法等，这也可以作为我们确定教法、学法的理论依据；四是根据教材内容和学生实际，对教材中的知识点进行切合实际的考虑。

（二）撰写说课稿步骤

　　1. 简析教材　教材是进行教学的评价依据，是学生获取知识的重要来源，内容包括：①教材内容部分要求说明讲稿内容的科目、册数，所在单元或章节；②教学内容是什么？包含哪些知识点；③本课内容在教材中的地位、作用和前后的联系；④教学大纲对这部分内容的要求是什么；⑤教学目标的确定，一般从知识目标、智能目标、德育目标几个方面来确定；⑥教学的重点、难点和关键的确定，教学重点是教材中起决定作用的内容，它的确定要遵循大纲、教学内容和教学目的。教学的难点是学生学习时的困难所在，它依据各学科特点和学生的认识水平而定。

　　2. 阐述教法　教师在熟悉教材的前提下，怎样运用教材，引导学生搞好学习，这是教法问题。教学得法往往是事半功倍。在撰写说课稿时应简要地说明：教法的总体构造及依据；具体采用了哪些教学方法、教学手段及理由；所用的教具、学具。

　　教学实践证明，一堂课根据教材特点综合选用几种不同的教法，可增强教学效果。

指导学法包括"学习方法的选择""学习方法的指导""良好的学习习惯的培养"。在拟定时应重点说明：学法指导的重点及依据；学法指导的具体安排及实施途径；教给学生哪些学习方法，培养学生的哪些能力，如何激发学生学习兴趣、调动学生的学习积极性。

3. 介绍教学程序　这部分内容实际就是课堂教学设计，但要与流水账式的条款罗列区别开，既要有具体步骤安排，又要把针对性的讲课内容和理论依据阐述融会其中。

4. 科学地阐述　课前预习准备情况；完整的教学程序（主要是怎样铺垫、如何导入、新课怎样进行、练习设计安排、如何小结、时间如何支配、如何通过多媒体辅助教学加大课堂的密度、如何强化认知效果）；扼要说明作业布置和板书设计；教学过程中学生活动的组织及调控反馈措施；教学方法、教学技术手段的运用以及学法指导的落实；如何突出重点、突破难点以及各项教学目的的实现。在撰写时应重点讲清楚每个环节安排的基本思路及其理论依据，还要做到前后呼应，使前三个方面内容落到实处。

5. 教学效果分析　对学生参与教学活动的主动性、深度、广度的估计，学生达成教学目标状况的估计。

（三）说课的基本模式

说课的模式有"三说""四说""五说""六说""七说"五种，目前多用的是"七说"模式，即"说教学目标""说教材的重点和难点""说教法""说学法""说教学手段""说教学评价""说教学程序"。

1. 说教学目标　教学目标是教学设计时确定的本节课教学所要达到的目标，是对课堂教学评价的重要依据。教学目标须包括知识目标、能力目标、情感目标三类。教学目标的确定必须要符合课程标准要求，并密切联系学生情况，同时尽量紧扣客观世界。

2. 说教材的重点和难点　教材重点是教材内容表现出来的知识体系的内在联系或本质。教师在教学中应弄清一般教学和重点突出的部分，其确定的依据主要从课程标准和教材内容、教学目标等方面来说明。教学难点是由教材内容本身和学生特征所决定的，因此教学难点确定的依据要从造成学生难以理解的原因来分析。学生难懂的原因从教材内容来看，一是内容较深，抽象性强，对学生的想象能力要求偏高；二是综合性较强，需要具备的基础知识广泛；三是分散性较大，对学生的归纳能力要求偏高。从学生来看，一是年龄和心理特征；二是原有知识基础。

3. 说教法　是指说教学方法，即说怎样教的问题。教法的选用要根据学生的年龄特征、个性特征、教学内容的特点等来确定。一节课选用的教法一般以1~2种为主，1~2种为辅。教法不宜过多，否则就成了教法的展示课，同时学生在一节课有限的时间内也难以适应。说课时先概括地说教法的类别，再具体阐述选用的理由，然后在说教学程序时穿插进去具体介绍怎样运用。

4. 说学法　是指学生获取知识、形成能力的方法。说课中说的学法，严格意义上讲，实际上是指学法的指导，就学习的方法而言，它包括学习的态度、法则、程序、手段等。

教师可根据教学目标要求、教材内容和学生特点的实际情况，在合作学习、自主学习、探究学习这三种学习模式的大前提下具体进行学法指导，并在说课时解释清楚进行某些学法指导的做法和原因。

5. 说教学手段　教学手段是指教师在教学中具体选用了哪些教具，采取了什么样的组织形式，通过哪些评价方式来激励和调动学生的参与热情。对于选用的教学手段，都需要说清楚其目的性何在。

6. 说教学评价　教学评价直接影响学生对课堂活动的参与度，应该以激励为主。教学评价有针对学生群体的评价，也有针对学生个体的评价。其主要方式有教师评价、学生自评和学生互评等，最常见的是教师评价。教师评价通常又有语言评价、行为评价、软件评价、制度评价等方式。说教学评价时，既要说明采用的评价方式，又要简单介绍其操作办法，并着重解释其好处。

7. 说教学程序　即教师利用教学课件或其他辅助教学用具、媒体等，向同行展示自己的教学过程。在叙说教学程序时，需将设计的每个教学环节的目的解释清楚，并说明整体设计的好处和理由是什么。

第四节　教　案

教案是教师根据教学大纲和教学计划进度，在课前为教学进行准备而编写的课堂教学必备的实施方案，是教师以书面形式对课堂讲授内容和课堂教学实施的设想，是对教学大纲、教材、专业知识的理解，体现了教师的教学思路、逻辑性、临床教学经验和水平，编写教案是制订教学方案、进行课前备课的一个重要步骤，是把备课的结果书面化。

（一）编写教案要求

1. 教案以一次课堂教学为基本单元，通常以一至四学时的时间分配比较合理，尽量避免一个教案包含十个及以上学时的教学内容。

2. 根据授课章节的教学目的、教学要求和教材体系，厘清授课的基本内容、结构，确定考试内容，进行质量监控。

3. 按照因材施教原则，因层次对象不同，教案中要体现不同的难易程度、深度、广度、重点、难点、教学方法、教学手段，重点内容要突出，难点部分应力求阐述透彻。

4. 教师要进行教学设计，要复习旧课，导入和讲解新课，进行小结，适当介绍新进展，可应用双语或全英文授课。

5. 为了便于教学对象理解和掌握知识，要采用适当的教学方法和教学手段，充分调动学生的积极性、主动性，切忌照搬教科书或讲义。

（二）教案包括内容

1. **一般项目** 课程名称、授课题目、学时、教师姓名、职称、学生班级、授课时间。

2. **教学目的** 依据教学大纲制订教学目的和目标，设计教学过程，循序渐进地完成教学任务。要求目标明确，符合大纲要求，注重学生全面发展，明确掌握、熟悉、了解内容。实现认知目标，掌握知识体系；实现技能目标，体现能力培养；实现德育目标，达到教书育人。

3. **教学重点** 是指关键性的知识点。

4. **教学难点** 是指学生不容易理解、容易误解的部分，从学生心理特征和认知规律出发解决问题，使复杂问题变简单，抽象问题变直观。

5. **教学方法** 包括讲授法、讨论法、PBL 教学、案例教学法、演示法、角色扮演法等。

6. **教学手段** 是指 PPT 课件、视频、音频、现代多媒体技术、VCD、录像、板书、投影、实物、标本、挂图、模型、资料、网络、远程资源等。

7. **学科进展和参考资料** 包括学科进展资料、参考书（应有 3 本以上）和参考文献，参考文献按论文文献引用格式书写。

8. **教学内容** 根据教学目的设计的教学内容，是教案的主体部分，教学内容主要依据教材、著作、参考文献，应是得到普遍认可的知识和理论，要理论联系实际，运用实例帮助学生理解，根据学生已有的知识结构和理解力，选用恰当的教学方法，讲清基本概念、基本知识、基本原理，演示实验到位。教学内容要具有科学性、先进性、系统性，内容顺序安排要符合专业学科逻辑，知识量要合适，符合学生特点。要设计讲解教学内容所采用的教学方法和教学手段。讲解教学内容所用的时间分配要合适。要复习旧课、导入新课、讲解重点和难点。要将教书育人和素质教育融入授课的全过程中。

9. **提问、布置思考题或作业** 为巩固所学知识，应设计课堂提问。要布置课后思考题（需要思考的问题，而非问答题），或布置作业、课后练习题、撰写调研报告、读书报告等，达到复习和巩固所学知识的目的。

10. **进行课堂小结** 教师对授课主要内容和知识点要进行系统归纳和小结。

11. **组织集体备课** 由教研室主任组织本科室或相关科室资深专家进行集体备课。

12. **教研室主任签署意见** 教研室主任对备课情况提出具体意见和建议，并签署意见。

（三）教案的管理

教案应作为教学文件进行管理，教案均应于试讲前完成，并根据试讲时专家意见进行修改，在授课前定稿，并由教研室主任审阅签字，确保电子版教案和纸质版教案完全一致，新教师开课前应同时准备讲稿。

第五节 课件准备

根据授课内容、教学对象和教案，可设计制作课件，包括 PPT 演示课件、多媒体课件、纸质课件和实物课件等。

（一）PPT 演示课件

PPT 演示课件有利于教学对象理解和掌握教学内容，版面应为提纲式，尽量避免大篇幅文字，可采用概括性、提炼性的短句或词组，词组间结构对称，单张幻灯片切忌文字过多，使用的语言可为中文、英文、中英文。要合理选用字体、字体颜色、字号，避免种类过多或频繁变换，通常字体、字体颜色以不超过三种为宜，建议使用 40、32、28 三级字号，版面颜色宜醒目，背景与文字对比要明显，图片与文字比例要适当。根据需要合理使用动画和穿插视频，但应避免过度应用导致喧宾夺主，表格中行或列以不超过 8 个为宜。

（二）多媒体课件

多媒体课件是一种根据教学目标设计，展示特定教学内容，体现一定教学策略和思路的计算机教学程序。先从总体上对信息进行分类组织，然后把文字、图形、图像、声音、动画、影像等多种媒体素材在时间和空间两方面进行集成，使其融为一体并赋予充分展示，从而制作出各种精彩纷呈的多媒体课件。

1. 多媒体课件制作原则

（1）目标性原则：多媒体课件制作要符合教学目标、教学大纲和教材讲义的要求，是一种新的直接为教学服务的教学媒体。

（2）辅助性原则：现代多媒体教育技术与传统教学方法不是取代关系而是优势互补的关系，使用多媒体是为了辅助课程教学，要处理好多媒体课件与文字教材和其他教学手段的关系，避免出现书本搬家而简单地将文字搬到网上或课堂投影银幕上的现象。

（3）准确性原则：课件中使用的教学内容应该准确，这是最基本的原则。

（4）直观性原则：课件必须具有丰富而精炼的内容、方便而有效的表现形式和生动悦目的画面，能吸引学生，提高学生的兴趣，减少学生的厌学情绪。

（5）恰当性原则：课件应避免文字教材和素材的简单再现，应充分利用多媒体的优势，尽量采用各种精心设计的画面、动画和声音效果，实现传统教学方式难以达到的教学效果。所选用的文字颜色与背景色反差要大，文字的字号不能太小，应使用粗体字，便于所有的学生看清。

2. 多媒体课件制作工具

制作单机版课件的常用工具有 Powerpoint 和 Authorware 等，制作网络课件的常用工具有 Frontpage、Dreamweaver 等，处理图片的工具有 Photoshop，制作动画的工具有 Flash、Director 等，制作三维动画的工具有 3DMax、Maya，制作流媒体课件的工具有课件梦工厂、PowerCreator 等。制作课件时最好选择功能强大、容易上手、兼容性好的多媒体课件创作工具。

（三）纸质课件和实物课件

纸质课件包括纸质讲义、纸板多媒体课件、图表、纸质参考资料等。实物课件包括实物及模型等。

第六节 试 讲

在完成个人备课和集体备课后，至少应有两个层面的试讲，每次一般为50分钟左右。第一个层面是教研室（科室）层面，由教研室主任组织本科室部分专家和骨干老师听课、讨论并提出修改意见，通过科室层面试讲后方可进入到第二个层面即教学管理部门组织的院级试讲，两次试讲分别要对教案、授课内容、教学方法、教学手段、授课技巧、教学课件等方面进行把关，并提出修改意见，试讲时要填写试讲记录。

（一）试讲步骤

试讲是要在规定的时间内，按照抽到的内容，面对专家进行讲课，按一节课45分钟准备，呈现写好的教案，试讲形式模拟平时上课情景，注意把重点和难点讲解清楚，有与学生进行互动环节，要有板书设计，声音要洪亮，克服紧张情绪。

（二）试讲与说课的共同点和不同点

1. 二者的共同之处是主题相同，试讲是对教学方案的具体实施；说课是对课堂教学方案的探究说明。

2. 二者的不同之处包括以下几方面，试讲主要是解决教什么、怎么教，要模拟课堂真实情景进行课堂教学，而说课除了要解决教什么、怎么教以外，还要说出为什么这样教等问题，并叙述学科方面的知识和教师应具备的能力和知识，说课内容包括说教材、说教法、说学法、说教学过程等。另外，试讲前写的是教案，而说课前写的是说课稿，说课稿有固定的模板，要把所有方面都写出来，然后向评价者表达。

第七节 授 课 方 法

授课方法是教学过程中教师与学生为实现教学目的和教学任务要求，在教学活动中所采取的行为方式的总称，体现了特定的教育教学的价值观念。授课方法受特定的教学目标要求、教学内容和具体的教学组织形式的影响和制约。在教学目标、教学任务、教学内容确定以后，教师能否恰当地选用教学方法，就成为其能否完成教学任务、实现预期目标的决定性因素。教学效果的影响因素除了教师的知识水平和教学态度外，关键是教学方法的选择，同样的教学内容采用不同的教学方法会产生截然不同的教学效果，许多教师在授课过程中取得的突出成就，大都受益于他们对教学方法创造性的运用和孜孜不倦的探求。用什么样的教学方法，不仅影响学生对知识和技能的掌握情况，而且对学生智能和个性的发展有重大的影响。教师的教学方法不科学，就很难使学生掌握科学的思维方法及发现问题、分析问题和解决问题的能力。因此对于医学生来讲，最重要的是学会学习，而对于临床教师来说，最重要的是教学生学会学习。素质教育的主阵地是在课堂教学中，课堂教学的培养目标是培养学生主动获取知识的能力，所以我们应该由"授之以鱼"变成"授之以渔"，在重视教法研究的同时注重学法指导的研究。

（一）授课方法种类

授课方法可以根据教学内容和教学对象灵活掌握，具体方法包括讲授法、讨论法、基于问题的学习（problem-based learning，PBL）教学法、基于案例的学习（case-based learning，CBL）教学法、演示法、角色扮演法等。可以采用单一的授课方法，也可以综合运用多种授课方法。

1. **讲授法**　是指教师运用语言讲授知识，其基本要求主要体现在授课教师能够科学地组织教学内容，教学语言应具有清晰、精炼、准确、生动等特点，教师要善于提出问题，激发学生的求知欲望和积极主动的思维活动。如今这种授课方法仍然是应用最多的方法，此方法是一种"以教师为中心"的教学方法。在课堂上教师始终是主角，他的思想、学识、举止成为一种权威，主导着课堂，他是灌输知识的主体，而学生只是被动的接受者。

2. **讨论法**　是指教师本人或引导学生提出问题，在教师的组织和指导下，通过学生比较独立地探求问题的答案而获得知识的方法，包括问题教学法、探究教学法和发现教学法等。运用讨论法时，应注意努力创设一个有利于学生进行讨论的良好的教学情境，选择和确定讨论的问题与过程，有序组织教学，积极引导学生的研讨活动。讨论法的实施基本步骤，包括创设问题的情境、选择与确定问题、讨论与提出假设、实践与寻求结果、验证与得出结论。

3. **PBL教学法**　是以学生为中心、以问题和质询为基础的整合性、合作性和反复性的教学方法，详细内容见相关章节。

4. **CBL教学法**　也称案例教学法，是把临床工作中出现的典型病例作为案例，带领学生进行病例分析，培养学生的分析能力和解决问题等综合能力。

具体方法为：①由授课教师按照教学目的、内容、范围选择恰当的病例作为分析案例；②制订授课计划安排，撰写教案；③案例的范围视培训对象而定；④确定时间和地点；⑤在案例分析中说明所处的背景、使用的方法及应注意的问题；⑥印制书面案例材料；⑦将学生分成3~4个小组，每组学生8~10名，任命组长，由组长主持讨论，找出解决问题的策略，挑选出最理想、最恰当的策略，由各组代表发言；⑧教师进行总结，指出案例分析法应用时应注意的问题和所达到的效果。

5. **演示法**　是指教师在课堂展示各种直观教具、实物、物体图，以及进行多媒体演示、现场操作或示范实验，使学生获得事物现象及内在联系的感性认识的方法。由于演示法的视觉直观性，它在信息技术教学中具有重要意义，其他学科的教学也时常使用。演示可以使学生获得丰富的感性认识，加深对知识的理解。演示法实施中把理论与所展示的教具或实验演示结合起来，能使学生形成正确的概念，同时可以激发学生的学习兴趣，集中注意力，使学生将学到的知识得以巩固，所以鼓励在教学过程中恰当应用演示法。

演示法包括以下五种类型：①挂图演示；②表格演示；③幻灯、录音、录像、教学电影等声像资料的演示；④现场实验演示；⑤电脑多媒体演示。五种演示法各有特点，在教学过程中应根据实际情况合理采用。

6. 角色扮演法 是一种情景模拟教学方法，是情景模拟活动中应用比较广泛的一种方法，角色扮演法要求被试者扮演一个特定的角色，通过观察被试者的多种表现，了解其心理素质和潜在能力的一种测评方法，同时通过情景模拟，要求其扮演指定行为角色，并对行为表现进行评定和反馈，这是提高行为技能最有效的一种培训方法。角色扮演法具有两大功能，即测评功能和培训功能。

角色扮演法具有高度的灵活性，可在培训情景下给予受训者角色实践的机会，使受训者在真实的模拟情景中，体验某种行为的具体实践活动，包括沟通、冲突、合作训练等，适用于医患沟通能力培训、临床技能培训、管理能力培训等，帮助学生了解自己，增加实践训练机会，提高综合能力。角色扮演过程中，需要角色之间的配合、交流与沟通，因此可以增加角色之间的感情交流，培养学生的人际沟通、自我表达、相互认知等社会交往能力。尤其是学生之间共同接受培训进行角色扮演时，能够培养集体荣誉和团队精神，为受训者提供广泛的获取多种工作经验、锻炼能力的机会。

（二）授课方法选择

在世界医学教育标准和现代教育理论的引领下，要熟练地掌握各类授课方法的特性，综合考虑各种授课方法的相关要素，科学而合理地选择和有效地运用授课方法。首先教师应当根据具体教学的实际，合理地选择适宜的授课方法并能进行优化组合和综合运用；其次，无论选择或采用哪种授课方法，要以启发式教学方法为主。教师在运用各种授课方法的过程中，还必须充分关注学生的参与性。

1. 依据教学目标选择授课方法 不同领域或不同层次的教学目标的有效实现，要借助相应的教学方法和教学手段。教师可依据具体的可操作性目标来选择和确定具体的授课方法。

2. 依据教学内容特点选择授课方法 不同学科的知识内容与学习要求不同，不同阶段、不同单元、不同课时的内容与要求也不一致，要求授课方法的选择具有多样性和灵活性。

3. 根据学生实际特点选择授课方法 学生的实际特点直接制约着教师对教学方法的选择，要求教师能科学而准确地研究分析学生的上述特点，有针对性地选择和运用相应的授课方法。

4. 依据教师的自身素质选择授课方法　任何一种教学方法，只有适应了教师的素养条件，并能为教师充分理解和把握，才有可能在实际教学活动中有效地发挥其功能和作用。因此教师在选择教学方法时，应根据自己的实际优势，扬长避短，选择自己最适合的授课方法。

5. 依据教学环境条件选择授课方法　教师在选择授课方法时，要在时间、条件允许的情况下，最大限度地运用和发挥教学环境条件的功能与作用。

第八节　授课技巧

授课技巧是多方面的，教师要注意掌握授课技巧，可将以下八个方面的技巧有机结合起来，取他人之长，补己之短，就会形成具有特色的授课方法，在课堂上能吸引学生的注意力，取得高效率、高品质的学习效果。

（一）语言表达的技巧

1. 基本要求　语言是一门艺术，是表达教学内容的工具，善于表达就会给课堂教学增光添彩。掌握语言表达技巧，其基本要求既要丰富生动、又要符合所讲的实际内容。语言不丰富，讲解就单调；语言不生动，讲解就枯燥；而不合内容、不切需要，就会离题万里，反而弄巧成拙。

教师的语言是言语的典范，要使用正规语言，通常指普通话，语法要规范，教师讲课的语言应清楚流畅、精练朴实、通俗易懂、幽默风趣、吐字清晰、表达生动、条理清楚、逻辑性强；可适当幽默风趣，要"脱稿"讲课而不是"念课"；要声音洪亮、语气抑扬顿挫、绘声绘色、克服语病；避免"口头语"和与身份不符的语言，用词不能随心所欲，语音、语调应高低有致，避免平淡单一，否则成为催眠曲，使学生昏昏欲睡；语速要适中，有间歇，特别是不要越讲越快或越讲越慢，授课节奏有张有弛，前后一致，进度适中，否则给听者一种草草收场的感觉；要始终与学生的思维协调合拍，对重点内容及知识点应加重语气，力求集中学生的注意力，调动学生的积极性。

2. 语言表达技巧应具备"六性"　包括：①叙事说理，条理清楚，言之有据，全面周密，具有逻辑性；②描述人和事，有声有色，情景逼真，细腻动人，具有形象性；③范读谈话，情真意切，平易流畅，真挚感人，具有感染性；④借助手势，穿插事例，比喻新颖，生动有趣，富有趣味性；⑤发音准确，吐字清晰，措词恰当，寓意贴切，富有精确性；⑥举一反三，弦外有音，留有余地，循循善诱，富有启发性。

3. 肢体语言　是无声的语言，如变化自己站立的位置，运用手势，或轻轻的一划，或重重的一点，动作自如而不做作，达到无声胜有声的境界。表情自然、富于变化的表情使教师具有亲和力。

（二）时间分配的技巧

授课时间，应心中有数，重点和难点需要时间要长，讲得力度要深，切忌主次不分，重点不清。时间分配要讲究科学性，切忌反反复复、絮絮叨叨，把精讲变成了繁讲，以致前松后紧或前紧后松，影响教学效果，造成任意删减授课内容，"草率收兵"或"随意拖堂"都是不良的教学习惯，应努力克服。

（三）开篇的技巧

教师授课时一般先有开篇，即导言或导入，教师通过运用导入技巧，可采用不同形式的开场白，展示课程内容提纲，目的在于吸引学生们的注意力、激发学生们的求知欲和学习兴趣，明确学习目的、建立知识联系，逐步展开讲解，最后小结。

导入的方法不胜枚举：如自我介绍、提问、实例和悬念等，开门见山，巧设悬念，故事吸引，名人名言，日常生活以及当今前沿知识等，凡是能引起学生注意力高度集中的方法，都可以加以灵活运用。导入的目的从根本上说，是为了有效地吸引学生的注意力，把注意力引入课堂授课内容之中。但它毕竟不是授课的重点，要符合教学的目的和教学内容的要求，要具有简洁性、科学性、新颖性，富有趣味性，又要符合学生的专业、知识水平和接受能力。导入仅仅是一个引子，一块抛砖引玉的"砖"，绝不能喧宾夺主。因此，故事要精选，导入"点到为止"。

（四）课堂举例的技巧

适时穿插一些妙趣横生的实例，往往会将平淡的一堂课变得生动，富有情趣。课堂上一个好的例子，可以达到一箭双雕的目的，不但使学生们学得懂、记得牢，而且还活跃了课堂气氛。但举例也不能太随意，以免起到相反的效果。

（五）课堂提问的技巧

课堂提问是启发学生积极思维的有效方法，是比较常用的互动形式，教师在教学过程中与学生沟通互动，让学生积极参与非常重要，要给学生留下思维的空间，设计的问题必须保持逻辑性、系统性，要注意深浅程度，既不能冒进，也不能保守。提问的数量和方式，讨论的题目和范围都需要课前精心设计，要预想到互动的效果。教学过程中要与教学对象进行讨论和互动，避免"填鸭式"教学，应注意控制课堂节奏。课堂提问可分为以下三种：

1. 为讲新课铺路的提问　这种提问可创设一些悬念，激发学生的求知欲，从一开始就抓住学生的注意力，为讲清新课内容铺平道路。

2. 为突出重点难点而有意创设的提问　通过提问，启发学生独立思考，使他们自觉地接受、掌握课堂知识。教师在讲授新内容时如果遇到了旧的知识，不要直接应用，而应采取提问的方式，让学生回答，从而加强教学的系统性和巩固性。

3. 总结式的提问　这种提问一般在每节课的小结中进行，老师可以了解学生对所学知识掌握的程度。最后，还可以请几名学生到黑板上作示范，以便纠正学生们普遍存在的问题。

（六）情感表达的技巧

激情既是情感在行为上的流露，也是教师拥有的爱心在教学上的一种表现，因此，在教学过程中，教师的激情至关重要。就具体而言，一旦走上讲台，教师就要进入角色，进入状态，尽可能站在讲台前，应面对教学对象，注意与听课者的目光交流，仔细观察听课反应，以便调整讲课方式，不要只盯着屏幕，切忌背对教学对象照本宣科。根据教学内容可以采用肢体语言，表情不能呆板，声音尽可能激昂。要把课程内容熟记在心，如同表演，教学才会有声有色、有情有趣，也才会有感染力，这样才能把学生吸引到课堂上来。只有当学生把枯燥、陌生的理论教学当成是知识性的文娱表演或知识演讲，并作为一种享受，才会产生浓厚的学习兴趣，迸发出极高的学习热情。

（七）授课小结的技巧

当课程即将结束的时候，应当对所讲的内容及时地进行回忆、重复、串联、归纳、整理，把繁多的知识串成一个思路清晰的知识链，提纲挈领、画龙点睛地进行课堂小结。科学成功的课堂小结，不仅可以对教学内容起到梳理概括和提炼升华的作用，而且能延伸拓展课堂教学内容，使学生保持旺盛的求知欲望和浓厚的学习兴趣，从而取得"课尽而趣无穷、思未尽"的效果。在结束一堂课时，大体要经过以下四个阶段：第一是简单回忆，对整个教学内容进行简要回顾，整理认识的思路；第二是提示要点，进一步强化指出重点、关键内容，有必要时做进一步具体说明；第三是巩固应用阶段，把所学知识变式地、全面地、综合地应用到新的情景中去，解决新问题；第四是拓展延伸，开阔视野，不但把前后知识联系起来形成结构，而且抓住知识触角，把课题内容向有关系统或学科联系扩展。当然小结方法不可千篇一律，应"因地制宜"，依据内容采用不同的方法进行，哪种方法对学生掌握、记忆知识有利就采用哪种方法。顺口溜，顺口、押韵，易于记忆，课堂小结时，对便于用顺口溜进行表达总结的，可以把它编成顺口溜，让学生轻松记忆掌握。可以思维导图的形式呈现课程大纲要点，使学生对讲授的内容框架一目了然，有一个整体印象。总结性图表概括性强，条理分明，一目了然，直观易懂，易于分析比较和记忆。

（八）其他技巧

要预先设计板书并合理采用，适当穿插图片或实物等，加深印象；激光笔点到为止，切忌来回画圈或晃动，课堂教学结束的方式可根据情况选择小结、思考题及作业等多种形式。适当应用双语教学，可以用英文课件进行中文讲授，也可以应用英文题目、英文重点专业词汇或英文小结等。

按照世界医学教育全球标准，在医学教育领域中实现教学方法和教学模式的改革，就要从"以教师为中心"的教学模式转变为"以学生为中心"的教学模式，这一直是医学教育领域不断探讨和实践的问题。要实现这样的目标，最重要的是进行教学理念的更新，突破传统教育观念，以培养学生们的实践能力和创新精神为核心，实现如下四个转换，即教师由讲授者变为学生学习的指导者、组织者；学生由接受者变为主动学习者；媒体从演示工具变为学生认知的工具；教学过程从传统的分析讲授转变为学生发现问题、探究问题的过程。

　　总之，要想成为一名在课堂上深受学生欢迎和爱戴的教师，就要经过长时间课堂教学的磨炼、日积月累地积累知识、不断实践和总结经验。同时我们也应该认识到，作为教师，每讲一堂课，就要让学生有一节课的收获，一节课的成功就是学生向科学前进了一步。

（樊　洁）

第四章　实践教学及不同实践教学方法

第一节　临床实践教学法

一、临床带教

　　全科医学是面向社区与家庭，整合临床、康复、预防、人文等学科于一体的综合性医学专业学科，其范围涵盖所有年龄阶段及各类健康问题和疾病，具有实践性强、综合能力要求高的特点。全科临床实践是将医学理论知识转化为临床实践应用的必经途径，是培养医生临床实践能力，并实现其从临床医生转化为全科医生的重要环节。全科住院医师规范化培训是应届毕业医学生强化专业知识、提升临床能力、培养专业素养、形成良好的职业道德的重要时期。

　　临床医学生经过本科教育的临床实习，已经具有基本的临床思维和临床操作能力，但是尚未具备临床医生的临床工作能力，全科理念尚未真正形成，因此难以实现从医学生向全科医生的角色转换。未进行全科住院医师规范化培训的应届毕业生普遍存在临床思维能力不足的问题，主要表现为以下几个方面：①临床思维的被动性：由于本科阶段医学生较多接受传统的、灌输式的教学方式，因此在临床实践阶段部分住院医师仍习惯于被动学习，对于知识接受缺乏积极性。②临床思维的混乱性：刚进入规范化培训的住院医师普遍表现为思维缺乏条理性，对于医学问题的思考往往是片面、零散的，缺乏逻辑性，因此病史采集常出现东拼西凑、颠三倒四的问题，缺少系统性，极易遗漏。③临床思维的片面性：缺乏整体性思维，无法通过病史采集和体格检查进行综合分析并进行鉴别诊断，过度依赖辅助检查结果，无法形成良好的临床思维习惯。④全科临床思维的缺失性：由于部分院校本科阶段对于全科医学教学的弱化，全科理念的植入性不强，甚至缺少全科相关的临床实践，导致大部分医学生普遍缺乏生物–心理–社会医学模式的全科医学整体观，无法通过全人的角度进行全科临床问题的分析。

　　全科住院医师规范化培训是医学生本科毕业后的职业教育，其目的不仅仅是培养有高尚职业道德和良好专业素质的全科住院医师，更是要培育具备专业知识和技能，可以独立开展工作，始终以人为中心、以维护和促进健康为己任的高素质全科住院医师。全科住院医师规范化培训的临床实践部分包括综合性医院的临床实践和社区服务中心或乡镇卫生院的临床实践，两者缺一不可。

（一）全科医学临床教学的重点及方法

　　住院医师的核心能力培养是全科住院医师规范化培训中师资教学的重点。根据全科医生核心能力的培养要求，结合我国的国情，根据现有研究结果及专家共识，本教材将其归纳为：全科医学专业素养、以人为中心的执业技能、全科临床思维能力、全科临床决策能力、慢性病整体管理能力和全科临床拓展能力，根据六大核心能力，又将培训重点进行了归类，见表 4-1。

表 4-1　全科医生临床核心能力及其培训重点

序号	核心能力	培训重点
1	全科医学专业素养	突出全科医学理念培养 加强医学人文思想培养
2	以人为中心的执业技能	以人为中心的技能培训 医患交流与沟通技能培训
3	全科临床思维能力	全科临床思维能力训练 全科急诊识别能力培训
4	全科临床决策能力	全科临床决策能力培训 全科转诊能力培训
5	慢性病整体管理能力	慢性病预防能力培训 慢性病的综合性管理能力培训
6	全科临床拓展能力	以问题为导向的拓展能力培训 全科临床科研能力的培训

1. 全科医学专业素养

（1）突出全科医学理念培养：在临床带教过程中，全科师资需要强调住院医师实践以人为中心，以生物－心理－社会医学模式为基础，以整体健康维护与促进为方向的全科诊疗模式，为患者提供个性化、连续性、整体性的服务。全科师资需将以人为中心的理念作为全科临床带教的先导，将其贯穿于整个全科医学临床带教的始末，从而促进住院医师全科临床能力的提升。

（2）强化医学人文思想培养：临床带教时要灵活运用医学人文社会科学的理论和方法，有意识地将社会医学相关问题、伦理相关问题及心理相关问题结合到疾病案例的诊疗及管理之中；指导全科医生与患者进行深入交流，要求全科住院医师站在患者的角度思考，并结合伦理、社会、患者心理等综合情况，向患者提供关怀、帮助等人文治疗。

2. 以人为中心的执业技能

（1）以人为中心的技能培训：以人为中心的理念作为临床教学的基础，运用全科医学综合理论及方法进行教学指导，训练住院医师的临床接诊能力、病史采集能力、全面体格检查能力、诊断分析能力、健康问题及疾病干预能力，采取带教指导—即时考核—反馈指导的循环培训方式，全面提高和巩固住院医师的基本技能。

（2）医患交流与沟通技能的培养：在临床带教中需要结合医患沟通基本技能的培养和指导，包括语言交流与非语言交流、沟通途径的建立、特殊人群沟通的技巧等。强调建立以患者为中心的沟通交流模式，将用心倾听作为有效交流的重要前提。在用心倾听的基础上，指导住院医师观察非语言性的身体动作和姿态，向患者详细说明病情、诊断、治疗方法的选择、药物与非药物治疗，通过对诊疗方法的理解、认同及异议，对医护方提出建议及对治疗方案的认同和选择等，培养医患沟通能力。

3. 全科临床思维能力

（1）全科临床思维能力培训：临床思维能力的培养是全科师资临床教学工作中的重中之重。全科医生大部分工作于基层医疗单位，在基层卫生保健服务中，大部分健康问题尚处于未分化阶段，绝大多数患者都是以症状（问题）而不是以疾病就诊，甚至部分症状为自限性或一过性，往往无须也不可能作出病理和病因学诊断，而有些症状与心理社会因素有关。因此，以患者为中心，以问题为导向的全科诊疗思维是临床教学中的重点，这也是全科与专科诊疗的最大区别。应用澳大利亚五步诊断法（什么是最可能的诊断？哪些是不能漏诊的重要疾病？哪些是经常被漏诊的疾病？该患者是否存在能伪装成其他病情的疾病？该患者就诊是否还有另外一层原因？），在临床教学中训练住院医师运用临床推理法、假设演绎法、症状三联诊断法等进行临床诊疗，以进一步提升全科住院医师的临床思维能力及接诊能力。

（2）全科急诊识别能力培训：全科师资必须强调某些症状可能提示存在严重的病症，同时需要指导全科住院医师对疑难及危重患者早期识别，掌握疾病发展过程的变化特征，警惕新的问题包括并发症的发生，提高急危重症的即时评估能力。

4. 全科临床决策能力

（1）全科临床决策能力培训：主要包括全科医疗涉及的常见病、多发病、多系统疾病的诊治策略的培训。全科师资尤其需注重全科临床综合能力的培养，开阔全科住院医师的视野，避免出现专科或者单科专业知识的叠加灌输，杜绝对于现代技术设备的依赖，见物不见人，忽视人的社会属性，忽视医学事业的人道主义本质。同时需指导全科住院医师运用循证医学的方法提高全科诊疗决策水平，拓展全科临床诊疗的综合能力。

（2）全科转诊能力培训：训练全科住院医师对疑难及急危重症的临床判断能力，明确疾病转诊指征，具体包括患者需不需要转诊、转诊时机、转诊的医疗机构、转诊前需对患者做何治疗、转诊后接诊医生对患者的照顾责任如何接续等，同时训练全科住院医师在临床实践中加强社区与综合医院之间的双向转诊能力。

5. 全科医学慢性病整体管理能力（详见第六节）

（1）慢性病预防能力培训：主要包括健康教育、健康评估、健康管理能力的培养。从健康教育、健康干预等方面进行培训，主要是训练全科住院医师运用三级预防的方法，在诊疗过程中对疾病的预防及干预作出指导。

（2）慢性病综合管理能力培训：培训目标是全科住院医师灵活运用全科医学的理念及方法制订慢性病管理计划，培训重点是慢性病管理实施路径、诊断性评估、连续性管理、慢性病综合干预、随访管理、健康教育、康复训练等方面的技能培训。

6. 全科临床拓展能力

全科医学临床拓展能力对我国全科医学的长远发展起着至关

重要的作用，其主要培养内容包括：①以问题为导向的拓展能力培养：从全科临床问题出发，重点培训全科住院医师解决常见健康问题的能力、探索新问题的能力、自我学习及自我发展的能力。通过读书报告、文献检索能力的培训，可以拓展全科医生的研究视野，提高其研究能力。②全科临床科研能力的培养：以全科医学临床发展方向为目标，通过开展科研设计、科研统计及科研实施能力的培训，提升全科住院医师的临床科学研究创新能力，为进一步提高住院医师的培养质量提供更好、更宽广的教学和科研平台。

（二）教学环节

全科医生的临床带教包括病房教学、门诊教学及社区教学三个环节。

1. **病房教学**　全科住院医师培训首先从病房教学开始进行教学指导与实地训练，以全面系统地培养全科临床理念、全科医生的基本技能、临床思维能力、临床决策能力及全人管理能力。围绕常见症状、未分化阶段症状及临床常见疾病、多发疾病，开展教学活动，通过教学查房、教学讲座、病例讨论、临床实地训练等方法，不断培训全科住院医师的临床思维能力，指导全科临床问题处理方案的制订及常见疾病管理方法的规划等，同时采用 PBL 教学法、CBL 教学法、多学科协作教学法、网络辅助教学法、实践技能模拟训练法进行病房教学，进一步加强全科病房教学的成效。

2. **门诊教学及社区教学**　在病房教学的基础上进行门诊教学及社区教学，以患者为中心、问题为基础、社区为导向开展以门诊为主体的教学，全面训练全科住院医师的岗位胜任力。门诊教学及社区教学特点及方法见本节第二、三部分。

（三）教学硬件

全科医学教学设备应符合国家卫生健康委制定的《住院医师规范化培训基地认定标准（试行）》中全科医学细则里的各项要求。其中要求全科医学的科室设置齐全，有全科医学门诊、病房，全科医学示教室，网络教学设施，临床技能模拟训练中心，具备可满足教学、实践操作等培训需求的临床技能模拟训练设备（具体见本节门诊带教部分）。社区教学必须配备教室、图书室、黑板、投影仪以及可进行信息检索的计算机等必需教学设备。

二、社区带教

社区卫生服务中心是全科住院医师主要的就业方向之一，社区临床教学也是培养全科住院医师岗位胜任力的重要环节，通过社区临床实践，可以培养住院医师以人为中心的服务理念，提高其诊治能力、家庭评估能力、服务社区能力和基本公共卫生服务能力，最终实现培养全科医学人才的目的。因此，社区带教是对全科社区实践教学质量的重要保障。

（一）社区卫生服务的特点

社区卫生服务有两个显著特点：一是广泛性，即服务对象的人群广泛性。社区卫生服务的对象包括健康人群、亚健康人群、高危人群与重点保护人群以及患者。二是社区卫生服务的综合性，即预防、治疗、康复和健康促进相结合；院外服务与院内服务相结合；卫生部门与家庭社区服务相结合。

（二）社区常见健康问题的临床特点

社区与综合性医院常见健康问题的临床特点的区别主要表现在：①大部分健康问题尚处于早期未分化阶段；②常伴随大量的心理、社会问题；③急性问题、一过性或自限性疾患出现的比例较高；④慢性疾患多，出现的频率较高、持续时间长，对健康影响大，影响人们的正常生活；⑤社区人群的就诊病种与综合性医院差异较大；⑥健康问题具有很大的变异性和隐蔽性；⑦健康问题的成因和影响通常是多纬度的和错综复杂的；⑧处理社区常见健康问题的基本策略不同于专科医疗。

（三）社区教学的重点及要求

社区教学的重点是在延续和巩固综合性医院的全科医学基本理论、执业技能、临床思维能力和决策能力等的基础上，指导全科医生以社区应用为导向，向个人和家庭提供医疗、预防、保健、慢性病管理，为居民提供连续协调、方便可及的综合性主动服务的能力。主要内容为：①社区基本医疗服务能力：重点指导一般常见病、多发病的诊疗、慢性病诊治、家庭治疗，社区现场急救、转诊服务等能力；②社区公共卫生服务能力：重点进行慢性病连续管理、传染病防治、康复保健、临终关怀、健康教育、预防接种、卫生信息管理等的能力培养。同时，需要特别注重传授在社区特定条件下可行的诊治适宜技术，如规范有效的急救处置能力、融洽沟通的应诊技巧等。以全科医生的社区急救技能培养为例：对于消化道出血患者的急救，在综合性医院，诊治的重点主要是血液检测、血压监护、急诊胃镜或手术止血等措施，但在社区教学中则应该把重点放在如何通过观察皮肤黏膜的颜色、手背等部位血管的充盈程度来判断失血量，如何根据患者平时的健康档案来评估其对这次失血量的耐受能力和预后，从而选择可行的急救方案，决定是否需要转诊等。

三、门诊教学

全科医疗是一种以门诊为主体的第一线医疗照顾，因此门诊教学是全科住院医师规范化培训中至关重要的组成部分。门诊教学有利于提高全科医生的临床思维能力和医患沟通能力，正确植入全科理念，并且建立并强化连续性医疗的概念，学习把握接诊的时间与节奏，运用"以病人为中心"的沟通方式来达成医疗目标。然而，全科门诊的特点在于患者数量大、病种涉及范围广等。这就要求门诊医师具备扎实的临床基础和敏捷反应力，需要在短时间内能迅速而正确地作出诊断，确定正确的治疗方案。由于全科以人为中心的理念的植入，全科医生往往需要更多的时间和患者进行心理安慰和医疗计划上的沟通，因此门诊医师不仅要应用娴熟的医学技术正确地诊治患者，还须用通俗易懂的语言进行医患沟通，使患者与医生密切配合，以期达到提高治愈率、降低复诊率的目的。

全科门诊教学是全科临床教学和能力培养的重要环节。门诊教学不同于病房教学（表4-2），其是以门诊诊间为场所，通过相关的教学方法，将本身所具备的诊疗经验及技巧，有效地传递给住院医师，使被指导的住院医师能通过观察及实际参与诊疗行为的过程，学到门诊诊疗所应具备的基本知识与技能。门诊教学的重点是通过被指导的住院医师与病人直接接诊交流的方式，在病史采集、体格检查、病历书写、辅助检查、鉴别诊断、药物治疗、医患互动及沟通技巧等方面给予详尽的指导，提高其短时间内的全科医疗判断和决策能力，强化交流能力与技巧的掌握，巩固全科医学专业知识，积累临床医疗经验，从而提高临床诊疗能力。目前存在的门诊教学的主要问题是学员的参与度欠佳，为保障病人的就医体验，部分住院医师培训基地的全科门诊带教仍采取以观摩见习为主的方式，或者采用标准化病人模拟训练，不以真实病人作为实践对象，这样难以让住院医师充分实践，不利于门诊诊疗能力的培养。因此，选择规范且高效的门诊教学方式对提高教学质量、实现教学目标至关重要。

表4-2   门诊与病房疾病处置的区别

疾病	门诊	病房
类别	不分科、包括精神社会问题	亚专科、以各类疾病为主
病史	未整合	已整合
病程	早期	中晚期
严重度	较轻	较重
接诊技巧	注重病史及物理检查	侧重实验室及影像检查
检验资料	初诊时大都没有	住院时已有一些
初步诊断	完全未知、依靠病史	大多已知、依靠病历
医患关系	长期、朋友关系	短期、治疗关系

（一）全科门诊与专科门诊的差异

全科医学属于临床二级学科，全科门诊的服务范围、疾病种类、服务模式、人群对象、接诊地点、医学观点、提供服务的内容、借助的医疗设施、手段、医患地位及关系都与专科有明显的不同。为某类疾病专门设立的门诊，称为"专科门诊"（表4-3）。

全科住院医师规范化培训需要以问题为基础的方式进行教学而不是以疾病为基础的方式。在临床实践过程中，全科医生所遇到临床问题存在不确定性的特点，诊治目的是挖掘其概率性，将危险边缘化；而专科医生遇到的临床问题相对集中，多以本专业的问题为主，因此专科医生的诊治目的是减少不确定性，挖掘其可能性和将错误边缘化。通过了解全科医疗和专科医疗诊疗的差异，有助于为全科住院医师规范化培训提供有意义的线索，也是未来医疗实践中关注的要点。

全科门诊主要是提供连续性服务，并体现可及的、协调的、综合的、全人全程的临床医疗实践活动。注重持续质量改进，运用循证实践，强化全科住院医师从个人到群体观念的转换。

表 4-3　全科门诊与专科门诊的区别

项目	全科门诊	专科门诊
医疗范围	1~2 级预防为主	2~3 级预防为主
疾病分类	常见病、多发病、以症状学为主的早期未分化疾病，身心疾病较多	疑难重症，身心疾病较少
医疗模式	生物－心理－社会医学模式	生物医学模式
人群对象	普通人群	按性别、年龄、病种分类的人群
接诊地点	各种医疗保健场所	医院
医学观点	注重全人	注重疾病
提供服务	所有疾病及健康问题的连续性服务	专科疾病的短期诊疗服务
所需设置	简单医疗仪器	全套医疗仪器
诊断手段	临床技能为主	仪器依赖性为主
医患地位	平等合作式，通常和患者一起制订治疗计划	权威指导式，由医生作出治疗决定
医患关系	密切、朋友关系、协约式	松散、临时关系

（二）专科门诊的工作模式及主要解决的问题

专科门诊是针对相关专科疾病所设立的门诊。专科医生接诊关注的是以生物医学观作为理论基础，把人作为生物机体进行解剖分析，致力于寻找疾病特定的病因、病理生理变化，作出疾病的诊断，并给予相应的生物学治疗方法。因此，专科医生强调的是寻找病因，主要解决的是器官的疾病，医生与患者的关系是医生主导患者，医患关系相对疏远。在疾病特点明确或者患者存在明显的专科症状和疾病的情况下，患者可根据不同的年龄、性别及不同的组织、器官疾病，就诊于不同的专科门诊。

（三）全科门诊的工作模式及关注的要点

全科医生的工作重点是以门诊为主，因此全科住院医师的培训重点是培养住院医师的临床思维和门诊接诊能力，并注重把全科理念融入门诊诊疗实践中。全科师资需要根据全科门诊的工作特点，有目的、有意识地结合临床的具体病例，系统地指导全科住院医师活学活用，帮助住院医师实现从理论到实践，再从实践到理论的转变，这是一个循环往复的过程。培养住院医师在患者多、病种多的情况下运用全科医学的诊疗思维及工作方法快速准确地分析、诊断、治疗患者，沉着敏捷地进行操作，并要求他们总结及反思当天所接诊的典型病例，整理临床笔记，对照书本进一步分析总结，从中找出规律。

（四）全科门诊教学的重点

全科医生采用生物－心理－社会医学模式进行医疗活动，其主要任务应作为全科门诊教学的重要内容。

1. 确认并处理现患问题　正确诊断、处理患者现患问题是全科门诊的核心任务。患

第四章　实践教学及不同实践教学方法

者就医时，既有健康问题的存在及该问题所造成的影响，又有患者自身对该健康问题的看法、顾虑和对医生的期望。因此，在教学中要指导全科住院医师除了收集与生物学问题相关的资料外，还要确认患者是否存在生物学问题以外的就诊原因和健康问题。在确认现患问题以后，要按照生物－心理－社会三维的诊疗模式，为患者制订适当的处理计划。该计划除药物处方外，还应做到：①清楚地向患者解释其病情，并与患者就其相关健康问题达成共识；②与患者充分沟通医疗诊治计划的细节，让患者参与医疗决策过程；③告知患者实施医疗诊治过程中患者应承担的相应责任，提高患者对服务的满意度及治疗的依从性。

2. 应用连续性服务的技能 通过训练全科住院医师的连续性服务技能，进一步明确疾病早期、未分化阶段及常见疾病的诊断，从而制订有效的诊治计划并连续观察疗效和药物的不良反应。全科医生对患者的健康负有长期、全面的责任，在应诊的任务中除正确诊断和处理现患问题外，还需关注患者已知的长期慢性健康问题，由此方能有效地提高患者对医生的信任度与合作度，并改善和促进对慢性病的管理效果。

3. 掌握预防服务的技能 全科医生的接诊是医生向患者提供有针对性的生活方式建议和疾病早期干预（即一级预防和二级预防）的机会。强化训练以预防为导向的服务技能，如给育龄妇女开展子宫颈防癌涂片诊治计划，给35岁以上的所有就诊者测量血压等，指导全科医生为患者提供预防服务。

4. 改善患者的就医及遵医行为 在接诊过程中，全科医生应有针对性地对患者进行健康宣教和疾病教育，其目的包括两个方面：一是适当利用医疗服务；二是提高患者对医生的依从性，即遵医行为。教学中需强调全科医生对每个患者及其家庭的遵医行为都应进行管理，这在疾病的管理中是一个十分关键的指标和环节。

（五）全科门诊教学的指导内容

1. 病史采集 病史采集是医生通过全面、系统地询问患者或者知情人的相关信息获得临床资料的过程，是每位医生都需要掌握的基本功。医生通过病史采集的过程不仅可以获得临床诊断所需要的信息，更加能够与患者建立良好的医患关系。全科师资应当指出住院医师病史采集过程中需要关注和容易遗漏的要点并给予指导。在问诊过程中，住院医师较容易忽略的是自我介绍，这是问诊的开端，也是对患者的告知和对医生身份的确认，让患者首先产生信任。病史采集是双方交流的过程，全科师资需要指导住院医师如何提问清晰、富有条理，如何通过观察患者的表情和动作来体会其中含义。在询问病史的过程中切忌一问到底，这是很多住院医师存在的共性问题。需要留取时间让患者倾诉，并且做到专心聆听，但是由于时间的限制，要训练如何把握主动询问和保持沉默、专心倾听之间的关系。在病史采集过程中，可以采用 BATHE 问诊：即 B（background）背景——以此了解患者的社会或者心理问题；A（affect）情感——以此知晓患者目前的情绪以及对他的影响；T（trouble）烦恼——以此了解患者对自身疾患的认知情况以及患者目前的担忧问题；H（handling）处理——以此明确患者的自我管理能力以及医学认知水平；E（empathy）移情——在病史采集过程中应当表现同情和理解，以此表示对于患者的认可和支持。由于不同年级的住院医师对于医学知识的掌握以及临床能力均存在一定的差异，需要区别对待和指导，故给予反复实战练习的机会，以确保病史采集能够游刃有余。

2. **体格检查**　体格检查是医生以感官结合简单的工具来检查患者，从而了解患者身体的一般情况，寻找阳性体征的方法。体格检查需要做到系统、完整和流畅。在结业考核中，部分住院医师会出现遗漏和时间超长的问题，或者中途想起再次返回操作，造成被检者反复坐起或者多次重复相关体位，这与住院医师平时训练次数少、熟练程度低有明显的相关性。因此，全科师资在临床带教过程中应当指导住院医师如何保证门诊体格检查的系统性，如何突出体格检查的重点，并且需要反复练习，确保动作准确，并能够在较短的时间内完成必需的内容。总的来说，在门诊教学中，对于全科住院医师体格检查的具体要求可以归纳为三个方面：①操作熟练、动作准确；②系统完成、突出重点；③关注患者表情、时间适当收紧。

3. **患者管理**　全科医生的特点是以健康为中心，为个人、家庭、社区提供连续性、综合性的服务，因此全科医生面临的疾病大部分是疾病未分化阶段、慢性病、常见病等，大部分的疾病均可以在门诊完成。从以人为中心的角度出发，全科医生和患者虽为独立个体，但需要建立良好的医患关系。因此门诊教学过程中，全科师资需要反复强调医患沟通的重要性，全科医生除了病史采集过程中需要关注沟通技巧，体格检查过程中也要与患者保持交流，在决策阶段仍然需要与患者深入沟通，让患者参与决策过程。针对患者的问题，首先需要详细解释来消除患者的顾虑，使用通俗易懂的语言与患者交流，共同制订诊治方案。需要给予患者个性化的诊疗，并且进行健康宣教以协助患者形成良好的生活习惯，安排适当的随访计划，告知需要注意的事项。这些均是门诊教学中需要指导住院医师完成的，最后还需要再次与患者确认诊治方案，以确保患者对信息的理解和掌握。

4. **病历书写**　全科住院医师的门诊接诊能力中非常重要的一块儿是病历书写，是指通过病史采集、体格检查等获得的临床资料，将其分析、归纳，最终整理成为医疗文书的过程。全科师资需要在门诊教学中强调医疗文书的重要性，需要进行认真的修改并给予详细的反馈，以此来提升住院医师医疗文书的书写能力。医疗文书首先要求是对医患交流的准确记录，将口头语言转换成为可阅读的医疗文书模式，需要涵盖诊疗日期、相关病史、体格检查结果、已测量的相关数据、诊断和鉴别诊断、管理计划、药物的具体名称、药物的具体使用方法以及特殊注意事项等，同时需要给予转诊的意见。带教老师的指导和反馈也是促进住院医师临床思维能力提升的特殊关口，需要全科师资认真对待。

（六）全科教学门诊的建立

1. **全科教学门诊诊室的硬件**　独立的诊间和教学门诊观察室（提供一个独立空间，以便指导老师观察住院医师的诊疗表现）。诊间的设备包括诊察桌、医师椅、患者椅、听诊器、体温计、血压计、五官镜、压舌板、检查台（床）、体重计、洗手台、电脑、诊疗床等，有条件时可配备单面镜或摄像机，可为视频法教学提供基础。

2. 全科教学门诊的患者 教学门诊的患者可以是初诊或复诊患者。如为初诊患者，通过完整的病史询问，可训练住院医师系统性的问诊技巧；对于处于疾病未分化阶段的患者，问诊可训练住院医师的鉴别诊断能力，并培养住院医师的医患交流能力，建立良好的医患关系。如为复诊患者，建议选择同一位住院医师接诊，住院医师通过复诊可以对初诊时的处置作出疗效评估，了解患者诊治的疗效，从而积累经验。教学门诊的患者需知情告知（见教学案例4-3：门诊教学的知情同意书）。

3. 全科门诊的教学方式 每次教学门诊都应有固定的带教老师指导，不提倡住院医师仅坐在带教老师旁跟诊。因此教学门诊的带教老师可通过以下方式进行全科门诊教学：①带教老师直接在现场，观察住院医师看诊的整体过程，作出即时指导；②在配备单面镜或摄像机的诊室，间接通过以上设备进行观察，此方式对诊室硬件条件要求较高；③带教老师不在场，而依靠住院医师的病史报告及病历记录对诊疗过程进行指导，但问诊过程实际发生的问题无法复现。住院医师门诊教学宜全年度每月均有安排，以此确保每个住院医师都有一定量的初诊及随诊患者，为门诊教学质量进一步提供保障。

4. 全科门诊教学流程 ①首先向患者说明教学门诊的整个看病流程。请患者进入诊间后，指导医师核对患者信息并自我介绍，向其说明看诊过程，住院医师自我介绍；②先由培训的住院医师进行病史询问，包括主诉、现病史、既往史、家族史等信息的采集，下一步进行体格检查，包括血压测量、头颈部检查、胸腹部检查等全面系统的体格检查；③住院医师向患者说明已完成看诊，请患者在诊室耐心等候；④指导医师与培训的住院医师讨论看诊过程；⑤指导医师亲自诊察病患，作必要的病史补充及体格检查，以明确诊断；⑥指导老师和住院医师共同确定诊治计划并告知患者；⑦诊疗结束后，指导老师与培训的住院医师作最后讨论和总结，对住院医师诊疗过程中需掌握的看诊要领、看诊技巧、进一步自我学习的重点以及注意事项等作出总结；⑧反思性教学，住院医师接诊后进行自我反思，总结教学实践中自身存在的问题及进一步需要改进的内容，老师对其进行反馈评价。

将以上门诊教学流程归纳为全科门诊四步法教学，通过单独接诊、汇报分析、指导诊疗、总结反思，将反思性教学方法运用于全科门诊教学，促进住院医师在自我反思、自我评价过程中实现自我专业发展，以达到提高教学质量、促进住院医师进步的目的。

5. 门诊教学应注意的事项 看诊前住院医师要特别注意自身的服装仪容；住院医师的看诊不仅要态度严肃、认真，还应心情放松；尽量给予患者最正确的诊断结果与最佳的治疗方案；提高住院医师的门诊教学环节学习效率；指导住院医师着重提高自身病史采集、体格检查以及医患沟通能力；专业知识教学重点放在传授住院医师疾病鉴别诊断的要领上；指导住院医师合理使用各项检查，为患者提供合理的药物治疗；培养住院医师的人文关怀能力，对患者遭遇多予以安慰和鼓励；鼓励指导医师与培训住院医师建立深厚情谊。

（晁冠群）

教学案例 4-1　社区教学案例

患者，男性，50 岁，个体经商。因"反复头晕、血压增高 20 年，头痛 1 个月"就诊。患者于 20 年前无明显诱因下渐感头晕、测血压增高，达 170/100mmHg，服用"巯甲丙脯氨酸""北京 0 号"等，头晕好转，血压下降至基本正常；此后间歇出现头晕，服"吲达帕胺"每日一片，血压波动在 140~150/85~100mmHg。近 1 个月患者无明显诱因下出现头痛，测血压 182/110mmHg，心电图示左室高电压，V_1~V_3 导联 ST 段轻度下移，患者至当地诊所就诊，给予更换为"硝苯地平"每日一片，血压仍波动在 160~170/100~110mmHg，再次就诊。既往有糖尿病病史伴肢体麻木。否认肾炎史。母亲死于高血压脑出血。

查体：体温 37℃，脉搏 80 次/min，呼吸 24 次/min，血压 170/112mmHg，肺部未闻及干湿啰音，心律齐，心尖部可闻及Ⅱ~Ⅲ级收缩期吹风样杂音，A_2 亢进，腹平软，肝脾未及，未闻及血管杂音，下肢无水肿，神经系统检查无异常。

一、案例教学目标

（一）运用全科医学基本理念进行社区高血压的规范接诊。

（二）综合运用全科医学的临床思维分析高血压的诊断及分层评估。

（三）根据全科医学慢性病管理的基本方法列出社区高血压防治及随访管理方法。

二、案例教学问题设计

（一）在社区中如何运用全科医学理念进行高血压问诊，建立慢性病管理档案？

（二）运用全科医学临床思维进行社区高血压分级及心血管风险水平分层评估。

（三）如何根据临床表现识别高血压等慢性病的转诊指征。

（四）针对社区高血压的管理要求进行高血压等慢性病的防治及随访管理。

（五）怎样进行社区健康宣教，早期预防高血压？

三、社区案例分析

（一）在社区中如何进行高血压问诊，建立慢性病管理档案？

在社区门诊教学中，全科师资需要指导全科住院医师在接诊中加强全科理念的注入和运用，应以患者为中心、问题为导向，对患者的临床症状和体征进行详细评估。针对患者此次出现血压明显升高至 182/110mmHg，需要指导住院医师如何了解导致患者血压升高的诱因、既往疾病的诊治经过、患者目前的情绪状态以及心理特征、患者的家庭情况与社会支持背景，同时建立慢性病管理档案。

首先询问高血压病病史及诊治经过：患者原有高血压病病史 20 年，糖尿病病史 5 年，服药不规律。进一步询问个人背景：长期经商工作，平时高脂肪饮食，饮食偏咸，运动较少，有烟酒嗜好。心理因素：1 个月前，曾因家务琐事与家人争执，导致心情不佳，血压突然升高。家庭背景：妻子无收入，两个儿子主要靠他经济维持学业。追问家族史：母亲有高血压、糖尿病病史，且死于高血压脑出血。社会背景：除谈生意，一般不与外界接触。

（二）如何运用全科医学临床思维进行社区高血压分级及心血管风险水平的分层评估？

在社区教学中，全科师资需要重点指导住院医师根据症状、体征、家族史、个人史、既往史、相关辅助检查、患者心理特点及患者生活方式等方面进行评估，寻找高危因素，运用全科医学临床思维，结合患者的临床情况，列出高血压、糖尿病的评估要点；由住院医师进行评估，最终形成高血压分层意见，由带教老师进行指导修正。

1. **重点进行高血压相关健康问题的评估**　在社区教学中，需要指导住院医师重点评估患者血压波动情况以及与高血压相关的头晕等症状，同时需要了解与高血压相关并发症产生的情况。同时通过收集患者生活方式的相关情况（高脂肪饮食、饮食偏咸、运动较少、有烟酒嗜好）及其性格特征、家族史等，进行行为方式问题、心理健康问题、家庭问题等方面的评估，为进行高血压心血管风险评估提供依据。

2. **进行高血压分级及心血管风险水平分层评估**　根据患者血压水平进行高血压分级，目前患者血压为182/110mmHg，评估为高血压3级；由全科住院医师列出进一步检查项目，包括血常规、尿常规、血脂、血糖、肾功能等项目。结合患者目前高血压整体诊治和控制情况、家族史、吸烟、伴发糖尿病等进行高血压心血管风险水平分层评估，目前分层评估结果为高血压很高危组。

（三）如何根据临床表现识别社区高血压等慢性病转诊指征？

全科师资指导全科住院医师运用循证医学方法识别患者高血压、糖尿病的进展及并发症情况，列出转诊指征，根据该患者情况进行综合评估。

1. **全面评估**　根据检查结果归纳该患者高血压、糖尿病存在的并发症诊断要点，包括全身动脉硬化情况，心、脑、肾的病变，糖尿病神经病变等，进行综合性评估。

2. **根据目前的评估情况，建议转上级医院进行进一步诊治**　患者目前评估结果为高血压很高危，结合患者心、脑、肾等情况，考虑建议转诊。

3. **如病情好转及稳定，转回社区进行随访管理**　患者如血压波动在1~2级，无心、脑、肾严重并发症，则转回社区进行治疗并随访。

（四）如何运用全科医生的临床决策能力提出社区高血压等慢性病的防治方案？

根据高血压及糖尿病最新的防治指南及共识，由全科住院医师列出高血压、糖尿病的防治方案，重点突出慢性病的综合防治策略、随访管理要求及心理、家庭问题的疏导；全科师资进行指导与归纳，强调长期综合性、连续性管理。

1. **心理疏导**　心理评估后针对患者的心理状态和性格特点进行疏导，尤其需要针对焦虑、抑郁等进行心理疏导。

2. **家庭问题治疗**　针对患者家庭成员的交往关系紧张和家庭矛盾，进行疏导。

3. **提出治疗原则**　包括药物的选择、用药剂量、疗程、服药时间；如何根据血压、血糖的监测情况进行药物调整和长期管理。

4. **社区慢性病随访管理内容及路径**

（1）对患者存在的高血压、糖尿病及心理、家庭、社会支持等健康问题进一步进行详细的解释及健康教育。

（2）开通咨询电话，包括生活方式指导、心理疏导、康复指导等。

（3）告知随访的时间、短期复查的内容、如何进入规范随访管理的程序。

（五）如何进行社区高血压健康宣教及管理，早期发现及预防高血压?

让全科住院医师查阅资料，自我反思，归纳接诊中存在的问题，写出诊疗体会，并根据最新高血压指南，书写高血压预防总结报告，制作 PPT，教师予以反馈指导及修正。主要内容为：

1. 高血压危险因素的控制对高血压预防的作用。

2. 如何进行高血压普查，早期发现、预防和控制高血压，怎样进行三级管理。

3. 高血压心血管风险评估的内容及心血管健康的目标。

教学案例 4-2　全科门诊教学案例

患者，女性，36 岁，教师。因"反复乏力半年余，加重 2 周"就诊。

患者于半年前因工作劳累后渐出现乏力，夜间休息后稍好转，但次日仍存乏力，无自觉怕冷、多汗，无多饮、多食，无恶心、腹痛及腹泻，无肢体活动障碍等，患者至当地医院就诊，检查血常规、肝肾功能、血糖无异常，胸片均无异常。此后乏力持续存在，渐感休息后不缓解；近 2 周乏力加重，记忆力及注意力下降，影响日常生活及工作，故来本院就诊。

既往无甲状腺疾病、糖尿病病史。家族中无肿瘤病史。

查体：体温 37℃，脉搏 80 次 /min，呼吸 18 次 /min，BP 120/70mmHg；肺部未闻及干湿啰音，心律齐，未闻及病理性杂音，腹平软，肝脾肋下未及，下肢无水肿，神经系统无异常。

辅助检查：血常规示白细胞计数 6.4×10^9/L，血红蛋白 128g/L，空腹血糖 5.2mmol/L，血尿素氮 7.0mmol/L，血肌酐 69mmol/L，血清钾 4.3mmol/L；X 线正位片示无明显异常。

一、案例教学目标

（一）运用全科医学基本技能进行规范接诊并确认及处理现患问题。

（二）熟练分析门诊常见症状的诊断、鉴别诊断思路及处理原则。

（三）综合提高常见症状连续服务及机会性预防技能。

二、案例教学问题设计

（一）运用全科医学理念进行乏力问诊及初步评估，逐步确认现患问题。

（二）针对接诊过程，怎样进行初步分析，向指导教师汇报诊断思路。

（三）根据患者的表现特征，进行慢性疲劳综合征的评估及处理。

（四）展开乏力的综合分析，并进行总结反思。

三、门诊案例分析

采用全科门诊四步法教学，即单独接诊、汇报分析、指导诊疗、总结反思。

（一）全科住院医师单独接诊

进行乏力问诊及初步评估，逐步确认现患问题。全科门诊教学可由全科住院医师先单独接诊，进行初步评估，具体方法如下：

1. 全科住院医师单独接诊　向患者做自我介绍，运用全科医学理念围绕患者出现的乏力症状进行规范接诊，耐心倾听、开放式询问及补充病史，包括病史、个人、家庭、心理社会背景等。针对患者的乏力进一步问诊：患者为全身乏力，诱因为心理负担重，压力大；无盗汗、无发热、无消瘦等全身情况。既往无糖尿病、甲状腺功能亢进等病史；平时运动较少。家族中无内分泌代谢疾病、肿瘤家族史等；家庭经济负担较重。

2. 进行体格检查操作　进行全身系统体格检查，尤其注意在门诊根据患者的主诉乏力进行相关体格检查，充分运用全科临床基本思路及技能仔细检查心肺腹部情况，注意皮肤、毛发、甲状腺情况、四肢关节、神经系统、肌无力检查等。

3. 通过问诊，进行乏力初期评估，初步确认现患问题，包括临床、心理、家庭问题。

（二）向指导教师汇报诊断思路

单独接诊完毕，由全科住院医师向带教老师汇报病史，并进行初步分析，运用全科医学临床思维归纳乏力的诊断依据及鉴别诊断要点，结合病史，采用假说演绎法进行诊断分析，列出鉴别疾病的支持点及不支持点。

1. 首先根据临床表现特点，列出该患者乏力的病史要点，分析可能存在的诱因。

2. 根据患者的病史特点，列出可能存在的器质性疾病，列出假设诊断，如内分泌代谢性疾病、血液系统疾病、结缔组织病、肌无力、恶性肿瘤等，归纳支持点、不支持点，并提出进一步鉴别所需进行的检查项目，依据临床证据逐一排除。

3. 在基本排除器质性疾病以后，结合病史，考虑非器质性疾病：慢性疲劳综合征、精神心理疾患。指导教师根据汇报情况，修正全科住院医师的接诊过程，并提出全科门诊接诊与专科门诊的区别，强调全科门诊是以症状为切入点，进行全面系统问诊，注重全身体格检查。重点指导全科住院医师的基本功训练，提高住院医师以全科门诊为主体的临床实践技能。

（三）教师指导诊疗

根据患者的临床表现，进行慢性疲劳综合征评估。教师指导全科住院医师运用全科评估方法如穷尽推理法进一步排除精神心理疾患；参考慢性疲劳综合征的指南及共识，归纳慢性疲劳综合征的诊断及评估要点，确认现患问题。

1. 根据本病特点评估慢性疲劳综合征的诊断要点　原因不明的慢性疲劳为主要特征，其发生具有明确的起始；疲劳的症状表现持续 6 个月以上；记忆力及注意力下降，由于疲劳的出现导致了患者日常生活活动能力明显下降；休息后疲劳不能缓解。同时通过检查，排除其他器质性疾病。分析该患者的临床表现特点基本符合以上特征。

2. 进行心理测量等相关检测，进一步排除精神心理疾患。

3. 结合该患者乏力的情况，带教老师指导全科住院医师运用全科医学临床决策提出慢性疲劳的处理方案。由全科住院医师提出主要干预方法，包括积极处理诱因，进行全面、系统的检查及耐心解释，加强患者宣教工作、健康教育，进行对症治疗、增加免疫力及中医等治疗。带教老师指导并进行修正。

4. 进行乏力的连续跟踪随访管理及预防服务　根据首诊负责制及跟踪管理程序，带教老师需要指导全科住院医师进行随访管理及健康教育，明确全科医生对患者的健康负有长期、全面的责任，同时指导全科住院医师针对患者的疲劳进行长期随访及预防服务，并在门诊进一步定期检查，观察随访过程中有无器质性疾病的出现。主要的连续性管理内容为健康教育、生活方式指导、心理疏导等，提供机会性预防服务；进行连续随访管理；教育患者何种情况下应该就医和如何主动与医生配合，使医疗服务达到最佳效果。

（四）进行总结反思

结合本教学案例总结乏力的临床诊断路径、防治原则，要求住院医师自我反思，回顾患者乏力的接诊经过，对医患交流、诊断分析、临床决策、随访管理等各方面进行反思，列出改进方法，书写总结报告，带教老师予以反馈及指导。

教学案例 4-3　门诊教学的知情同意书

亲爱的患者：

首先感谢您对 ×× 医院的信任，医院将为您提供温暖、专业和综合性的医疗服务，希望整个诊疗过程对于您而言是一段愉快的经历。

医学是一门经验科学，医生的培养需要临床实践的训练。医院在为患者提供医疗服务的同时，还将对医院的住院医师进行带教培训。目的是使住院医师掌握高水平的医疗技术和服务理念。

作为教学病例，您在就医过程中需配合整个教学诊疗活动，整个诊疗过程将被作为现场教学及视频教学使用。我们承诺将对您的隐私给予保护，教学过程不会被作为影像资料用作它用。

上述教学行为将在征得您同意的情况下才会进行。

感谢您的合作与支持，希望您早日康复！

患者声明：

在签署这个文件前，我已阅读了上述信息，了解了临床教育在门诊的展开。

我不能够阅读，但这份同意书已经通过（阅读者的名字）给予我解释并告知。我知道了上述信息并愿意签署同意书。

请勿签署本文件，直到您已阅读并理解和同意。

签字　　　　　　　　　　　时间

（患者 / 家属 / 监护人）

授权医生的姓名：

签字　　　　　　　　　　　时间

第二节 临床小讲课

一、临床小讲课定义

临床小讲课是在指导医师的组织下，住培医师集中学习，以传授临床理论、知识和经验为特点的临床教学活动。不同于系统理论授课和学术讲座，临床小讲课更加强调从临床实际工作出发，对理论知识进行综合归纳，突出住培医师的临床需要，是对系统理论大课的拓展、深化和补充，培养和加强住培医师的临床思维能力。同时临床小讲课也是培养全科师资带教能力的一种重要方法。

临床小讲课打破了传统的以疾病分类为主线、按照章节进行的纵向连接的教学模式和思维的制约，从临床实际工作出发，以问题为导向，将内容相关的知识有机联系起来组成一个专题，对所学疾病进行横向比较，强调知识的横向联系，对理论知识进行综合归纳，以求融会贯通，启发和培养全科医生的临床思维能力。如某一个症状或体征可能发生在哪些疾病中、某一种致病因素可以引发哪几种疾病、某一种检查或治疗手段在临床工作中如何运用等，引导全科医生逐渐建立和形成横向思维，拓宽思路，切实提高发现、分析和解决临床实际问题的能力。临床小讲课可针对疾病或学科的某些最新进展做专题介绍，用最新的理念和知识指导临床的疾病防治工作，并启发和培养全科医生主动探索的科学精神。

二、临床小讲课的组织与实施

各培训基地应根据全科住培大纲的要求，结合本专业特点、全科轮转医师的年资和知识背景，制订总体课程方案，尽量在一个培训周期内涵盖本专业主要病种和临床技能，制订详细的教学计划。一般1~2周进行一次临床小讲课。临床小讲课由全科指导老师负责组织。鉴于临床小讲课的特点，建议由具备一定临床经验的高年资主治医师以上资格师资担任授课老师。专业基地应定期组织集体备课，实行试讲制度。严格执行听课登记制度，并作为住培医师日常考核指标之一。定期开展临床小讲课质量评估，及时完成反馈和分析工作，保证教学质量的持续提升。

1. 题目的确定 高质量的临床小讲课来自高质量的授课内容。临床小讲课的内容不局限于一般教材，而是根据临床实际工作需要，针对临床学习过程中遇到的问题，选取实用而有针对性的教学内容，如临床常见症状和体征的发生及其意义、疾病诊断与鉴别诊断、治疗和预防等一些共性的问题进行讲述。授课教师也可以介绍一些国内外本专业的前沿知识和发展动向等。临床教师应当不断学习，注重平时积累，将临床工作中有意义的病例整理在案，通过比较，找出具有使用价值、能够说明问题的第一手临床资料。授课教师在确定授课题目时应根据全科医生培训大纲，结合本专业特点，尽量征求全科医生的意见，共同确定小讲课题目。

2. 课前准备 授课教师在讲课前应明确教学目的，并按照讲课内容积极备课，包括基础理论、临床病例的素材收集和整理以及多媒体课件的准备等。材料准备时，要注重知识的纵向和横向联系，拓展知识面，培养临床思维，提高实际工作中解决问题的能力。

若条件允许应当集体备课，集思广益，详细制订教学计划、内容和方法等。教学试讲十分重要，通过试讲广泛征求意见，对教学过程中的不足之处及时进行修改、补充及完善，既可提高讲课的效果，又可提高了教师的综合素质和教学水平。授课教师应在讲课至少3天前通知全科医生讲课内容，并要求他们查阅相关资料或熟悉临床病例等。

3. **教学方法**　临床小讲课可以灵活采用形式多种多样的教学方法，如以问题为中心的教学模式、传帮带式的教学模式、角色互换的教学模式等。授课时间以30~50分钟为宜。当代思维科学认为问题是思维的起点，解决问题的过程是创新思维和主动学习的过程。由此可见，全科医生临床思维能力的培养与提高应该从临床问题开始，通过不断思考、总结经验而达到。临床小讲课以临床实际问题为中心，通过设置一个或多个问题，采用提问与讨论相结合的方式。教师应启发全科医生提出问题，并引导其独立寻找解决问题的答案。讲课过程中要进行讨论，将散乱的知识点进行贯穿联系，实现由点到面的掌握，为提高临床思维能力打下基础。

无论哪种教学形式，临床小讲课要达到理想的教学效果，关键都要看教师如何启发全科医生临床思维、全科医生如何参与教学过程。激发学习兴趣比传授知识更为重要。小讲课就是要使每位全科医生都参与到教学活动之中，在教师的指导下充分发挥学习的主动性。每一位全科医生都认真听讲，积极思考，把理论知识应用到解决临床问题中来。通过问题的提出与回答，每一位医生都变成了课堂的主人，教师只是一名指导者。参加小讲课医生全部参与、积极发言，不存在教师与学生的界限，达到"教"与"学"角色的转换，激发起学习的积极性。

（郑春燕　曲仪庆）

教学案例 4-4　XXXXX 医院临床小讲课教案

科室名称	呼吸与危重症医学科		小讲课题目	抗菌药物的临床应用		
授课教师	姓名	×××	学时	1（50分钟）	日期	
	职称	教授主任医师				
参加学员（签名）： 　　全体全科住院医师						

教学目的及重点：

    1. 掌握抗菌药物的分类和抗菌谱

    2. 掌握抗菌药物的药动学和药效学（PK/PD）

    3. 了解抗菌药物的毒副作用

    4. 掌握临床常见感染抗菌药物的选择

    5. 熟悉抗菌药物的耐药情况及常见耐药菌的抗生素选择

重点是从抗菌药物的分类、抗菌谱、组织浓度、PK/PD 等方面系统掌握抗菌药物临床应用的基本知识。

难点分析及对策：

难点之一是从 PK/PD 理论出发，掌握抗菌药物合理应用的基本原则。对策：结合病例进行讲解，通过病例分析进行练习。

难点之二是掌握临床常见感染以及常见耐药菌的抗菌药物选择。对策：结合病例讲解。

教学方法手段、教具准备、案例准备（是否需提前发放）：

教学 PPT 课件，包括理论知识和临床病例，多媒体授课。

提前发布讲课题目和教学目的，布置学习参考资料。

参考资料：

《抗菌药物临床应用指导原则（2015 年版）》，中华医学会、中华医院管理学会药事管理专业委员会、中国药学会医院药学专业委员会编写。

授课主要内容及时间分配	教学方法及手段	时间分配
抗菌药物的特性 分类与抗菌谱（注意不同种类的差别和同一种类的差别） 组织浓度（不同种类，特别强调同一种类的差别） 药动学 / 药效学（详细讲解时间依赖和浓度依赖抗菌药物及其对临床的指导意义）	多媒体授课 病例讨论和练习	2 分钟 10 分钟 10 分钟
毒副作用		3 分钟
耐药突变预防浓度理论与抗菌药物的合理应用		5 分钟
感染性疾病的经验性治疗（包括疾病的诊断与鉴别诊断、感染致病菌的推测、经验性治疗和经验性换药）		10 分钟
抗病原微生物治疗（常见社区获得性感染菌和医院获得性感染菌的抗菌药物选择）。		5 分钟
耐药菌的用药［常见耐药菌的抗菌药物选择包括耐青霉素肺炎球菌（PRSP）、耐甲氧西林葡萄球菌（MRSA）、产超广谱 β - 内酰胺酶菌（ESBL）等］		5 分钟

思考题：
PK/PD 理论对于临床合理使用抗菌药物有何指导意义？
临床经验性使用抗菌药物应该注意什么？
PRSP 抗菌药物如何选择？
MRSA、产 ESBL 菌、产 AMPC 酶菌抗菌药物如何选择？为什么？
集体备课或教研室主任意见：   教研室主任签字：

第三节　临床教学查房

临床医学是一门实践性很强的科学，培养合格的全科医生，离不开临床教学，而临床教学查房是临床教学的重要组成部分。

一、临床教学查房的定义、目的和意义

1. 定义　临床教学查房，是临床带教老师带领教学对象（如全科住院医师），以真实的住院患者为教学内容，对特定病例进行以传授知识和解决具体问题为主要目的一项重要的临床实践教学活动，旨在培养和提升教学对象临床思维能力和临床诊治能力。全科专业基地和轮转科室应根据培训标准的要求，统筹教学查房的方法和内容，并与其他培训方式有机结合。

2. 目的和意义　临床教学查房的目的，在于促进住培医师掌握病史采集、体格检查、病情演变、实验结果分析、医嘱、病程记录及与患者的沟通技巧等临床工作基本规范与程序；提高其临床思维能力和临床实践能力，促进住培医师把书本知识转变成实际临床工作能力、促进医学生向临床医生的过渡；培养住培医师的医学人文素养及职业精神；同时也是提高临床带教老师的教学水平和临床工作能力的重要手段。总之，临床教学查房是医学实践教学的重要环节，是教学医院履行临床教学职能的重要手段之一，是住院医师规范化培训的重要内容，在住院医师规范化培训中具有重要意义。

临床教学查房是一项教师主导、住院医师为主体的师生互动的教学活动，教师在教学查房中的主要角色是引导、倾听、订正和总结。这是教学查房区别于理论授课和病例讨论的重要特点。

与医疗查房相比，临床教学查房参加人员，查房的目的和解决的问题等方面均有所不同。医疗查房是临床医疗工作中的重要环节，由病房负责医治患者的医疗小组人员参加，科主任、医疗组长或上级医师主持，通过及时了解和分析患者的病情及其变化，对新入院患者作出初步的临床诊断或明确诊断，拟定最佳诊疗方案，对住院患者作出修正临床诊断，及时调整治疗方案，进一步完善相关检查，以及指导患者康复，同时对于医疗问题同患者及家属进行沟通，是以诊断和医疗为主题的常规的医疗活动。临床教学查房由临床带教老师，受培训的住院医师、全科医生、进修医生等人员参加，临床带教老师主持，在预先拟定时间内通过临床查房展开教学，主要培养全科医生发现问题、分析问题、解决问题以及处理医患关系的实际工作能力，同时通过规范的教学查房，培养全科医生良好的医德医风。

二、临床教学查房的准备与实施

（一）临床教学查房的准备

教学查房的指导医师必须由有丰富临床工作经验的高年资主治医师以上职称的人员担任，指导医师应充分了解住院医师规范化培训的总体要求和本专业培训大纲的要求，接受过教学查房的相关专业培训，并获得相应的教学资质；指导医师在教学过程中应态度认真，情绪饱满，仪表庄重，穿着得体，并充分体现良好的人文关怀和职业素养。指导医师必须做好充分的准备，准备是否充分直接关系到临床教学查房的效果，因此查房指导医师和全科住院医师都应从不同的角度做好准备。

1. 病例准备　应按照相关全科住院医师培训细则的要求确定教学目标，目标应具体。选择有教学意义的典型病例，或有利于培养全科住院医师的临床思维方式、需进一步明确诊断或有治疗意义的病例。以常见病、多发病为主，一般不选择罕见病或诊断不明确的疑难杂症。首选全科住院医师管理的住院患者，所选择的患者应病情相对稳定、病史典型、症状与体征明显、诊断基本明确，且易于配合。应提前做好与家属的沟通，并征得同意。

2. 指导医师的准备　按照培训要求，制订周密的教学查房计划，主要包括：

（1）对于所选定的临床教学查房患者要提前做好患者的沟通工作，得到理解与配合。

（2）确定查房形式和流程。

（3）在查房2~3天前通知全科住院医师教学查房所选择的患者，布置好教学查房的准备工作。

（4）认真备课，提前熟悉患者及掌握病情演变情况，参考相关专业知识及新进展资料，设计好查房教案，包括教学内容、方法、重点与难点、教学目标、讨论的问题与参考文献等。制作教学查房课件。

（5）教学查房应对教学查房场所进行准备，所处病房空间应尽量宽敞，病房无陪人家属，特殊情况下，患者可安排单独病房内进行检查。

3. 全科医生的准备

（1）主管医生详细询问病史和体格检查，参考有关的实验室和特殊检查，认真完成或修改入院记录，并请上级医师认真修改并签字。

（2）所有参加查房医生都要了解患者病情，掌握患者病情演变情况与近期存在的问题等。

（3）根据所选病例复习有关理论知识及查阅相关文献资料，准备好问题，带着问题参加查房。主管医生做好主要发言准备并提出诊治工作中存在的疑难的问题。

（4）查房前准备好有关患者所有资料，如心电图、X线片、CT片及各项检查报告等。准备好教学查房所需的检查车及器械（包括血压计、体温表、听诊器、叩诊锤、手电筒、刻度尺、压舌板、棉签、洗手液等）。

（二）临床教学查房的实施

1. 查房前准备　一般在示教室进行，时间约5分钟。

进入病房前，参加临床教学人员在办公室集中，查房指导医师自我介绍，再次确认并介绍负责查房汇报的全科住院医师姓名、年级等。查房指导医师简要介绍教学查房患者及所患疾病，指明教学查房目的，交代病例重点或难点，强调查房纪律和注意事项包括医疗保护措施等。

2. 临床信息采集　一般在病房患者床旁进行，时间20~30分钟。

按照查房汇报医师（引领开门）、查房指导医师、主治医师、其他住培学员、进修医生、实习医生、护理人员和观摩人员的先后顺序依次进入病房。进入病房后指导医师站在患者右侧，查房汇报医师站在患者左侧，其他人员依次站于患者左侧或床尾。该阶段的内容主要如下。

（1）指导医师首先向患者问候，并说明教学查房的意图，请患者配合，然后汇报的全科医生将病历递交指导医师。

（2）查房汇报医师简要汇报病史（查房指导医师在听取汇报同时须认真核对病历）、体格检查的重要阳性体征及具有鉴别诊断意义的阴性体征，辅助检查中的阳性发现及有意义的阴性所见、出示特殊检查（如X线、超声、CT、MRI等）的结果并指出其意义。

汇报病例时要求脱稿，语言流畅、表达精炼、用词得当、重点突出。

（3）查房汇报医师进行初步诊断，并提出该患者目前所存在的需要上级医师解决的问题，包括诊断是否明确、诊断和鉴别诊断依据是否充分，特殊检查结果的判读、是否存在需要进一步解决的临床疑难问题等。

如果病情包括可能对患者产生不良影响部分，查房汇报医师可在查房前提前说明，可在示教室进行相关部分病史汇报。

（4）查房指导医师核对病史和体格检查：指导医师带领参加查房的全科医生于患者

床旁核对病史（强化问诊基本功训练，将逻辑思维训练融入问诊中），补充询问住院医师遗漏的相关病史、提出需要特别关注的和与预后相关的病史。

（5）体格检查：查房汇报医师到患者右侧，做重点体格检查。可结合本病诊断、可能发生的并发症、需进行的特殊检查、治疗和预后等相关事项做重点体格检查，并随时报告体格检查结果。查房指导医师指导体格检查，讨论体格检查的内容、顺序和手法，进行规范体格检查示教，补充查体遗漏部分，纠正不规范的体格检查操作及手法。

（6）与患者交流：了解患者对治疗的依从性，进行必要的指导，根据具体情况解答患者的疑问，感谢患者的配合，说明下一步将对患者进行的检查和治疗计划。

3. 病例分析和讨论　在示教室进行，一般 20~30 分钟。

查房指导医师总结患者病例特点，围绕教学查房目的对病例展开讨论。可以多媒体为载体。讨论的每一步骤应由全科住院医师进行分析，随后由查房指导医师进行补充、纠正和指导。在这个步骤里，要求所有医生积极参与，以掌握所查疾病的病因、症状、体征、诊断、鉴别诊断以及治疗等各个方面。可以就某一个典型或不典型的症状、体征等诊治过程中的各个环节提出问题，其他人或补充或解答，做到各抒己见，气氛热烈。查房指导医师解答问题，同时也应就症状或体征、诊断、治疗，有关检查的认识和疑问提出问题供大家讨论。指导医师要结合患者实际情况，从理论和实践上阐述本病特点，做到目的明确，阐述清楚，重点突出，难点讲透，并结合临床新进展培养全科医生的创造性思维能力，最后需回归到该患者的病情上，并作适当分析及诊疗计划指导。

讨论注意事项：指导医师要紧密围绕病例特点、诊断与鉴别诊断、诊治方案的制订和预后判断，依据影像资料、心电图、实验室检查等展开讨论，强调规范和完整诊断（病因、病理解剖、病理生理、功能诊断、并发症及伴随疾病）；讨论中强调逻辑性，突出临床的思维过程；使用规范的、统一的专业术语，阐述公认的、有出处的内容，适当进行知识拓展，注意应用相关的英语词汇；强调对住院医师的启发和引导，与住院医师的互动，避免成为查房指导医师单方讲课。

4. 临床教学查房总结　时间 5~10 分钟。

（1）医疗方面：查房指导医师对此次查房进行总结，指出优点和不足之处，总结要点如下：①通过本病例住院医师掌握、熟悉、了解的内容；②关于本病例还需要思考的内容，包括还需要明确的问题，还存在的目前不可解释的问题，需要上级医师或通过会诊进一步解决的问题等；③建议阅读的资料和思考题。

（2）教学方面：是否达到预期目标，对此次临床教学查房的效果、查房汇报医师及其他医生在教学查房中的表现等情况进行小结和点评。

5. 记录　除分管床位的住院医师外，指定 1 名住院医师按格式做查房记录，尤其是病情讨论部分，重点是诊断与鉴别诊断、治疗措施、进一步的诊疗方案等。要在查房结束后 24 小时内完成，送交指导医师审核并签字存档。

（三）临床教学查房注意事项

1. 参与查房人员应态度认真、情绪饱满、语言亲切、仪表端庄。

2. 在查房过程中注意培养和树立住院医师良好的医德医风、注重专业素质的培养，并适时训练临床沟通技能。

3. 注意保护性医疗制度，按照医学伦理要求，与患者交流要讲究谈话方式，保护患者隐私。要有爱伤观念、体现人文关怀，体格检查部位不应暴露太多，时间不宜太长。查后对患者的配合要表示感谢。

4. 临床教学查房要与医疗查房有机结合，将教学意识融入医疗查房之中，并在做好临床医疗查房的基础上，合理安排临床教学查房，结合实际病例，进行启发式教学。

5. 查房的时间、地点、形式和内容，查房指导医师可根据具体情况灵活掌握，一个规范的、完整的临床教学查房可结合相关内容选择 1~3 例患者，时间控制在 1 小时左右。

6. 查房时患者所在病房空间应尽量宽敞，病房无陪护或探视家属等无关人员。特殊情况下，患者可安排在单独病房内进行，减少干扰。

教学案例 4-5　全科医生临床教学查房教案

教研室　　　　　　　　　科室

内容	慢性阻塞性肺疾病（COPD）	主持人	***
教学查房时间	****年**月**日**时**分	地点	呼吸内科
教学病例	病例 1： 姓名：*** 住院号：***** 诊断：慢性阻塞性肺疾病（COPD）		
参加人员	*** 教授、*** 主治医师、*** 住院医师、全科住院医师及实习医生多名		
教学目的	1. 了解 COPD 的现病史特点及对于诊断与鉴别诊断的意义 2. 掌握呼吸科专科查体及阳性体征的意义 3. 结合病历掌握 COPD 的诊断标准、鉴别诊断、严重程度评估及相关检查结果的临床意义 4. 掌握 COPD 的防治原则 5. 评价医疗文书的书写情况 6. 提高全科医生对 COPD 病史、体征和实验室检查的综合分析能力，培养临床思维		
教学设计	COPD 是内科呼吸系统的常见病和多发病，好发于 40 岁以上，吸烟是主要致病因素。临床上以不可逆的气流受限为特征，表现为慢性咳嗽、咳痰、活动后气短。 1. 病史采集：训练全科医生采集 COPD 病史和归纳分析病情特征的能力。 2. 体格检查：规范全科医生体格检查，通过正确的体格检查发现 COPD 患者的阳性体征，判断阳性体征和重要阴性体征的意义		

教学设计	3. 实验室检查和特殊检查的选择及结果判读：正确选择胸部 X 线、心电图、肺功能、动脉血气分析及痰培养，合理解读，掌握其在诊断、鉴别诊断及严重程度判断中的意义。 4. 利用基本医疗信息，培养全科医生正确的诊断和鉴别诊断临床思路。 5. 设计师生互动，提出问题并积极培养全科医生临床思维和综合分析问题的能力。 6. 掌握 COPD 缓解期的治疗原则。 7. 掌握 COPD 急性加重期的治疗原则
查房准备	1. 教学查房指导医师 （1）病例准备：选择典型的 COPD 患者，完善相关检查，并与患者及其家属充分交流与沟通，得到患者的理解与配合。 （2）教学准备：通知全科住院医师所选病例，要求熟悉患者病情。 （3）教案准备：熟悉患者病历，准备好教学内容、方法、重点与难点、教学目标、讨论的问题与参考文献。 2. 全科住院医师 （1）复习、查阅与该病例相关的理论知识及其最新进展。 （2）查房之前详细询问患者病史、细致体检，复习有关检查结果，做好相关准备工作。 （3）通过复习理论知识，结合患者特点，提出问题查房时讨论
教学查房步骤	一、查房前准备（示教室）（5 分钟） 1. 查房指导医师自我介绍。 2. 讲解查房目的、要求、查房内容、重点及难点。 3. 交代查房注意事项：保护性医疗措施、查房纪律和站姿等。 二、临床信息采集（病房床旁）（25 分钟左右） 1. 主管全科医生向患者问候，说明意图并取得患者配合（1 分钟）。 2. 主管全科医生将病历交查房指导医师，脱稿向指导医师汇报病史。 要求：语言流利、表达精炼、重点突出（8 分钟）。 3. 住院医师对主管全科医生的病历汇报进行补充及讲评。 要求：不重复已汇报过的内容，主要补充不足，语言精练、重点突出（3 分钟）。 4. 查房指导医师按医疗行为规范进行查房（13 分钟）。 补充询问病史：根据主管全科医生和住院医师汇报病史中的不足进行。 4.1　现病史： （1）咳嗽咳痰。特别注意出现症状时间、痰液的量与性质、昼夜性与季节性、是否有呼吸困难、咳嗽咳痰与呼吸困难是否进行性加重、是否反复加重。 （2）是否有双下肢水肿、是否有神志改变等。 （3）是否曾经就诊，做过什么诊断。 4.2　既往史：有何基础疾病及其状态。 4.3　家族史：注意发病者的性别、年龄、与患者的关系。

教学查房步骤	4.4 专科查体：指导全科医生作相关的体检，观察其有否发现阳性体征，予以评价和指导。先指定全科医生操作，其他学员补充、纠正。 4.5 查体示教： （1）全身情况：特别注意球结膜是否水肿、颈静脉充盈情况、双下肢是否水肿等。 （2）胸部查体：心肺望触叩听检查的顺序、部位、手法是否规范。有何阳性体征，体征的描述是否正确。 （3）腹部触诊：肝、脾。检查过程注意手法规范。 三、病例分析和讨论（示教室）（20分钟） 1. 归纳病例特点 （1）全科医生描述、上级医师补充。 （2）指导全科医生进行归纳总结病例特点。 2. 分析检查报告 （1）全科医生描述、上级医师补充。 （2）指导全科医生分析检查报告：重点分析肺功能检查结果、对于疾病诊断以及严重程度判定的意义、与支气管哮喘的疾病的鉴别价值等。分析胸部 X 线的特点及其意义；分析心电图的变化及其意义；简要分析血气分析及其意义；分析痰培养结果及如何进行抗感染治疗。 3. 提出诊断与鉴别诊断 （1）查房教师简要复述病史、阳性体征、有意义的实验室检查，综合分析后参照 COPD 及 AECOPD 诊断标准提出诊断。 （2）评价：病历及诊断和鉴别诊断存在的缺点，是否完全、正确。 4. 阐述本病特点结合病例，从理论和实践上分析、归纳。 5. 提出诊疗计划指导。 6. 治疗原则及主要治疗方法。 7. 讲述本病的临床分层与预后的关系。 四、归纳总结（10分钟） 　　查房指导医师总结归纳该病例中应掌握的内容，对全科医生在查体、讨论中出现的问题进行评讲，综合查房全过程，结合全科医生在专业知识、操作技能等方面存在的问题，进行系统的归纳总结： 1. 总结本次教学查房是否达到预期的目标。 2. 点评全科医生在教学查房中的表现，提出改进意见。 3. 布置思考题。 （1）结合最新版 GOLD 指南，对 COPD 患者如何进行病情评估？ （2）COPD 综合评估对治疗有何意义？ （3）AECOPD 的判定及其治疗原则。 （4）COPD 患者缓解期的治疗策略。 （5）如何正确认识慢性支气管炎、慢性阻塞性肺气肿、支气管哮喘和 COPD 的关系？其意义如何？

第四章 实践教学及不同实践教学方法

教学查房步骤	4. 指定阅读参考资料 （1）《慢性阻塞性肺疾病诊治指南》，中华医学会呼吸病分会编写。 （2）GOLD 指南。 （3）《呼吸内科学》，朱元珏主编，人民卫生出版社。 5. 宣布查房结束，指定一名全科住院医师书写临床教学查房记录。
注意事项	1. 必须按顺序进入和退出病房。 2. 查房时各级医师所站位置：查房指导医师站在病床右侧，查房汇报医师站在病床左侧，主管医师站在查房指导医师旁边，其他医师站在床头对侧。 3. 教学查房时必须采用普通话。 4. 教学查房时注意态度认真、情绪饱满、仪表端庄、语言亲切、着装必须整洁、整齐。不能交头接耳。教学查房时不允许接打手机。 5. 查房时患者所在病房空间应尽量宽敞，病房无陪护或探视家属及其他无关人员，提前准备好示教室桌面。 6. 注意保护性医疗措施，符合医学伦理要求，与患者交流要讲究谈话艺术，为患者保守医密，要有爱伤观念。 7. 查房要求记笔记。

第四节　教学病例讨论

一、病例讨论的准备

教学病例讨论是指以临床病例为载体，师生共同参与、教师为主导、全科住院医师为主体的教学活动。在临床教师指导下，通过临床教师与全科住院医师之间的教学对话实现规定教学目标的方法。通过教学病例讨论加强全科住院医师对基本理论、基本知识、基本技能的理解、运用及提高，激发全科住院医师的学习积极性，拓展他们的知识面，提高对临床问题理解的深度与灵活性，建立科学而缜密的临床思维。有效的病例讨论有利于全科住院医师巩固理论知识，训练正确的临床思维方法，树立严谨的科学态度和良好的医德医风。

讨论前的充分准备是开展好病例讨论的重要前提条件。

1. 病例准备　为了做好有效的病例讨论，带教老师必须选择本专业有代表性的典型病例。所选择的病例可以是正在住院的患者，也可以是已经出院的患者，或者是已经死亡的患者。适合全科医生进行讨论的病例应该具备两点：一是一般为常见病和多发病，但病情可较为复杂曲折，或者多病共存。病情过于简单，不利于激发全科医生的积极性，也不利于提高临床思维能力。二是要有较为明确的诊断，具备较完善的病史、辅助检查等资料以提供诊断依据。

对于正在住院的患者，为了训练全科医生的临床技能，要求全科医生自己采集病史、体格检查、详细了解患者的有关检查和治疗效果、写出病例摘要，带教老师进行修改。

对于已经出院或死亡的病例，带教老师要写好病例摘要，要求内容充实，简明扼要，条理清晰，重点突出。体格检查的阳性体征或具有重要意义的阴性体征都应写出，以备在有关诊断与鉴别诊断的讨论时参考。为引导临床思维，对诊断有决定意义的检查结果可暂时隐瞒。如果患者同时患有多种疾病，每一种疾病的临床症状都应进行描述，以增加病情的复杂性和讨论的相对难度。

2. 教师准备 病例讨论一般应由临床和教学经验较为丰富的高年资主治医师或以上职称的教师担任。

（1）反复筛选适合全科医生的典型或有代表性的病例，尽量选择住院患者。

（2）提前通知全科住院医师本次将讨论的病例，布置好准备工作。

（3）提前熟悉患者并掌握病情演变情况。

（4）查阅大量的有关资料，参考相关专业知识及新进展，制订详细的教学病例讨论计划，设计好病例讨论教案，包括讨论内容、方法、重点与难点、教学目标与参考文献等。结合所选择的病例，提出讨论要点，也可以根据实际情况提取可供讨论的具体问题，而且要对讨论进行精心的组织和安排。

3. 全科住院医师准备 病例讨论至少应提前 3 天通知参加讨论者。全科住院医师应分工做好资料准备，围绕讨论要点，提出有针对性的论据（包括诊断和鉴别诊断）以及涉及的其他相关知识。病例讨论前要求全科医生完成下述准备工作：

（1）正在住院的病例应由主管病床的全科医生负责准备病例摘要。病例摘要应包括比较完整的临床资料如病史、体格检查、专科检查、辅助检查及诊疗经过和目前存在的主要问题等。内容要求既简明扼要，又系统充实能说明问题。可以先不明确写出病理诊断或最后诊断。为了文字简洁，一些阴性或者正常检查结果不必一一写出，但是有鉴别诊断意义的阴性结果应该写出，以便在讨论时作为参考。

（2）认真复习、准备病例所涉及的理论知识。

（3）准备发言提纲，针对病例提出相关问题。

二、病例讨论内容

病例讨论的内容应包括疾病诊疗过程的每个环节，如该病例的发病机制、临床特点、诊断依据、诊断与鉴别诊断、目前的诊疗计划、进一步的治疗处理、可能的预后以及康复等。全科医生针对病例所提出的问题，可以是一个很具体的现状问题，也可以针对病例的一个有意义的假设问题，围绕问题，不断深入展开讨论。

在病例讨论的实施过程中，可按照下面的顺序进行：

（1）首先，由主管病床的全科医生负责汇报病例摘要并提出自己的诊断、鉴别诊断以及治疗方案等。

（2）针对病例摘要所遗漏的信息，其他医生进行补充提问，由主管病床的全科医生加以完善。

（3）通过大家的讨论，归纳出病例的临床特点。

（4）通过讨论作出诊断及鉴别诊断，并列出诊断依据和鉴别诊断要点。

（5）综合大家的意见，拟出治疗方案。

（6）带教老师的提问分析和全科医生的讨论回答可以穿插于上述过程中。

（7）最后，带教老师对病例进行归纳总结。

病例讨论没有固定的方式和方法，一般应集体讨论和重点发言相结合。首先集体讨论，然后选出代表向参加讨论者陈述对于相关论题的理解和认识，随后，其他参加讨论者加以补充，有不同意见可以同时进行提问。讨论中参加讨论者有问有答，在对同一问题的不同见解的争论中，从不同的方面加深对问题的理解，在总结时就会有更清楚的认识。发挥全科医生的主体作用和教师的主导作用是讨论成功的关键所在。讨论要充分调动全科医生的积极性，使其畅所欲言。教师在讨论中的主导作用是通过点拨、引导、组织表现出来的。点拨意味着对提出的问题要解释清楚，使全科医生明确讨论的中心。引导意味着对问题认识的不断深入，指导全科医生用辩证分析的方法分析问题。组织意味着教师调控讨论的进程，创造良好的讨论氛围，把握讨论的方向，概括讨论的要点，阐述自己的观点，并对全科医生进行鼓励性评价。

教学案例 4-6　病例讨论举例

临床病例

患者男性，48岁。因"反复咳嗽、咳黄脓痰30余年，加重伴咯血2天"入院。患者30余年前受凉后出现咳嗽，咳大量黄脓痰，经抗感染、止咳化痰等治疗后病情缓解。此后上述症状反复出现，受凉后诱发，经抗感染治疗后可缓解。2天前患者受凉后再次出现咳嗽，咳大量黄脓痰，并咯血2次，共计约100ml，夜间平卧时咳嗽加重，坐起后减轻。自发病以来，饮食睡眠可，体重无变化。2岁时曾患"支气管肺炎"，抗感染治疗后治愈。

体检：体温36.8℃，脉搏80次/min，呼吸20次/min，血压140/90mmHg。神志清，精神可。全身皮肤黏膜未见黄染、皮疹及出血点，全身浅表淋巴结未及肿大。头颈检查无异常。胸廓对称，三凹征（−），无胸壁静脉曲张，无胸壁压痛。双肺叩诊清音。双肺呼吸音粗，右下肺可闻及中小水泡音，双肺呼气末期可闻及少量哮鸣音。心界不大，心率80次/min，律齐，心音有力，各瓣膜听诊区未闻及病理性杂音。腹软，肝脾肋下未及。双下肢无静脉曲张，无水肿。正常生理反射存在，病理反射未引出。

实验室检查：血常规示白细胞（WBC）计数$4.7×10^9$/L，中性粒细胞百分比（N%）81.4%，血红蛋白（Hb）157g/L，血沉17mm/h。动脉血气分析pH 7.382，PaO_2 58mmHg，$PaCO_2$ 53.6mmHg，HCO_3^- 29.9mmol/L（未吸氧）。血生化：K^+ 3.74mmol/L，Na^+ 145mmol/L，Cl^- 103mmol/L。肝功能：ALT 19mmol/L，TBiL 24.8μmol/L，DBiL 8.5μmol/L，IBiL 16.3μmol/L。肾功能：BUN 4.13mmol/L，Cr 80μmol/L。心电图：ST-T改变。心脏超声：二尖瓣反流（轻

度），三尖瓣反流（轻度），主动脉瓣反流（轻度），左室充盈异常。肺功能检查：重度阻塞性肺通气障碍，肺弥散功能正常。

讨论过程

1. **需要补充的临床资料**　首先，带教老师提问：上述病例摘要需要补充哪些临床资料？由全科医生通过对上述病例摘要进行思考，提出需要补充的相关资料。综合起来，全科医生提出以下需要明确的问题：①患者既往是否有过咯血病史？②是否做过胸部CT检查？③是否做过痰培养？④是否曾经出现过下肢水肿？⑤2天来患者的治疗情况如何？全科医生通过讨论，补充上述相关的临床资料后，带教老师可以反问全科医生：为什么需要补充这些资料？全科医生回答：所补充的临床资料是对患者病史、临床症状、治疗经过等情况的进一步完善和补充，有助于下一步的诊断和鉴别诊断。

2. **本病例的临床特点**　带教老师又提出上述问题，全科医生经过讨论后，归纳为以下几点：①青年起病，病史较长，反复发作；②受凉可诱发；③临床症状，咳嗽、咳脓痰，咯血；④体征右下肺可闻及中小湿啰音，双肺呼气末期可闻及少量哮鸣音；⑤辅助检查，中性粒细胞升高，动脉血气分析提示Ⅱ型呼吸衰竭。

3. **本病初步的诊断及诊断依据**　针对老师所提出的问题，全科医生的初步诊断包括：①支气管扩张症；②Ⅱ型呼吸衰竭。带教老师可要求全科医生针对自己的诊断提出诊断依据，鼓励他们充分发表自己的见解，积极调动他们的临床思维，同时对所发现的错误加以提醒和纠正。最后，由老师进行总结：入院诊断应考虑为：①支气管扩张症并感染；②Ⅱ型呼吸衰竭。本病应与慢性支气管炎、慢性阻塞性肺疾病、肺脓肿、肺结核、先天性支气管囊肿进行鉴别。在此教师应重点引导全科医生阐述鉴别诊断的关键要点，例如如何从病史和体格检查当中寻找与慢性阻塞性肺疾病的鉴别点，如何理解肺功能的检查结果及其所具备的不同意义，使全科医生真正做到全面鉴别，达到融会贯通。

4. **对本病的下一步处理**　综合全科医生所提出的处理意见包括以下几个方面：①抗感染治疗；②平喘、祛痰，体位引流；③止血对症；④反复痰培养；⑤病重通知。针对全科医生的处理意见，教师进行分析点评：①根据病史及体检，考虑患者诊断为支气管扩张症，患者反复咳黄脓痰，考虑为铜绿假单胞菌感染，应选择针对铜绿假单胞菌的抗菌药物治疗，可以考虑联合应用；抗感染治疗前注意留取痰标本送培养，并进行药敏试验，以备后期调整药物时参考。②应行高分辨率CT检查，明确支气管扩张的部位和范围，若病情无好转，必要时请外科或介入科会诊。③知晓支气管扩张症的外科手术指征。

5. **预后评估**　引导全科医生正确地判断病情，并对患者的可能预后作出正确的评估，病情缓解后进一步应该如何处理，全科医生应该如何指导患者综合防治。

（郑春燕　曲仪庆）

第五节 临床技能教学

一、临床技能教学定义及组织方法

1. 定义 临床技能主要包括病史采集、体格检查、辅助检查结果判读和临床基本操作技能，临床思维及综合临床分析能力以及职业道德、职业伦理和医患沟通技巧等人文技能。临床技能是临床医生的基本功，全科医生能否熟练掌握临床技能是衡量临床教学质量的重要指标。

临床技能教学是以问诊方法与技巧、体格检查和病例分析为基础，以临床基本操作技能为重点，全面介绍并进行临床实践技能训练，以期在实践训练中深刻理解、强化发展所学理论，并理论联系实际，培养全科医生正确的临床思维方法，使其具备临床基本操作和独立解决临床问题的能力。

临床技能教学可分为医学床边教学和医学模拟教学两大类。传统的临床实践教学模式即医学床边教学是在临床教师指导下，以患者为直接实践对象，进行各种临床基本能力的培训。由于受到许多因素的影响，传统的临床技能学教学方法已不能完全适应医学教育的发展。为此，一种利用模拟技术创设出模拟患者或模拟临床场景，代替真实患者进行临床基本技能教学和实践的方法——医学模拟教学，已被广泛应用于临床实践教学中。计算机模拟教学以高科技为基础，以模拟临床实际情况为前提，以实践教学、情景教学和一体化教学为特征，以其有医疗环境而无医疗风险为突出特点，具有高仿真性、时间方便性、可调节性、可重复性、可记录性、操作过程的可控性、避免了对真实患者损伤和培养团队精神等优点，因此具有更好的培训效果。

2. 组织方法 全科医生是在社区独立地开展临床工作、集防治与保健于一体的基层医生，主要诊治常见病和多发病，并能正确识别可能会威胁患者生命的急危重症，具备及时正确地对症处理和转诊的能力。对于全科医生的培养要基于临床，面向基层，力求全面。要达到这一目标必须组织有效的临床技能培训。

（1）建立一支强有力的师资队伍，队伍的成员不仅具有扎实的临床能力，同时必须了解全科医生的工作职责和工作需求，并热衷于教学工作并具有奉献精神。

（2）根据全科医生的工作特点精心选择教学内容，将分散在各专业的临床技能重新组合，重组后的临床技能实践教学内容涵盖诊断学、内科学、外科学、妇产科学、儿科学、皮肤性病学、神经病学、临床检验诊断学和影像诊断学等临床技能。

（3）床边教学和医学模拟教学相结合保证训练的有效性。由于医疗安全、患者自我保护意识以及全科医生水平参差不齐的影响，要达到临床技能训练目标必须以临床实践培训为基础，对于有创性的操作（潜在的可能会对患者造成损伤的操作）运用模拟技术、虚拟技术、计算机模拟患者、多媒体技术、网络技术，开展结合实际的临床实践模拟技能训练，从而保证了临床技能教学的安全性，且手段先进、内容丰富。

（4）建立健全临床技能考核评价体系，临床技能教学考核不能单纯地从掌握理论知识的程度来衡量，更重要的是检验临床实践能力和思维能力，通过考核促进临床技能教学的改进与提高。

二、临床技能教学备课、教案书写

1. 备课　全科医学是一个面向社区与家庭，整合临床医学、预防医学、康复医学以及人文社会学科相关内容于一体的综合性医学专业学科，其范围涉及各种年龄、性别、各个器官系统以及各类疾病。临床技能教学的内容必须符合全科医生的需求。

（1）根据培训大纲设定的教学目标选定教学内容，查阅资料、准备病例或安排技能培训场所及其相关教具、设备。

（2）对于床边教学认真收集病历资料，查看患者确认适合教学，并与患者沟通，取得配合。

（3）集体备课：将备课的详细情况提交大家进行讨论，集思广益，进行进一步的改进与提高。

（4）与全科医生交流，听取他们对于临床技能教学的意见和具体要求，并安排布置好他们做好准备工作。

2. 教案书写　临床技能教学教案通常包括课题、类型，教学方法、教学目的，教学内容，进程和时间分配以及课后自我分析等。医学模拟教学教案还包括教具和现代教学手段（如电影、投影，录像、录音等）的使用等项目。

（1）明确地制订教学目的，确定培训的技能。

（2）组织合适的内容，突出重点，解决难点，便于理解并掌握系统的知识。

（3）恰当地选择和运用教学方法，调动学生学习的积极性。

（4）提出临床思考问题或进一步训练的技能。

三、临床床边技能教学的注意事项

1. 患者的选择　充分考虑全科医生工作的特点和环境，选择社区和基层卫生单位的多发病和常见病，除疾病的诊断和治疗外，也要兼顾预防和保健。临床技能培训应当注重适合在社区和基层卫生单位开展的工作。合理评估病情，避免选择危重患者。为了保证教学效果的一致性和安全性，患者的选择最好有书面的选择标准，而不是随机挑选。

2. 教师准备　精心选择教学内容，制订全面的教学计划，认真备课，提前选择患者。对于病史采集、体格检查和临床教学查房等教学项目教师要提前熟悉患者的病情，亲自询问病史、体格检查，阅读相关检查结果。对于技能操作项目要充分落实患者的准备工作以及物品保证和场所布置等。通知全科医生做好准备工作。

3. 对于有创技能操作全科医生最好经过模拟训练并经考核合格。实际操作过程中先观摩，再做助手，掌握操作技术并熟练操作过程后才能进行操作。全科医生操作时教师要做第一助手，严格要求，一旦操作不顺利，教师立即取代操作。

4. 技能教学前对患者详尽地告知，争取更好的配合。要特别注意对患者的人文关怀和医疗安全。

四、利用模拟教具开展技能教学的注意事项

1. 教师准备工作　依据培训的临床技能操作项目选择适当的基础解剖模型、局部功能训练模型、计算机交互式模型、虚拟培训系统或者生理驱动型模拟系统。教师应在课前准备并反复进行调试，保证正常运行。要求临床技能培训中心准备好必需的其他训练用品。提前通知全科医生学员要使用的模拟教具并要求预习。

2. 全科医生准备工作　全科医生应根据教师的要求提前预习训练内容，在征得培训中心负责人同意的情况下提前熟悉环境和教具，条件允许可提前收看录像。

3. 教师示教　①首先组织收看临床技能操作教学录像；②边讲解边示教，由简至繁，循序渐进，演示基本过程，使全科医生观看明白，而且会动手操作；③在全科医生基本掌握操作过程后，要注意再精细演示操作手法，而且要慢，一步一步地示教，不厌其烦，直到完全掌握。

4. 基本操作练习环节　①根据训练内容单人或分组训练；②教师要加强巡回指导，及时纠正和解决操作中出现的问题，防止不良习惯形成，并注重技能技巧的培养；③实验员要加强巡回保障，及时补充和完善练习所需的物品、器材，及时排除仪器故障，并要求学员维护和保养器材及练习用品；④教师要始终贯穿高标准、严要求，培养严谨的科学态度，掌握正确、规范、过硬的操作技能和技巧。

5. 综合操作练习环节　①做好人员分组及分工，合理搭配骨干；②教师要加强巡回指导，要耐心细致地进行纠正和解决操作中出现的问题，实验员要加强巡回保障，力求各项保障到位；③模拟临床实际情况教学，要求学生牢固树立无菌观念，在操作过程中严格遵循无菌原则；④要求注重掌握局部与整体的关系，分解与连贯的关系，系统与全身的关系，将所学技能融会贯通，注重培养观察问题、发现问题、解决问题和综合思维的能力；⑤注意培养团结协作精神。

五、教学场景的布置

临床技能教学如病史采集、体格检查、氧疗以及静脉和动脉穿刺等一般在病房内床边进行，房间内不留陪人，保持房间内清洁卫生，进出房间保持安静。有些技能操作如胸穿、腹穿等一般在单独治疗室进行，治疗室房间应宽敞明亮，物品摆放整齐。

采用进行临床技能教学可由教师和标准化病人共同构建模拟临床工作场景，可在讲台附近设置开放式模拟诊室。授课开始后，标准化病人进入诊室，教师开始模拟诊治过程。

模拟临床技能教学场地能够满足教学需求，所需的设备包括机械模型、电子模拟人、中央监控和录像、录音和回放、编辑系统等到位并合理放置，所有设备调试正常。保持环境优美雅致，进出人员保持安静。

（郑春燕　曲仪庆）

教学案例 4-7　临床技能教学教案

胸 腔 穿 刺

一、教学目的

1. 掌握胸腔穿刺的适应证及禁忌证。

2. 掌握胸腔穿刺的基本方法。

3. 掌握胸腔穿刺并发症及其处理。

二、教学方法：理论讲授与实际指导

教师应详细讲解胸腔穿刺的具体内容，引导全科医生全面理解。有条件可先用模拟人反复训练，考核合格后再进行临床实际操作。临床实际操作一般应先观摩，再做助手，最后在教师的指导下操作。在操作过程中应有教师在旁边指导、把关。

三、具体内容

（一）适应证

1. 诊断性穿刺　检查胸腔积液的性质。

2. 治疗性穿刺　①大量积液产生压迫症状或长期不吸收者；②气胸；③向胸腔内注药，如抗生素、抗结核药、抗肿瘤药及粘连剂等。

（二）禁忌证

出凝血机制障碍，有出血倾向者；对麻醉剂过敏者；剧烈咳嗽或严重肺部疾病等不能配合者；胸膜粘连者；病情垂危者；严重肺结核及肺气肿者；局部皮肤感染。

（三）意外情况

包括：①麻醉意外；②胸膜反应，出现胸闷、心悸，严重出现心搏骤停；③血、气胸；④出血、感染；⑤心血管其他不可预知的意外情况；⑥穿刺失败；⑦胸腔内组织损伤，神经血管损伤。

医生应按操作规范认真操作，尽可能防范可能出现的并发症。同时应在术前充分告知患者或家属发生意外的可能性。嘱患者在操作时不能随意变动体位，如要剧烈咳嗽应先示意医师。

（四）具体操作

操作之前签署知情同意书。

1. 准备物品　消毒物品、穿刺包、手套、麻醉药、抢救物品（0.1% 肾上腺素、注射器）、胶布、血压计、听诊器、污物盒、利器盒、（必要时）肝素。同时检查各物品的消毒

状态及有效日期（包括总有效期和开封后有效期）。治疗车及物品放置于右手边。

2. 体位　嘱患者取坐位面向椅背，两前臂置于椅背上，前额伏于前臂上。不能起床者可取半坐位，患侧前臂上举抱于枕部。

3. 定位穿刺部位　穿刺点选在胸部叩诊实音最明显部位进行，胸液较多时一般常取肩胛线或腋后线第 7~8 肋间；有时也选腋中线第 6~7 肋间或腋前线第 5 肋间为穿刺点。包裹性积液可结合 X 线或超声检查确定，须注意穿刺时要和定位时体位相同。叩诊时应注意从上到下，左右对照。气胸的穿刺点应在叩诊为异常鼓音的部位，多在前第 2、3 肋间锁骨中线外 1cm 处肋骨上缘或腋中线第 4~5 肋间。避免在第 9 肋下穿刺，以免穿破膈肌。

4. 消毒　消毒镊持拿应为握笔式，两把消毒镊交替传递棉球，消毒镊尖端不应超过持钳手指的水平；消毒顺序和范围：沿穿刺点同心圆消毒，由中心往外，消毒直径范围15cm 以上，3%~4% 碘酊消毒一遍，待碘酊干后，用 75% 乙醇脱碘两遍，如用 2% 碘酊，消毒 3 次不需脱碘；消毒棉球及消毒器具不能放回穿刺包，镊子放在打开的清洁的穿刺包盖子上，棉球置入污物盒。检查消毒状态和器械：穿刺前用大针筒检查穿刺针的通畅程度。

5. 穿刺步骤　助手打开麻药：消毒安瓿及砂轮，安瓿锯痕、用 75% 乙醇拭去玻璃碎屑，用无菌纱布包好折断安瓿。避免铺巾的手指触碰到有菌部位。局麻：核对麻药，用2% 的利多卡因 3~5ml。进针前左手拿纱布一块。在下一肋骨上缘的穿刺点打一皮丘后（穿刺最低点不能低于肩胛下角 2 肋间），从皮肤至胸膜壁层进行局部浸润麻醉，边进针边回抽是否有血液，并判断胸壁的厚度；如有血液则停止注射，并更改进针位置和方向。不可先完全进针后边退针边推注！退针时右手示指扶住针尾与注射器乳头接头处，以防注射器和针头脱离。退针后立即用左手纱布按压。穿刺针选择：根据患者的胸壁厚度及胸液可能黏稠度选择，成人多选择粗长针头。穿刺方向：左手示指与中指固定穿刺部位皮肤，止血钳夹住穿刺针后方的橡皮管，右手持穿刺针（及止血钳），垂直胸壁进针（在后胸部穿刺，还应注意沿下一肋骨上缘进针），当进针阻力突然消失时，提示穿刺针已进入胸腔内。接上注射器，抽吸液体或气体，并计量。穿刺过程中注意患者情况，注意与患者适当交流。抗凝剂使用：蛋白量高的胸腔积液或血性胸腔积液，应在注射器内加 1ml肝素液，防止胸液凝固。抽液量：一次抽液不应过多、过快；诊断性抽液 50~100ml；减压抽液，首次不超过 600ml，以后每次不超过 1 000ml；若检查肿瘤细胞，应至少100ml；若为脓胸，应尽量抽尽脓液。儿童：婴幼儿每次不超过 200ml，年长儿每次不超过 500ml，约 20ml/kg。必要时根据临床情况调整抽液量。积气量大时应行水封瓶胸腔闭式引流。

四、知识点及注意事项

1. 常见并发症　胸膜反应、复张性肺水肿、血胸、气胸、皮下气肿、穿刺点出血、胸壁蜂窝织炎、脓胸、空气栓塞等。

（1）胸膜反应：往往发生在穿刺早期，常见于紧张、痛觉过敏患者，迷走神经兴奋引起血压下降、出汗、面色苍白。处理：术前可适当给予镇静药物，痛觉敏感患者皮丘要打好，同时胸腔积液不能放太快。立即停止操作，吸氧，予 0.1% 肾上腺素 0.3~0.5ml 皮下注射。

（2）复张性肺水肿：往往发生在穿刺中、后期，变现为胸闷、气短、咳泡沫样痰。处理：利尿、扩血管、强心、糖皮质激素。

2. 穿刺不成功的原因　位置深度不够、管子堵塞、液体黏稠、检查时体位与穿刺时体位不一致。

3. 气胸治疗时，如何选择胸腔穿刺或闭式引流穿刺　抽气适用于治疗闭合性气胸，对开放性气胸及张力性气胸是只是起暂时减压作用。开放性气胸及张力性气胸一般需采取胸腔闭式引流，对破口不愈合或肺脏持久不复张者必要时需持续负压抽吸治疗。液气胸时宜选择胸腔闭式引流。

4. 胸穿操作过程中，如何避免损伤肺脏　穿刺前诊断明确，定位准确，叩诊和辅助检查确定积液位置，穿刺时嘱患者放松和勿剧烈咳嗽，穿刺不宜过深。

5. 若穿刺时损伤肺，则造成气胸，应顺势抽气，必要时闭式引流。

（郑春燕　曲仪庆）

第六节　基层实践教学基本内容与形式

一、慢性病管理

国务院在《健康中国行动（2019—2030 年）》中提出，到 2022 年，心脑血管疾病、癌症、慢性呼吸系统疾病、糖尿病等重大慢性病发病率上升趋势得到遏制，到 2030 年，因重大慢性病导致的过早死亡率明显降低。国家卫生健康委在《全科专业住院医师规范化培训内容与标准（2019 年修订版）》中再次明确了基层实践基地全科医疗服务技能要求。即要掌握慢性非传染性疾病的规范化管理，包括常见慢性病的临床特点与治疗原则，一、二、三级预防措施及基层管理方法。

（一）教学目标

1. 知识目标　掌握慢性病的界定、影响因素、发生和流行特点、防治原则。慢性病管理的主要内容、方法和原则。

2. 技能目标　掌握慢性病管理的基本流程，慢性病筛查、诊断、入组登记、建档、评估、随访、干预、转诊的主要方法。

（二）教学内容

1. 慢性病概念　慢性病是慢性非传染疾病的简称。是一组发病率、致残率和死亡率高，严重耗费社会资源，危害人类健康的疾病，也是可预防，可控制的疾病。主要有高血压、冠心病、癌症、糖尿病、脑血管病、骨质疏松、慢性呼吸系统疾病、慢性肾脏疾病等。

2. 慢性病管理概念　慢性病管理是指对慢性疾病及其高危人群进行定期随访、连续监测、综合干预及评估的过程。慢性病管理主要依托社区卫生服务机构完成，由全科医生（家庭医生，以下所称全科医生均包括家庭医生签约服务团队）承担具体管理。国家重视和加强基本公共卫生服务项目工作，继续把高血压、糖尿病列为慢性病管理重点。

3. 慢性病的特点与影响因素　慢性病的特点是发病隐匿、病因复杂、病程迁延，需要长期治疗，与不良行为和生活方式密切相关。影响因素广泛，具有综合性和复杂性的特点，如吸烟、饮酒、不合理膳食、肥胖、高盐饮食、活动减少、精神紧张等。

4. 社区慢性病防治管理特点　预防先行，全民参与，防治结合，规范管理。细分辖区所有人群，以三级预防为主要措施，对不同人群开展相应的慢性病管理。

5. 社区慢性病三级预防

（1）一级预防（primary prevention）：又称病因预防。是在慢性病尚未发生时，针对其危险因素和病因采取的预防措施。一级预防是预防控制慢性病的关键措施，针对人群为辖区内常住居民，含居住半年以上的非户籍居民，通过建立健康档案，采用健康教育和健康促进方式，使居民养成合理膳食、适量运动、戒烟限酒、心理平衡的良好生活习惯。

（2）二级预防（secondary prevention）：又称临床前期预防。即早发现、早诊断、早治疗，是慢性病初期采取的预防措施。针对人群为社区高危人群及早期慢性病患者，可采用社区就诊，疾病筛查、定期健康体检及患者自我监测等方式，及早发现慢性病初期患者，使之得到及时规范治疗。

（3）三级预防（tertiary prevention）：又称临床后期预防。针对人群为社区慢性病患者，通过规范管理，定期随访，病情评估和干预，采取及时、有效的治疗与康复，改善症状，防止复发，预防并发症发生或加重，甚至伤残。

6. 社区慢性病管理服务流程（图4-1）

7. 慢性病管理主要内容与方法

（1）筛查：以辖区35岁及以上常住居民为筛查对象，通过社区门诊、健康体检、义诊等方式，早期发现慢性病患者及高危人群。对初诊发现的慢性病患者，需明确疾病诊断，可在社区卫生服务机构或到上一级医院就诊明确。对已确诊的原发性高血压、2型糖尿病患者，按现行国家基本公共服务项目规范纳入管理。

（2）入组登记：对筛查发现的慢性病患者及高危人群及时进行入组登记，填写"慢性病患者管理卡（首页）"，并录入电子管理系统。基本登记信息如下：

1）慢性病患者信息登记：包括人口学资料，如登记时间、患者姓名、性别、年龄、身份证号码、联系电话、家庭住址、既往疾病、新发现的慢性病名称及诊断情况、服药情况、目前不良生活习惯。注明登记人及管理者。

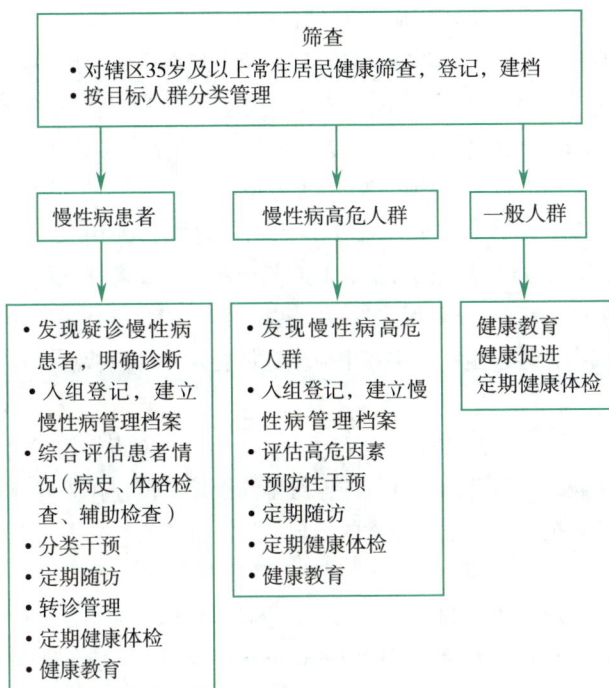

图 4-1　社区慢性病管理服务流程图

2）高危人群信息登记：包括人口学资料，如登记时间、姓名、性别、年龄、教育程度、身份证号码、联系电话、家庭住址、职业、婚姻状况、既往疾病；所发现的具体高危因素（吸烟、酗酒、运动、饮食习惯、就医行为等）。注明登记人及管理者。

（3）建立慢性病管理档案：全科医生为慢性病患者及高危人群建立慢性病管理档案，作为随访管理依据。档案包括纸质档案和电子档案两种，全科医生按管理规范填写档案首页，填写时不能有空缺。对筛检出的慢性病患者，应按 SOAP 格式填写接诊记录表。

SOAP 是以问题为导向，反映患者健康档案的记录形式，是全科医学特有的生物 – 心理—社会医学模式的体现，也是慢性病患者健康档案的核心部分，可提供综合、连续、协调的管理服务依据。SOAP 格式主要内容与记录方法如下：

S（subjective data）：即患者的主观资料，指由患者或陪同就诊者所提供的主观资料。包括主诉、现病史、既往史、家族史、药物过敏史、生活习惯等。

O（objective data）：即患者的客观资料，指全科医生在诊疗中所获得的患者资料。包括体格检查所获得的体征（阳性体征、相关阴性体征）、实验室检查及其他辅助检查结果。

A（assessment）：即对患者的问题评估，指全科医生根据所获得患者主观和客观资料，通过综合分析，对其健康问题作出判断。包括疾病诊断、鉴别诊断、健康问题轻重程度及预后判断等。对慢性病患者健康问题的评估不同于单纯的疾病诊断，涉及患者的生物因素、心理因素、社会及家庭因素的影响。

P（plan）：即对患者健康问题的处理计划，指全科医生针对患者健康问题所制订的处理计划。包括进一步诊断计划、治疗计划、健康教育计划、是否需要转诊等。应从预防、治疗、护理、康复、健康教育指导等方面着手，从生物、心理、社会、个人、家庭、社区不同层面考虑干预措施，而不限于开出药物处方。

（4）评估、随访、干预：评估、随访和干预在慢性病管理中是一个连续循环过程，不同的评估结果决定了分类干预的方法，并有相应的随访要求。全科医生每一次随访均需对上一次干预效果再评估，以制订进一步干预计划，如此反复循环进行，保证其管理及防治效果。教师在指导学生社区实践中应注意体会这一管理特点，着重培训该方面的理念与技能。

1）对慢性病高危人群的评估、随访和干预：全科医生对慢性病高危人群的评估、随访和干预，是在筛查、建档基础上进行的，对排除慢性病但存在高危因素者，全科医生要评估该人群对疾病的认知、危险因素的表现、生活方式的影响等，在此基础上给予适宜、个性化的健康指导，定期随访，动态评估干预效果。

2）对慢性病患者的评估、随访和干预：在慢性病管理服务中，全科医生既要掌握总的流程与方法，还必须根据慢性病管理服务规范细化管理，才能保证服务成效。如国家公共卫生服务规范对 2 型糖尿病患者规定了每年要评估一次，提供至少 4 次面对面随访的总体要求。但在实施中要求全科医生应根据对患者不同评估结果，制订分类干预与随访方法。①对血糖控制满意（空腹血糖值 <7.0mmol/L），无药物不良反应、无新发并发症或原有并发症无加重的患者，预约下一次随访；②对第一次出现空腹血糖控制不满意（空腹血糖值≥7.0mmol/L）或有药物不良反应的患者，结合其服药依从情况进行指导，必要时增加现有药物剂量、更换或增加不同类的降糖药物，2 周时随访；③对连续两次出现空腹血糖控制不满意或药物不良反应难以控制以及出现新的并发症或原有并发症加重的患者，建议其转诊到上级医院，2 周内主动随访转诊情况。

随访记录是慢性病管理的主要形式，也是反映社区卫生服务机构和全科医生慢性病管理绩效及考核的主要依据，全科医生应按相关填写说明，及时记录并填写每次随访情况。

高血压病患者、2 型糖尿病患者随访服务记录表（表 4-4，表 4-5）

（5）慢性病患者的转诊管理：全科医生在慢性病管理随访中，如果发现患者疾病主要指标（血压、血糖等）控制不满意，或可能出现并发症或原有并发症加重或出现危重病症等情况，超出了社区卫生服务机构处理范围，应按相关疾病的分级诊疗服务转诊标准，及时将患者转诊到上级医院诊疗，病情稳定后再转回社区康复。转诊管理中全科医生应熟悉不同慢性病的转诊标准，准确识别，保证转诊的及时性，填写双向转诊转出单，在规定时间内主动追踪了解患者在上级医院诊疗情况，病情稳定及时转回，有效衔接做好慢性病的动态、连续性管理。

表 4-4 高血压病患者随访服务记录表

姓名： 编号□□□－□□□□□

随访日期		年 月 日	年 月 日	年 月 日	年 月 日
随访方式		1门诊 2家庭 3电话 □	1门诊 2家庭 3电话 □	1门诊 2家庭 3电话 □	1门诊 2家庭 3电话 □
症状	1 无症状 2 头痛头晕 3 恶心呕吐 4 眼花耳鸣 5 呼吸困难 6 心悸胸闷 7 鼻出血不止 8 四肢发麻 9 下肢水肿	□/□/□/□/ □/□/□/□/ 其他	□/□/□/□/ □/□/□/□/ 其他	□/□/□/□/ □/□/□/□/ 其他	□/□/□/□/ □/□/□/□/ 其他
体征	血压 /mmHg				
	体重 /kg				
	体重指数 / (kg·m^{-2})				
	心率 /（次· min^{-1})				
	其他				
生活方式指导	日吸烟量	/支	/支	/支	/支
	日饮酒量	/两	/两	/两	/两
	运动	次/周， 分钟/次 次/周， 分钟/次 （下次随访目标）	次/周， 分钟/次 次/周， 分钟/次 （下次随访目标）	次/周， 分钟/次 次/周， 分钟/次 （下次随访目标）	次/周， 分钟/次 次/周， 分钟/次 （下次随访目标）
	摄盐情况 （咸淡）	轻/中/重 轻/中/重	轻/中/重 轻/中/重	轻/中/重 轻/中/重	轻/中/重 轻/中/重
	心理调整	1良好 2一般 3差□	1良好 2一般 3差 □	1良好 2一般 3差□	1良好 2一般 3差□
	遵医行为	1良好 2一般 3差□	1良好 2一般 3差 □	1良好 2一般 3差 □	1良好 2一般 3差 □

第四章 实践教学及不同实践教学方法

辅助检查		记录患者上次随访到这次随访之间在各医疗机构进行的辅助检查结果。			
服药依从性		1规律　2间断 3不服药　□	1规律　2间断 3不服药　□	1规律　2间断 3不服药　□	1规律　2间断 3不服药　□
药物不良反应		1无　2有　□	1无　2有　□	1无　2有　□	1无　2有　□
此次随访分类		1控制满意 2控制不满意 3不良反应 4并发症　□	1控制满意 2控制不满意 3不良反应 4并发症　□	1控制满意 2控制不满意 3不良反应 4并发症　□	1控制满意 2控制不满意 3不良反应 4并发症　□
用药情况	药物名称1				
	用法用量	每日次　每次	每日次　每次	每日次　每次	每日次　每次
	药物名称2				
	用法用量	每日次　每次	每日次　每次	每日次　每次	每日次　每次
	药物名称3				
	用法用量	每日次　每次	每日次　每次	每日次　每次	每日次　每次
	其他药物				
	用法用量	每日次　每次	每日次　每次	每日次　每次	每日次　每次
转诊	原因				
	机构及科别				
下次随访日期					
随访医生签名					

表4-5 2型糖尿病患者随访服务记录表

姓名： 编号□□□-□□□□□

随访日期		年 月 日	年 月 日	年 月 日	年 月 日
随访方式		1 门诊 2 家庭 3 电话 □	1 门诊 2 家庭 3 电话 □	1 门诊 2 家庭 3 电话 □	1 门诊 2 家庭 3 电话 □
症状	1 无症状 2 多饮 3 多食 4 多尿 5 视力模糊 6 感染 7 手脚麻木 8 下肢水肿 9 体重明显下降	□/□/□/□ □/□/□/□ 其他	□/□/□/□ □/□/□/□ 其他	□/□/□/□ □/□/□/□ 其他	□/□/□/□ □/□/□/□ 其他
体征	血压 /mmHg				
	体重 /kg				
	体重指数 /（kg·m⁻²）				
	足背动脉搏动	1 触及正常 □ 2 减弱（双侧 左侧 右侧） 3 消失（双侧 左侧 右侧）	1 触及正常 □ 2 减弱（双侧 左侧 右侧） 3 消失（双侧 左侧 右侧）	1 触及正常 □ 2 减弱（双侧 左侧 右侧） 3 消失（双侧 左侧 右侧）	1 触及正常 □ 2 减弱（双侧 左侧 右侧） 3 消失（双侧 左侧 右侧）
	其他				
生活方式指导	日吸烟量	/支	/支	/支	/支
	日饮酒量	/两	/两	/两	/两
	运动	次 /周， 分钟 /次 次 /周， 分钟 /次	次 /周， 分钟 /次 次 /周， 分钟 /次	次 /周， 分钟 /次 次 /周， 分钟 /次	次 /周， 分钟 /次 次 /周， 分钟 /次
	主食 /（g·d⁻¹）				
	心理调整	1 良好 2 一般 3 差 □	1 良好 2 一般 3 差 □	1 良好 2 一般 3 差 □	1 良好 2 一般 3 差 □
	遵医行为	1 良好 2 一般 3 差 □	1 良好 2 一般 3 差 □	1 良好 2 一般 3 差 □	1 良好 2 一般 3 差 □

辅助检查	空腹血糖值	mmol/L	mmol/L	mmol/L	mmol/L
	其他检查	糖化血红蛋白 % 检查日期： 月　日	糖化血红蛋白 % 检查日期： 月　日	糖化血红蛋白 % 检查日期： 月　日	糖化血红蛋白 % 检查日期： 月　日
服药依从性		1 规律　2 间断 3 不服药　□	1 规律　2 间断 3 不服药　□	1 规律　2 间断 3 不服药　□	1 规律　2 间断 3 不服药　□
药物不良反应		1 无　2 有　□	1 无　2 有　□	1 无　2 有　□	1 无　2 有　□
低血糖反应		1 无　2 偶尔 3 频繁　□	1 无　2 偶尔 3 频繁　□	1 无　2 偶尔 3 频繁　□	1 无　2 偶尔 3 频繁　□
此次随访分类		1 控制满意 2 控制不满意 3 不良反应 4 并发症　□	1 控制满意 2 控制不满意 3 不良反应 4 并发症　□	1 控制满意 2 控制不满意 3 不良反应 4 并发症　□	1 控制满意 2 控制不满意 3 不良反应 4 并发症　□
用药情况	药物名称 1				
	用法用量	每日 次 ／ 每次	每日 次 ／ 每次	每日 次 ／ 每次	每日 次 ／ 每次
	药物名称 2				
	用法用量	每日 次 ／ 每次	每日 次 ／ 每次	每日 次 ／ 每次	每日 次 ／ 每次
	药物名称 3				
	用法用量	每日 次 ／ 每次	每日 次 ／ 每次	每日 次 ／ 每次	每日 次 ／ 每次
	胰岛素	种类： 用法和用量：	种类： 用法和用量：	种类： 用法和用量：	种类： 用法和用量：
转诊	原因				
	机构及科别				
下次随访日期					
随访医生签名					

（6）慢性病管理的效果评价：分为社区慢性病管理和慢性病患者管理两方面的效果评价。其中慢性病患者管理效果评价：包括对患者的慢性病规范管理、规范接受药物治疗、不良生活方式改变、患者自我管理相关技能的掌握，对防治相关知识知晓程度、满意度等，对慢性病患者管理前后的对比评估，上一次随访干预与本次随访干预的效果评估等。

（7）提供患者自我管理支持：

1）慢性病自我管理：是一种全科医生与患者合作，通过患者教育，使其掌握基本的知识和保健技能，自我监测、控制疾病的新型慢性病管理模式。慢性病患者通过主动参与自身疾病管理，如自测血压、血糖、体重、腰围等。实现1个目标（自我管理效能，即自信心）、3项任务（照顾疾病、正常生活、管理情绪）、5种技能（解决问题能力、决策能力、获取利用社区资源能力、与人交流能力、设定目标制订计划和采取行动的能力）。

2）全科医生在患者自我管理中的作用：为慢性病患者提供帮助、支持和指导。与患者共同参与自我管理，帮助患者树立战胜疾病的信心和勇气，指导患者掌握慢性病相关知识和技能，发现、解决问题；分享自我管理成果，提供患者自我管理活动所需要的场地、物质、活动用具等方面支持。

社区慢性病管理举例

原发性高血压病患者的随访及转诊

1. 高血压病患者长期随访管理

（1）随访频率：血压达标患者至少每3个月随访1次；血压未达标患者，2~4周随访1次。符合转诊条件者建议按照转诊要求操作。

（2）随访内容：随访时应询问上次随访至今是否有新诊断的合并症，如冠心病、心力衰竭、心房颤动、脑卒中、糖尿病、慢性肾脏疾病或外周动脉粥样硬化病等。每次随访均应查体（检查血压、心率等，超重或肥胖者应监测体重及腰围），生活方式评估及建议，了解服药依从性及不良反应发生情况，必要时调整治疗。

（3）年度评估：所有患者每年应进行1次年度评估，可与随访相结合。除了进行常规体格检查外，每年至少测量1次体重和腰围。建议每年进行必要的辅助检查，包括血常规、尿常规、生化（肌酐、尿酸、谷丙转氨酶、血钾、血钠、血氯、血糖、血脂）、心电图。有条件者可选做动态血压监测、超声心动图、颈动脉超声、尿白蛋白/肌酐比、X线胸片、眼底检查等。

2. 高血压病患者转诊管理
需转诊人群主要包括起病急、症状重、怀疑继发性高血压以及多种药物无法控制的难治性高血压病患者。转诊后2~4周基层医务人员应主动随访，了解患者在上级医院的诊断结果或治疗效果，达标者恢复常规随访，预约下次随访时间；如未能确诊或达标，或明确为继发性原因所致的血压升高，建议在上级医院进一步治疗。经治疗稳定的原发性高血压病患者，上级医院应及时将有关治疗信息推送至对应的基层医疗卫生机构，以便及时跟踪随访。

（1）初诊转诊建议：①血压显著升高≥180/110mmHg，经短期处理仍无法控制；②怀疑新出现心、脑、肾并发症或其他严重临床情况；③妊娠和哺乳期女性；④发病年龄<30岁；⑤伴蛋白尿或血尿；⑥非利尿剂或小剂量利尿剂引起的低血钾（血钾<3.5mmol/L）；⑦阵发性血压升高，伴头痛、心慌、多汗；⑧双上肢收缩压差异>20mmHg；⑨因诊断需要到上级医院进一步检查。

（2）随访转诊建议：①至少3种降压药物（包括1种利尿剂）足量使用，血压仍未达标；②血压明显波动并难以控制；③怀疑与降压药物相关且难以处理的不良反应；④随访过程中发现严重临床疾病或心、脑、肾损害而难以处理。

（3）下列严重情况建议急救车转诊：①意识丧失或模糊；②血压≥180/110mmHg伴剧烈头痛、呕吐，或突发言语障碍和/或肢体瘫痪；③血压显著升高伴持续性胸背部剧烈疼痛；④血压升高伴下肢水肿、呼吸困难，或不能平卧；⑤胸闷、胸痛持续至少10分钟，伴大汗，心电图示至少2个导联ST段抬高，应以最快速度转诊，确诊为急性ST段抬高心肌梗死后，考虑溶栓或行急诊经皮冠状动脉介入治疗；⑥其他影响生命体征的严重情况，如意识淡漠伴血压过低或测不出、心率过慢或过快，突发全身严重过敏反应等。

（三）教学方法

1. 小组学习　教师指导学生组成学习小组，课前学习慢性病的概念，慢性病管理的主要步骤及内容；高血压、糖尿病社区管理服务规范。

2. 全科门诊示教　教师通过全科门诊示教，使学生学习慢性病筛查、问诊方法及技巧；SOAP格式记录慢性病患者健康问题方法。

3. 案例教学　教师选择慢性病病例，组织学生按慢性病管理基本流程对病例进行讨论，重点是危险因素分析、随访及转诊管理，指导学员对患者病例进行评估，提出综合干预方案。

（吕　琳）

教学案例4-8　慢性病患者管理教学案例

临床病例

患者男性，68岁，汉族，已婚。因手脚麻木、倦怠乏力1周，到某社区卫生服务中心就诊。自述患2型糖尿病5年，有高血压病病史8年，无"三多"症状，服用阿卡波糖，每日2次，每次50mg。无吸烟饮酒，每天锻炼3次左右，方式为散步或做操，无饮食偏嗜，每餐吃米饭或面食2两左右，蔬菜水果4两，喜欢食肉、量不详。体格检查：身高176cm、体重61kg、血压140/80mmHg。实验室检查：血常规正常，空腹血糖6.5mmol/L，总胆固醇6.49mmol/L，三酰甘油1.24mmol/L，高密度脂蛋白1.62mmol/L，低密度脂蛋白2.99mmol/L；尿素氮4.1mmol/L，肌酐88.1mol/L，尿微量白蛋白0.37mg/mmol，血尿酸327.1μmol/L。肝功能正常，眼底检查晶状体透明，视网膜正常。

（一）教学目的

结合临床病例，熟悉慢性病患者管理的基本流程和方法。

（二）带教方法

通过教师示教，学习接诊，采集病史、评估患者情况，提出针对性随访及干预建议。

1. 小讲课　教师指导学生学习糖尿病临床症状、诊断、治疗原则、并发症、随访、非药物干预等诊疗服务相关内容。也可由学生担任教师角色完成小讲课，课前准备好讲课内容。

2. 接诊示教　教师在全科门诊进行接诊示教（包括接诊示教、学生模拟练习及教师点评）。

3. 以问答方式对患者综合评估，制订随访及干预计划。

（三）教学实施

1. 接诊环节教学准备

（1）诊室：应相对独立，安静整洁，放置接诊桌，就诊椅置于诊桌对面。

（2）诊疗物质：准备接诊登记表或门诊日志本，听诊器，血压计等。

（3）仪表要求：身着工作服，佩戴口罩，仪表整洁，坐姿端正，态度和蔼，与患者保持适当距离，有目光接触和眼神交流。

2. 教师接诊示教（教师扮演医生角色）

（1）患者进入诊室，观察该患者神情自然，步态正常，面色偏黄，形体偏瘦，呼吸平稳，语气、语调、思维方式无异常。了解到患者系首次到社区卫生服务机构就诊，及时对患者进行登记，建立健康档案并进行接诊。

（2）询问病史

医生："您好！请问您哪里不舒服？"

患者："我近日感觉手脚发麻，浑身没有力气……"

医生："没有力气有多长时间？在什么时候明显？"

患者："没有力气一周左右，多在中午。"

医生："近期测空腹血糖是多少？做过记录吗？"

患者："一般在 6.5 左右，最近记录了，但记不全。"

医生："您是否出现过低血糖的情况？"

患者："没有出现过。"

医生："服用阿卡波糖，血糖及血压的情况有变化吗？是否还服用其他药物？"

患者："好像还服过其他药，记不清楚了"

因临床病历资料中已有患者的部分资料，如既往史、个人生活史、治疗用药等，故在教学实施的问诊环节就未设置进一步询问，如果未有上述信息，医生还应继续询问了解。相关内容可参考问题 D；对患者现况的评估。

（3）医生查体，分析实验室检查报告，评估患者总体情况。

（4）医生与患者交谈：重点了解患者受教育程度、对糖尿病防治知识的了解、家属对病情的关心情况、患病后的心态等。对患者目前情况进行初步评估，给予进一步的防治建议。

3. 按 SOAP 格式填写患者就诊记录（略）

4. 学生模拟练习

（1）听带教老师讲解。

（2）观察教师接诊。

（3）扮演医生及患者角色，模拟练习。

5. 教师对接诊教学环节点评　点评学生的接诊表现，包括问诊、查体、与患者交流等。

6. 采用一问一答方式的教学　使学生从教师提问中学习对该患者诊断，评估干预随访等健康管理方法。

问题 A：根据患者目前病例资料，初步诊断是什么？下一步还应做什么？

回答：患者近期空腹血糖 6.5mmol/L 左右，初步考虑 2 型糖尿病可能。目前患者只有空腹血糖，需要完善其他相关检查项目，如餐后 2 小时血糖、葡萄糖耐量试验、糖化血红蛋白等，建议在社区卫生服务机构进一步检查明确诊断。还应进一步了解该患者的生活习惯，对糖尿病健康知识的认识等。

问题 B：患者是否有相关的危险因素？

回答：患者相关的危险因素是存在的。如总胆固醇 6.49mmol/L，高于正常值范围，要警惕发生高胆固醇血症，高胆固醇血症是导致冠心病、心肌梗死、动脉粥样硬化的高危因素；患者血压 140/80mmHg，收缩压高于正常值，应重点关注，定时动态检测血压变化，必要时进一步做相关检查判定。

问题 C：患者是否有糖尿病并发症？

回答：目前尚未发现有心脏、眼底和肾脏靶器官损害。患者手脚麻木需要进一步检查，如神经电生理、肌电图、血管 B 超等，进一步判断是否存在并发症。

问题 D：对患者的现况如何进行评估？（要求详细描述）

回答：主要从患者的病史、体格检查、实验室检查、治疗用药方面进行综合评估。评估项目如下：

【病情现况】

年龄、起病特点、症状；饮食、运动习惯、营养状况、体重变化；是否接受过糖尿病健康教育；以往的治疗方案和治疗效果、目前治疗情况包括药物治疗的依从性及所存在的障碍、饮食和运动的方案以及改变生活方式的意愿、血糖检测的结果和患者数据的分析使用情况；糖尿病酮症酸中毒发生史：发生频率、严重程度和原因；低血糖发生史：发生频率、严重程度和原因；糖尿病相关并发症和合并症史；微血管并发症：糖尿病视网膜病变、糖尿病肾病、神经病变（包括足部损伤；自主神经损伤如性功能异常和胃轻瘫等）；大血管并发症：心血管病、脑血管病、外周动脉疾病；合并症：高血压、血脂紊乱、代谢综合征、高尿酸血症；其他：心理问题、口腔疾病。

【体格检查】

身高、体重、BMI、腰围、臀围；血压、心率、心电图、眼底检查；甲状腺触诊；

皮肤检查（黑棘皮、胰岛素注射部位）；详细的足部检查（望诊、足背动脉和胫后动脉搏动触诊、膝反射、振动觉、痛觉、温度觉和单尼龙丝触觉）。

【实验室检测】

糖化血红蛋白（HbA1c）测定；总胆固醇、低密度脂蛋白胆固醇、高密度脂蛋白胆固醇和三酰甘油；肝肾功能；尿微量白蛋白、血清肌酐等。

【接受规范化管理及用药情况】

患者首次到社区就诊，能描述自身基本健康问题，但所提供的既往资料不完整，对是否定期测血糖及血压，是否还服过阿卡波糖之外的其他药，判断服药后血糖及血压的控制效果，对糖尿病相关知识的了解情况等。

问题 E：针对该患者情况，健康管理及随访应做什么？

回答：患者的主要健康问题是空腹血糖升高、总胆固醇升高，收缩压高于正常，暂未发现有靶器官损害；因在本社区居住，行动方便，应及时纳入 2 型糖尿病管理，明确诊断，建档，主动配合接受全科医生的定期随访及干预。随访方式采取门诊随访为主，与电话随访及家庭随访相结合，至少 1 年随访 4 次，每次随访需监测血糖、血压和临床用药情况，检测血脂、尿常规、尿微量蛋白、肾功能。每年在社区进行一次健康体检。如发现血糖，血压控制不达标，或出现病情发生突然变化，及时告知全科医生处置。

问题 F：请对该患者的健康教育提出建议。

回答：日常自我监测血糖、血压，掌握糖尿病并发症防治知识和技能、生活指导方面的知识及合理安全用药等。要计算每天摄入食物的总量，特别是脂肪蛋白质的结构及总量。对患者进行慢性病自我能力方面的支持指导，建议患者参加社区糖尿病患者自我管理小组活动，鼓励家庭成员参加自我管理支持的培训及相关活动。

问题 G：请考虑患者综合干预措施。

回答：

（1）健康体检：每年 1 次，体检内容主要包括身高、体重、BMI、腰围、臀围、血压、血脂、空腹和餐后血糖、糖化血红蛋白、肝肾功能、尿常规、尿微量白蛋白、心电图、视力与眼底检查、足部检查等项目。

（2）行为干预：首先合理膳食，指导管理对象控制总能量和脂肪摄入，还有鸡精、酱油、腌制加工食品、调味酱等含盐量高的食物摄入。同时适量运动，控制体重，戒烟限酒，保持心理平衡。

（四）教学小结：

1. 教师对案例教学进行简要总结。

2. 巩固对慢性病管理的主要环节的掌握。

3. 结合国家基公共卫生服务糖尿病管理服务规范的学习，对病例进行分析，引导学生学会举一反三。

教学案例 4-9　SOAP 格式记录慢性病患者健康问题教学案例

（一）教学目的

熟悉 SOAP 式问题描述方法，正确采用 SOAP 格式记录患者的健康问题。

（二）带教方法

1. 教师选择一个临床病例资料。

2. 学生按 SOAP 格式记录患者健康问题。

（1）收集梳理患者主观资料。

（2）获得患者客观资料。

（3）通过分析，对主要健康问题作出评估。

（4）提出处理计划。

3. 教师点评　按 SOAP 格式要求，点评学生对慢性病患者健康问题的分析，是否具有条理性、逻辑性、针对性，注重引导学生拓宽临床思路，多角度思考问题。

4. 学生提问，教师解答　通过师生交流，补充完善问题记录。

（三）案例教学

1. 教师提供病例资料

患者男，74 岁，退休工人。2016 年 10 月 19 日初次到某社区卫生服务机构就诊。自述口干、双下肢麻木 3 个月。患 2 型糖尿病 10 年，甲状腺功能减退症 5 年余，高尿酸血症 3 年。二年前口干、多尿、乏力、双下肢疼痛，曾在某三甲医院内分泌科住院治疗，诊断为 2 型糖尿病并末梢神经炎。口服过二甲双胍、罗格列酮，空腹血糖一般在 6~7.5mmol/L，餐后 2 小时血糖在 10~12mmol/L。近 3 个月常感口干，想喝水量不多，双下肢麻，有时疼痛像针刺一样，乏力，出汗不多，心不慌。体检：血压 148/73mmHg，心率 67 次 /min，身高 1.64cm，体重 65kg，甲状腺无肿大、无压痛，四肢肌力无异常，下肢无水肿，无视力模糊。对青霉素、磺胺过敏。平素饮食清淡，有吸烟史约 30 余年，现平均每天 6 根，戒酒 3 年，锻炼主要为散步，每天早晚半小时左右，脾气偏急躁，遗传史不详。

2. 学生根据上述病例资料，按照 SOAP 格式对患者健康问题进行描述。

S（患者主观资料）：主诉症状为口干、双下肢麻木，时有针刺样疼痛；乏力、饮水不多，无多尿情况，既往史为患 2 糖尿病 10 年，甲状腺功能减退症 5 年余，高尿酸血症 3 年；药物过敏史有对青霉素、磺胺过敏。个人生活习惯为平素饮食清淡，有吸烟史约 30 余年，现平均每天 6 根，戒酒 3 年，锻炼每天早晚半小时，主要为散步，脾气偏急躁。遗传史不详。

O（患者客观资料）：血压 148/73mmHg，心率 67 次 /min，身高 1.64cm，体重 65kg，甲状腺无肿大、无压痛，四肢肌力、肌张力正常，下肢无水肿，无视力模糊。

A（问题评估）：分析患者既往病史，根据现主诉，应重点围绕糖尿病病史考虑，初步印象为 2 型糖尿病并末梢神经血管病变；患者自述有甲状腺功能减退和高尿酸血症，因此要进一步进行相关检查，明确现况。生活习惯方面有吸烟，活动偏少，脾气偏急躁，体重超标值得关注。

P（处理计划）

1）诊断计划：做空腹血糖、餐后 2 小时血糖、血脂及肾功能检查，尿液分析，眼底检查，尿微量蛋白检查，胰岛素 +C 肽检测、甲状腺功能、肌电图、神经电生理及足血管超声检查。

2）治疗计划：口服降糖药控制血糖，监测血压；合理控制饮食结构和总量，低脂饮食，减少富含胆固醇的食物，增食膳食纤维；服用活血化瘀，促进血管的药物。

3）健康教育计划：糖尿病知识的指导，糖尿病危险因素评价；定期健康体检；生活方式和行为的指导如合理膳食、控制体重、适当增加运动时间与量，除散步外，还可作太极拳等一些和缓的运动，戒烟、保持心理平衡；患者家属的教育，特别强调遵循医嘱的重要性。

3. 教师点评　按 SOAP 基本格式要求点评学生对慢性病患者健康问题的分析，是否具有条理性、逻辑性、针对性，指出学生在 SOAP 记录中存在的不足。患者既往史中提到有甲状腺功能减退症和高尿酸血症史，故应关注患者的甲状腺功能及血尿酸检测及用药情况，以便同时进行干预。

4. 学生提问，师生交流，对临床病例相关知识点进行复习强化，补充完善问题记录。

二、健康教育

健康教育是社区公共卫生服务的一项重要工作。国务院在关于《健康中国行动（2019—2030 年）》中提出，要建立健全健康教育体系，引导群众建立正确健康观，形成有利于健康的生活方式、生态环境和社会环境，促进以治病为中心向以健康为中心转变，提高人民健康水平。国家卫生健康委《全科专业住院医师规范化培训内容与标准（2019年修订版）》在全科医疗服务技能方面要求掌握健康教育技能。健康教育的基本概念，健康教育常用方法及其特点；培训期间参与至少 5 个健康问题的健康教育方案设计、实施、咨询、评价等活动，其中独立完成健康教育课≥ 2 次，时间不少于 20 分钟、听众不少于15 人。

（一）教学目标

1. 知识目标　引导和培养学生树立正确的科学健康观，深刻认识健康教育对促进健康中国行动，提高社区居民健康素养的重要意义；掌握非医学生物因素对健康的影响，健康教育方法及特点。

2. 技能目标　学会针对一个具体健康问题，组织全过程健康教育活动的方法，掌握健康教育课件制作与演讲，健康教育场地的布置安排等，解决健康教育活动中的实际问题。

（二）教学内容

1. 健康教育概念　健康教育是有计划、有组织、有评价的系统干预活动。它以调查大众健康需求为前提，以传播健康信息为主要措施，以改善健康相关行为作为目标，达到预防疾病，促进健康，提高生活质量的目的。具有低投入，高收益的特点。

2. 社区健康教育概念　社区健康教育是以社区为单位，以社区人群为对象，以促进居民健康为目标，有组织、有计划、有评价的教育活动。目的是转变社区居民健康观念，普及健康知识，形成健康行为和生活方式，提高健康素养，激发社区居民对卫生服务需求和参与的积极性。

3. 健康促进概念　1986 年在加拿大渥太华召开的第一届国际健康促进大会上发表《渥太华宪章》中指出："健康促进是促使人们提高、维护和改善他们自身健康的过程。"世界卫生组织（WHO）所述定义为：个人与其家庭、社区和国家一起，采取措施鼓励健康的行为，增强人们改进和处理自身健康问题的能力。健康促进重视发展个人、家庭和社会对健康价值选择的潜能。核心是把社会健康目标转化为社会行动；特点是全民动员，全社会参与，多部门合作的系统工程。

4. 健康素养概念　健康素养是指个人获取和理解基本健康信息和服务，并运用这些信息和服务作出正确决策，以维护和促进自身健康的能力。健康素养从基本健康知识和理念、健康生活方式与行为、基本技能三个维度反映居民应掌握的基本知识和技能。

5. 社区健康教育对象与健康教育内容　社区健康教育对象是辖区内常住居民。从现行国家基本公共卫生服务项目工作内容的角度，细分为社区普通人群、特殊人群、高危人群、慢性病患者、患者家属及照顾者。由于健康教育对象的特殊性，其健康问题受性别、职业、文化程度、认知水平、心理状态等因素影响，对健康需求也各不相同。因此社区健康教育应坚持科学性、时效性、实用性相结合原则，应参考国家或当地卫生健康主管部门颁布或疾病预防控制中心或健康教育所印发的健康管理相关资料，或现行的疾病防治标准、规范及指南，结合本辖区的健康问题和需求，确定相应的健康教育题目与内容。

（1）社区普通人群：宣传普及《健康中国行动（2019—2030 年）》重大行动内容，《中国居民膳食指南》，《中国公民健康素养 – 基本知识与技能》及医疗卫生法律法规及相关政策等相应主题内容，如科学就医、紧急救援、合理膳食、环境卫生、安全饮水、全民健身、控制体重、心理健康、改善睡眠、合理用药、控烟、食品安全、家庭急救、突发公共卫生事件应急处理等。

（2）特殊人群：如老年康复与中医养生、更年期妇女保健、产后康复、妇女乳腺癌的预防、自检及治疗康复知识、预防接种，0~6 岁儿童家长健康教育；为 65 岁及以上常住居民提供中医体质辨识，0~36 个月儿童提供中医调养等服务和健康教育指导。

（3）高危人群：如针对导致心脑血管疾病的主要危险因素，高血压、血脂异常、糖尿病以及肥胖、吸烟、缺乏体力活动、不健康饮食习惯等，给予血压监测、血脂检测、自我健康管理、膳食、运动等健康教育；针对癌症预防，从早期筛查及早诊早治、规范化治疗、康复和膳食等给予健康教育；针对慢性呼吸系统疾病，从慢阻肺、哮喘的主要预防措施和膳食、运动等进行健康教育；针对糖尿病前期人群，给出识别标准、膳食和运动等生活方式的健康教育指导。

（4）慢性病患者：对已确诊纳入慢性病管理的患者，进行针对性的健康教育和健康指导，结合日常健康体检，随访评估情况，健康教育侧重于疾病康复知识，合理用药等内容。

（5）患者家属及照顾者：健康教育内容侧重于养病知识、自我监测及家庭护理方面的知识和技能教育，可采用单独进行或与患者同步的健康教育的方式，增强患者战胜疾病的信息。

6. 社区健康教育服务形式［参考国家基本公共服务规范（第三版）］

（1）提供健康教育资料：

1）发放印刷资料：设置健康教育资料取阅架，将印刷资料摆放其中，置于社区卫生服务机构候诊区、诊室、咨询台等处，向居民免费发放或居民自行取阅。印刷资料包括健康教育折页、健康教育处方和健康手册等。

2）播放音像资料：如 VCD、DVD 等各种影音视频资料。机构正常应诊的时间内，在门诊候诊区、观察室、健康教育教室等场所或宣传活动现场播放。

（2）设置健康教育宣传栏：宣传栏一般设置在机构的户外、健康教育教室、候诊室、输液室或收费大厅的明显位置，应定期更换健康教育宣传栏内容。

（3）开展公众健康咨询活动：利用各种健康主题日（如世界无烟日、世界糖尿病日、世界精神卫生日、世界艾滋病日、世界卫生日、全国高血压日、世界防治结核病日、全国碘缺乏病日）或针对辖区重点健康问题，开展健康咨询活动并发放宣传资料。

（4）举办健康知识讲座：即定期举办健康知识讲座，引导居民学习、掌握健康知识及必要的健康技能，促进辖区内居民的身心健康。

（5）开展个体化健康教育：即全科医生在提供门诊医疗、上门访视等医疗卫生服务时，开展有针对性的个体化健康知识和健康技能的教育。

其他方式：如播放健康教育视频、举办健康教育知识竞赛、患者小组活动，案例教育、展板、模型等。根据实际需要和条件，多方式配合，保证健康教育取得实效。

7. 社区健康教育基本步骤及特点　社区健康教育主要包括健康需求评估→制订计划→组织实施→效果评价四个步骤。

（1）健康需求评估：利用流行病学调查或访谈等方法，发现辖区内居民主要健康问题，或收集他们的健康教需求，为针对性开展社区健康教育提供客观依据。需求调查评估应重点了解居民对健康教育内容的需求，分析患者年龄、知识水平、接受能力、职业、健康观念对健康教育需求的影响；在此基础上，针对性选择健康教育主题。如糖尿病患者低血糖应对方法、家庭血压测量、冠心病运动疗法及心理健康、社区居民膳食指导、高血脂患者饮食健康、冬春季如何预防流行性感冒等。

（2）制订健康教育计划：围绕健康教育主题和目标，选择适合的方式，制订相应的具体的计划。具体包括主题内容、方式、准备工作（时间、地点、资料、人员）等要素。

1）制订提供健康教育资料与设置健康教育宣传栏计划：明确辖区内常见病、多发病和季节性高发病等主要健康问题，确定健康教育主题内容和目标人群→结合实际编写或印制健康教育资料→发放健康教育资料，定期更换宣传栏内容。

2）制订开展公众健康咨询活动计划：确定活动主题与内容→准备活动资料→协调活动场地→发放活动通知→组织目标人群→活动实施→填写活动记录。

3）制订举办健康知识讲座计划：确定讲座主题→编写教案→确定授课教师→落实场地及设备→发放通知→活动实施→填写活动记录。

4）制订开展个体化健康教育计划：对就诊对象的健康问题、健康危险因素进行综合评估→确定健康教育内容→讲解有关疾病知识、健康知识、自我保健技能等。

（3）健康教育计划的实施：按照所制订的健康教育计划实施。做到逐项落实、记录齐全、资料完备，有总结和改进。实施中可采用"健康教育活动记录表"，体现健康教育实施全过程。可参考表4-6。

表4-6　健康教育活动记录表

活动时间		活动地点	
活动形式			
活动主题			
组织者	姓名 （职称职务，所在单位）	主讲者	姓名 （职称职务，所在单位）
接受健康教育人员类别			
参加人数			
健康教育资料发放种类			
健康教育资料发放数量			
活动内容			
活动简要评价			
存档材料	□方案　□通知　□签到册　□照片　□课件　□总结　其他：（具体注明）		

填表人（签字）：　　　　　　　　　　负责人（签字）：

填表时间：　　　年　　月　　日

（4）健康教育效果评价：是对健康教育活动过程及实施效果的评价。包括即时评价和阶段评价。

1）即时评价：指在健康教育活动结束时进行的评价。由组织者对参与健康教育的居民或患者进行评价。评价内容有参加健康教育活动的感受、兴趣、受益，满意度，对讲授内容、手段、宣讲者的表现等。

2）阶段评价：指在健康教育活动完成后一段时间进行的评价。①对社区群体的评价，可参照《国家基本公共卫生服务规范》的相关指标等；②对慢性病患者效果评价，应根据所患慢性病健康管理要求进行评价。

8. 社区健康教育技能

（1）发现与分析问题：通过调查辖区主要健康问题，分析导致的可能原因，了解辖区居民健康需求，确定健康教育主题，制订切实可行的健康教育计划。

（2）组织动员：采用多种方式在辖区内广泛宣传动员，组织居民积极参与健康教育活动。

（3）制作健康教育资料：健康教育内容及方式决定了健康教育资料的多样性。组织者可根据不同健康教育主题，制作健康教育宣传栏、宣传册、多媒体课件等。

（4）健康教育演讲技巧：全科医生应做好演讲前的相关准备工作，组织好并熟悉演讲素材，再加以提炼，在演讲中的行为举止、语言的趣味性、演讲时间掌握、与听者的互动等细节应按相关要求进行，以保证演讲效果。

（5）与听众交流沟通技能：良好的沟通技巧是实施健康教育，保证其效果的关键环节。全科医生在健康教育活动中与听众进行良好的沟通，耐心倾听，答疑解惑，可增加双方相互理解及信任度，提高健康指导效果。

健康教育管理技能举例

举例1：健康教育课件制作

制作健康教育课件是全科医生开展健康教育必须掌握的基本技能之一。根据健康教育知识讲座活动的计划制作课件，常采用 PPT 演示课件、多媒体课件等。

1. 健康教育课件基本组成

（1）首页：

1）标题：指本次讲座的题目。

2）主讲人：姓名、所在单位。

3）日期：应为健康宣教讲座当时段，如某年某月某日（首页之后，最好有对主讲人的简要介绍，如专业、职称、特长等）。

（2）讲授目录：按条目列出，注明序号。

（3）讲授内容：根据讲授目录呈现具体内容，注意内容的针对性、科学性、实用性和逻辑性相结合，突出重点，言简意赅，通俗易懂。

（4）总结或结语：将所讲健康教育内容简要总结，强调重点。此外要留出与听众交流时间，答疑解惑。

2. 制作健康教育课件教学的注意事项

（1）制作课件之前的准备：应形成课件详细文档，根据文档内容，提炼出课件提纲，并熟悉所讲内容。

（2）课件内容的选择：根据健康教育主题而定，课件内容应符合健康需求和医学发展及相关政策、法律法规要求，为听众提供正确的健康信息，帮助辨识虚假信息。课件内容要适宜，如果内容太多，可分阶段安排健康教育活动。

（3）课件制作技巧：底版设计选用纯色、不花哨，页面张数合理，与讲授时间相吻合，页面放入文字不能满屏。合理选择字体及颜色、字号、行距等，动画设置适当，图文并茂或声频并茂。课件制作者可在健康讲座场地内的末排座位观看课件放映效果，及时修改完善。

（4）关注听众的反馈：询问他们参加健康教育活动后的反馈，是否了解或掌握所讲的内容，对部分掌握或未掌握的患者进行具体原因分析，然后改进或调整健康教育计划和课件。

举例2：社区健康教育场地与环境的布置

1. 健康教育宣传资料免费取阅区的布置　用于社区居民提供健康教育资料取阅，地点应设在社区卫生服务机构内醒目区域，可设资料取阅架放置健康教育宣传折页、小册子等资料，注明免费字样，定期更新。

2. 健康教育教室的布置　用于举办健康教育知识讲座，要求地点固定，可容纳应参加人数，室内整洁干净，宽敞明亮，桌椅安排合理，有一定间隔，符合防疫要求及方便人员进出，场地窗帘宜纯色，遮光，室内光线适合；室内设置讲台，讲台正上方悬挂健康教育活动布标或电子显示屏，准备PPT放映设备、话筒音响等，并调试正常，如需要在现场发放健康教育宣传资料，应置于会场后排桌上并摆放整齐。

（三）教学方法

1. 制作健康教育课件的教学方法

（1）带教方法：教师示范指导，学生练习。即选择一个健康教育讲座主题，写出健康教育活动计划，尝试制作课件；学生以此课件试讲，教师点评，指出存在问题与不足，给出修改建议。

（2）教师准备：制作一个健康教育课件，进行放映演示，边看边讲解课件的基本制作方法，使学生完整了解课件的制作要求和步骤。

1）提前写出所确定健康教育主题内容的文档资料或脚本。

2）提炼主要内容或重点内容。

3）将提炼的内容以标题式放入PPT。

4）教师进行放映演示。

（3）学生准备：根据教师的要求，采取小组活动的方式，提前准备一个健康教育活动计划。先形成文档资料，提炼出主要内容，为课件制作做好准备。由于形成文档，提炼内容需要一定的时间，要求学生提前完成。

（4）小组练习：包括健康教育课件制作及试讲。在教师的指导下，由一名学生代表小组将自制的健康教育课件进行试讲。

（5）教师点评：点评要点是课件讲授的效果如何、内容及时间的把握、课件制作的问题与不足、修改建议等，学员再进行修改完善，直到完全掌握基本方法。

2. 编写患者教学案例的教学方法

（1）带教方法：教师提供患者病例进行案例教学。教师指导学生完成小组讨论，分析案例，提出健康教育实施方案；小组组长汇报讨论结果，教师点评，解答学生疑惑。

（2）教学实施：

1）病例准备：从全科医生亲身经历临床病例或参考同行编写的病例，可以选择高血压或糖尿病。病例内容要求：客观存在，相关资料真实可靠，具有典型性，能体现健康教育环节，信息量适宜。编写或选择患者病例，主要内容应包括患者性别、年龄、职业、主诉、现病史、既往史、个人史、生活史、妇女婚育史、家族史、体格检查等重要资料，与患者疾病有关的阳性检查资料；体格检查中相关阳性及阴性体征，相关实验室检验及检查结果，病例摘要（含专科检查、诊断依据、入院诊断、诊疗意见或过程等），内容简明扼要。

2）教师设计案例讨论中可能出现的问题，供学生学习讨论时参考：围绕案例的主要知识点和环节提出问题，注意启发性，由浅入深，问题可设计"是什么……？为何……""为什么……？如何考虑……"等。

3）教师结合所提供的患者病例，提出要求学生思考的问题：如根据该患者的病例资料，患者的主要健康问题是什么？纳入慢性病管理的要点是什么？患者对所患疾病的认识，生活方式、用药等方面存在什么问题？有怎样的健康教育需求？如何给予针对性、个性化的健康教育指导？

3. 社区健康教育讲座模拟带教的教学方法　社区健康教育讲座是健康教育活动的一种常用形式。在教学中教师应体现健康需求评估、制订计划、组织实施及效果评价四个步骤。

（1）健康需求评估带教方法：教师启发引导学生发现和分析社区健康问题，是本教学的首要环节。教师选择在社区临床实践中发现的一个具体健康问题，与学生讨论，分析导致此健康问题的可能原因，了解居民的健康需求，确定健康教育讲座的主题，为制订出切实可行的健康教育计划、保证健康教育活动取得成效奠定基础。

（2）制订计划的带教方法：

1）教师为学生强化制订计划的具体要求：包括健康教育讲座的主题、目标、对听众的要求、人数、时间和地点、授课教师、组织者，讲座控制在30分钟左右；教学方法与教学手段、教案、讲座场地及所需要的设备、会场布置、听众签到表、活动记录表、讲座通知。计划中应明确活动各方的职责，针对各事项具体准备落实。

2）由学生根据教师确定的健康教育讲座主题，或自行选择一个健康教育讲座主题，制订出详细计划。

3）教师点评：学生所制订的计划是否正确、完整、确实可行。

（3）组织实施的带教方法：

1）布置场景：教师指导学生布置一个健康教育讲座场景。应具备独立的空间，放置桌椅，设立讲台，有黑板、多媒体放映、音响及相关的教具等。安排模拟听众，可由学生承担。

2）教师演示：教师向学生演示健康教育讲座全过程。

①着装要求：正式、整洁，得体大方。

②行为要求：面部表情和肢体动作丰富，神情自然，面向听众，具有亲和力。

③言语要求：讲普通话，口齿清楚，声音洪亮，语言富有感染力，通俗易懂，不照本宣科，使用医学术语须深入浅出，辅以相应解释。教师要提醒学生，因为听众老年人居多，讲授中应适当放慢语速，做必要的重复。

④讲授中注意观察听众的反应：注意交流互动。

⑤合理设置课件速度：注意观察听众反应，及时调整翻页速度。

⑥控制好讲课时间：不超时，以免听众注意力分散，影响效果。适当辅助写黑板或结合教学辅具如糖尿病患者饮食搭配模型等。

⑦学生在实施过程中注意收集讲座场景照片、听众签到表、问卷等资料。

3）学生演练：学生根据教师演示步骤进行全过程演练，为避免学生紧张，可安排听众10~15人，做好提问准备。

4）教师对学生的现场表现进行点评，启发学生思路，举一反三。

（吕　琳）

教学案例 4-10　健康教育教学案例

一、某社区卫生服务机构开展一场高血压防治知识讲座

相关背景：全科医生在该社区卫生服务及高血压慢性病管理中发现，辖区老年高血压病患者及高危人群，由于年龄及知识水平等因素影响，普遍存在对高血压的防治知识了解不多，对高血压引起的并发症认识和重视不够，对自我监测血压、控制摄盐量等的方法不当，不按时服用降压药等，迫切需要给予健康教育知识普及及指导，以促进高血压慢性病管理的效果。故提出开展本次健康教育活动。

教学要求　以小组为单位，拟出计划并组织实施及评价总结。

（1）制订活动计划：小组由学生3~5人组成，明确各自分工，针对健康教育主题，按以下内容制订计划。

1）健康教育活动主题：高血压防治。血压要知晓，降压要达标。

2）目标：向社区居民传播高血压防治知识，提高社区居民对血压检测的意义，改变不良生活方式，提高其健康素养。

3）听众对象：重点是老年高血压病患者及有高血压高危因素人员（人数控制在50人左右）。

4）时间、地点：××××年××月××日上午9点开始，预计讲课40分钟。地点在该社区活动中心健康教育教室。

5）组织者：本社区卫生服务机构健康教育负责人。

6）主讲者：某三甲医院老年病科主任医生。

7）讲授内容：高血压主要表现，高血压的危害；不良生活方式对血压的影响；如何

合理用药，有效控制血压的方法；发生紧急情况如何转诊等。

8）活动方式与教学手段：①专家采用多媒体课件讲授为主，辅以其他方式相结合。如高血压与哪些因素有关（即遗传、精神紧张压力大、食盐过多口味过重、吸烟、肥胖、酗酒、缺乏运动），可在课件中采用图文并茂展示或插播微视频等方式加深听众的印象；②社区卫生服务机构工作人员负责免费发放健康教育处方和高血压预防宣传小册子等科普资料及小礼物（限盐勺、限油壶等）；③陈列高血压防治宣传展板，可置于室外或教室内；④时间允许时可安排专家义诊。

9）相关准备：幻灯片课件由专家准备，健康教育科普资料及小礼物、宣传展板等由社区工作人员准备，专家义诊安排可在讲座结束后进行。

10）组织动员：由社区工作人员或家庭医生负责通知辖区居民，尤其是高危人群、慢性病患者参与。采用张贴通知、电话、网络等宣传活动信息。

（2）活动实施

1）发放通知：在社区张贴讲座信息，组织辖区居民、高血压、脑卒中、冠心病、糖尿病患者及家属照顾者参与。

2）布置会场：会场内悬挂标幅，标题醒目，营造宣传气氛。

3）引导、安排听众签到后就座：制作签到表包括听众的姓名、性别、年龄、生活习惯（提供基本选项内容，选择打√）、文化程度、联系方式等信息。

4）主持讲座：组织者简要介绍主讲专家情况（专业特长、学术团体任职、专家门诊时间等）。将收集的听众签到表提供给讲授专家参考。

5）专家讲授：侧重于高血压防治实用知识讲授，避免过多讲授基础理论。

6）听众提问、专家解答：如属共性问题，专家可作统一解答咨询指导。

7）组织者做好活动记录，及时填写活动记录表。

（3）效果评价

1）讲座结束时：向听众发放问卷调查表，了解对讲座内容的知晓程度及对教师满意度。

2）写出活动总结：包括活动过程、数据信息、统计结果及分析评价等，注明落款和时间。

3）资料整理与归档：对活动通知、幻灯片课件、活动记录表、活动总结、活动照片、调查问卷等资料进行整理归档保存。

二、某社区卫生服务机构全科医生对一例高血压病患者进行个体化健康指导

1. 教学要求　结合临床病例，掌握高血压病因、诊断、并发症，学会根据病例资料对病情进行评估，分析其危险因素，为该患者制订一份有针对性的健康教育计划。

2. 临床病例资料　患者女性，52岁，已婚，某单位管理人员。因"汗出、头晕、体重增加明显"就诊。患者15年前发现血压高，最高达160/110mmHg，眼底检查提示眼底硬化。2002年X线检查发现左心室扩大，心肌肥厚，排除肾性高血压后诊断为原发性高血压并发眼底病变，高血压心脏改变，一直坚持药物治疗，目前血压基本保持平稳。生

活史：不吸烟，不饮酒，口味偏重，大小便正常；运动主要为散步，时常出现精神紧张、睡眠差。有高血压家族史：父母、兄妹四人均有高血压，外婆、舅舅、母亲因脑梗死已故；患者身高 159cm，体重 79kg，腰围 29cm，血压 128/75mmHg，空腹血糖 5.0mmol/L，三酰甘油 3.0mmol/L，血常规、尿常规及肝肾功能未发现异常。该患者已纳入辖区慢性病管理。

3. 教学实施

（1）教师结合病例情况提出问题供学生思考，要求学生为患者制订初步的健康指导计划、问题设计及答案准备，可采用小组学习方式，将问题合理安排给学习小组成员讨论得出答案。举例如下。

问题 1：该患者的诊断是什么？并发症有哪些？

答案：诊断为高血压病，目前为 1 级高危；并发症有左心室肥大及眼底病变。

问题 2：患者的危险因素有哪些？

答案：遗传史，体重超标，肥胖，高盐饮食。

问题 3：应从哪些方面考虑该患者现状评估？

答案：血压控制情况，服用降压药情况，对高血压防治知识的知晓，患者服药依从性等。

问题 4：应如何考虑对患者进行健康指导和干预？

答案：血压监测，控制体重、保持良好情绪，合理饮食，适合运动、保证睡眠，定期随访。

（2）教师对学生所制订的健康指导计划进行点评，重点指出不足。要从以下方面考虑。

1）提出的健康教育计划是否针对患者的健康问题和健康需求。

2）提出的健康教育计划是否正确。

（3）对患者进行健康教育

1）在获得患者主观、客观资料的前提下评估分析，以语言交流为主，一对一咨询解答，开出相应的健康教育处方。

2）根据健康教育计划，对患者进行健康干预。

3）随访评估干预效果。

对该患者制订健康教育计划要点如下。

（1）监测血压，保证血压持续达标：患者高血压病病史 15 年，有靶器官损害，并且有高血压家族史，亲属中有 3 人因脑血管病死亡，故要高度重视血压监测，防止心脑血管事件发生。患者目前服药后血压控制达标，应坚持每天自测和记录血压值，规律服药，保证血压持续达标；劳逸结合，保持心情愉快，保证充分休息及睡眠，避免血压波动。

（2）合理膳食，控制体重：患者体重超标、呈腹型肥胖，是影响该患者心血管预后的重要因素。患者平时喜欢吃口味偏重的食物，应改变这一习惯，控制脂肪和盐分摄入量（每天不超过 6g），多食蔬菜、水果。

（3）加强运动：患者超重、肥胖，目前运动方式选择散步较为适合，还可尝试太极拳、慢跑等有氧活动，逐步增加运动量。运动时间和频度，根据患者体质及耐受程度而定，监测运动前后心率、血压、呼吸和心脏状况，以微微汗出、身体无不适为度。

（4）中医药健康管理服务：全科医生对该患者进行中医体质辨识，以痰湿型体质和血瘀体质相兼，通过辨证施膳，指导患者运动调养和情志调理，合理运用中医药疗法进行日常保健。

（5）定期体检：坚持每年一次的健康体检。除常规体检项目外，增加超声心电图、颈动脉超声、颅脑 CT 或 MRI，以便早期发现靶细胞损害发生或进展，防治心脑血管疾病。

（6）社区随访：患者在社区每 3 个月定期随访一次，监测血压，如出现血压升高且难以控制或血压波动较大、临床处理困难及其他紧急危重情况，应及时转诊到上级医院诊治，病情稳定后再转回社区卫生服务机构康复。

（7）患者教育和自我管理：对患者及家属进行高血压防治知识的学习教育，参与患者自我管理小组的活动，提高对高血压防治知识的知晓率和依从性。

三、健康档案

根据《全科专业住院医师规范化培训内容与标准（2019 年修订版）》全科培训细则，全科医学住院医师在社区基层基地规培时间（包括选修科室）为 8 个月，其中对"健康档案"的要求如下：掌握健康档案（SOAP）的书写和使用。培训期间，要求每人至少完成 10 份个人健康档案（SOAP），其中应包括基层常见健康问题如高血压、糖尿病、冠心病、脑血管病、慢性阻塞性肺疾病、慢性肾脏疾病、肿瘤、骨关节病与骨质疏松症等，并能实行动态管理；家庭健康档案 10 份，并进行连续管理。熟悉基层卫生服务机构的信息系统、远程医疗、转诊绿色通道、互联网医疗等及其使用。

健康档案书写是从事基层医疗的全科医生常规工作和基本技能，也是展示全科医生管理慢性病患者日常工作的重要记录，通过收集居民的健康资料、评估、治疗决策把不同健康问题的指导记录到健康档案中，做到各种健康指导围绕既定目标，最终获得良好的健康管理结局。培训学员理解、掌握健康档案的相关知识和技能，是带教师资重要的带教工作内容。

（一）教学目标

1. 知识目标　由于我国社区卫生服务水平发展不平衡，所以各地区对"健康档案"在社区实践中的体现不同，外在形式上有很大差异，但在内涵上一定要把握住"健康档案"的本质。让学员熟悉健康档案的概念，知晓健康档案对于慢性病患者管理的意义；掌握个人健康档案记录方式，以及家庭健康档案包涵内容；并对我国健康档案的现况及种类有所了解。

2. 技能目标　提高学员书写和利用健康档案的基本技能。熟练掌握个人健康档案的正确记录、家庭健康档案的规范书写方法；学会使用健康档案为《国家基本公共卫生服务规范（第三版）》中所要求的高血压病患者及 2 型糖尿病进行连续性管理；具备通过记录健康档案能够发现问题、独立分析问题、解决实际问题的能力；近年来，随着各地电子健康档案（EHR）的普及，和"5+3"全科医学住院医规范化培训与硕士研究生培养并轨之后，进一步要求住培学员会利用基层卫生服务机构的信息系统对健康档案进行疾病相关信息的统计分析。

（二）教学内容

1. 健康档案的概念　健康档案（health record）是对居民的健康状况及其发展变化，以及影响健康的有关因素和接受卫生保健服务过程进行系统化记录的文件，是社区卫生服务工作中收集、记录社区居民健康信息的重要工具。

2. 建立健康档案的意义

（1）社区卫生服务中，居民健康档案有助于增进社区医生与居民的沟通交流：使医生正确理解个人及家庭健康问题，作出明智的临床决策；促进社区卫生服务的规范化；通过掌握和了解社区居民的情况，主动挖掘个人、家庭的问题，对健康问题作出全面评价；有助于制订准确实用的卫生保健计划；并可对突发公共卫生事件的应急处理提供及时、准确的居民健康信息；同时，完整的健康档案还是司法工作的重要参考。

（2）健康档案为决策管理部门完善社区健康保障体系提供理论依据；为医疗卫生机构的工作开展提供基础信息；为服务人群，用比较低廉的费用获得比较优质的医疗保健服务。

3. 健康档案的记录方式

（1）个人健康档案：教会学员使用以问题为导向的医学记录（problem/patient oriented medical record，POMR）记录居民的个人健康档案。POMR 是 20 世纪 60 年代，美国 Dr.Lawrence Weed 提出的病历格式化构想，即病历中先有一个问题列表（problem list），然后对每个问题进行 SOAP 形式的记录，1970 年由 Bjorn 等增加了暂时性问题表（temporary or self limited problem），1977 年 Grace 等增加了家庭问题项目。

重点教授 POMR 的核心内容即患者的基础资料、问题目录、问题描述及病情流程表。

1）患者的基础资料（data base）：尽量填写完整。第一，人口学资料，如年龄、性别、教育程度（文盲、小学、中学、中专、大专、本科、研究生及以上）、职业（应具体填写工人、农民、公务员、军人、干部、商人、教师、学生、公司职员、服务业人员、个体工商户、无业、退休）、婚姻状况、种族、社会经济状况、医疗费用支付类型（包括自费、公费、大病统筹、医保、基本医疗保险、其他等，应根据实际情况填写一种或几种）等。第二，个人特征，如气质类型、性格倾向、能力（语言表达能力、记忆力、注意力、想象力、思维能力等）等。第三，健康行为资料，如吸烟、饮酒、运动、饮食习惯、就医行为、健康信念模式、个性、爱好、社会适应能力等。第四，临床资料，如身高、体重、血压、患者的主诉、过去史、个人史（住院史、药物过敏史、月经史、生育史、输液史、手术史、失恋、丧偶、失业等）、各种实验室及影像学检查及其结果、心理精神评估资料等；第五，家庭生活史，包括家族遗传病史、家庭成员否认主要病患、目前的健康状况、家庭生活要事件等；第六，预防医学资料，如周期性健康检查记录、自我保健观念和技能等。

2）问题目录：便于全科医生在短时间内对患者健康问题进行回顾；一般放在健康档案的开始部分；内容包括以明确诊断的慢性生理或心理疾患、手术、社会或家庭问题、行为问题、异常的体征或实验室检查结果、难以解释的症状或反常态度、健康危险因素等（表4–7），此处注意健康档案中提及"ICPC编码"要正确。ICPC编码是依据疾病的某些特征，按照规则将疾病分门别类，并用编码的方法来表示的系统。可帮助全科医生及时发现可能的重要线索，填写一般至急性、一次性或自限性问题（表4–8）。

表4–7　主要问题目录

序号	问题名称	诊断日期	处理及结果	接诊医生	ICPC 编码
1	2型糖尿病	2010.5.14	药物治疗	某医生	T90
2	丧偶	2016.10.29	精神鼓励	某医生	Z15

表4–8　暂时性问题目录

序号	问题名称	发生日期	就诊日期	处理	现况及转归	ICPC 编码
1	上呼吸道感染	2017.3.4	2017.3.4	注意休息、多饮水	治愈	R74
2	踝部扭伤	2017.5.9	2017.5.9	活血止痛胶囊2粒，t.i.d.	治愈	S93.4

3）问题描述（problem statement）：此为重点讲解部分，是POMR的核心，SOAP结构奠定了现代病历的基础形式，是学员必须掌握内容。包括中英文名称对照和所涵盖内容（表4–9）。

S：由患者或其就医时的陪伴者提供的主诉、症状、患者的主观感觉、疾病史、家族史和社会生活史等。

问诊是获取主观资料的主要手段，解决患者健康问题的大多数线索和依据即来源于问诊所获取的资料。全科门诊常用的问诊方法包括RICE和Pendleton两种，其中RICE问诊模式相对简单、实用，具体内容如下。

R：代表原因（reason）。患者今天为什么来？

I：代表想法（idea）。患者认为自己出了什么问题？（例如，您认为是什么原因导致了疾病？您认为这是一种什么样的疾病？您是如何看待这个疾病的？）

表 4-9　SOAP 书写要点

名称	问题描述特点	SOAP 书写
主观资料	由患者本人陈述提供，涵盖所有个人资料	主诉、现病史中多种主要慢性病可同时出现，为清晰描述，可写成问题一：高血压……问题二：糖尿病…… 重点询问健康行为资料，如运动方式、运动量、食盐量、热量摄入、心理问题、家庭资源、社区资源等
客观资料	体格检查、实验室检查、心理行为测量	体格检查包括视诊、触诊、叩诊、听诊结果，还包括辅助检查及各种量表等测试结果
评估	常为诊断明确病，体现全科医学的生物 – 心理 – 社会医学模式	重点评价目前患者存在的健康问题，包括生理疾病、心理问题、社会问题、生活方式等
处理计划	包括诊断、治疗和健康教育计划	计划要考虑多方面因素，不仅限于药物治疗，还要写明健康教育的计划和内容、药物可能发生的副作用、生活方式指导，充分体现以人为中心、预防为导向、全科医学模式的全方位管理

C：代表担忧（concern）。患者忧虑什么？（例如，您最担心的是什么？您认为疾病最严重的后果是什么？疾病会对您的生活、工作产生怎样的影响？）

E：代表期望（expectation）。患者认为医生可以帮助他做些什么？（例如，您希望医生如何帮助您？您认为疾病最好的治疗方案是什么？）

RICE 问诊模式能够获得更多的信息及给予患者更多的帮助，通过这种问诊模式，可以让学员知道，通过问诊可以了解不同患者对同一种症状或疾病有完全不同的想法和观念，因而也会有截然不同的处理方式。

RICE 问诊改变了以往的传统问诊模式，从人的整体性出发，将患者作为一个既有生理属性又有社会属性的"全人"（whole person），更深入了解疾病对患者生活的影响及患者对疾病的想法和观念。RICE 问诊模式不仅关注疾病本身，而且通过患者的自由表达，全科医生可全面了解患者身心出现的不适体验及倾听患者的需求，提出针对性的心理关怀和治疗策略。

O：医生在诊疗过程中所观察到的患者的资料，包括体检所见、实验室检查结果、心理行为测量结果及医生观察到的患者的态度、行为。

A：完整的评估应包括诊断、鉴别、问题的轻重程度及预后等。它不同于以往的以疾病为中心的诊断模式，问题可以是生理问题、心理问题、社会问题或未明确原因的症状

和 / 或主诉。

P：处理计划是针对问题而提出的，要体现以患者为中心、预防为导向及生物 – 心理 – 社会医学模式的全方位考虑，而不仅限于开出药物。计划内容应包括治疗计划、治疗策略（包括用药方案和治疗方式）、根据患者病情进展情况治疗策略的变更方案、预防、保健、康复、对患者的健康教育等措施。对患者（也包括健康人）的教育，需要对健康人群或有健康问题的特殊人群开展健康教育，但更多的是在日常医疗实践中对个别患者进行针对性教育。医疗记录中要求全科医生要写明健康教育的计划和内容，如糖尿病患者的饮食控制计划、体育锻炼计划、血压监测计划、养成健康的生活方式；高血压病患者的体育锻炼计划、饮食控制计划、血压监测等。对于长期接受医疗照顾的慢性病患者，健康教育是相当重要的，要让患者知道医生期望的治疗结果、药物可能发生的副作用及药物的交互作用、在什么情况下患者要必须马上就医等。

目前，循证医学推荐国际上通用的 PICO 原则来解决实际的临床问题，其具体内容如下。

P：特定的研究对象 / 临床问题（participants/patients），如患病人群。

I：干预措施（intervention），如治疗方法。

C：对照措施或另一种可用于比较的干预措施（control/comparison）。

O：结局（outcomes），即干预措施的治疗效果。

举例：评价非瓣膜性心房颤动患者中应用不同剂量利伐沙班抗凝治疗的疗效和安全性。

患者：有抗凝治疗指征的非瓣膜性心房颤动患者。

干预：利伐沙班 20mg 或 15mg。

对照：利伐沙班 10mg、7.5mg、5mg。

结局：心房颤动相关卒中和其他血栓栓塞事件、抗凝相关出血事件及全因死亡事件等。

通过 PICO 循证医学原则，可以培养学员发现临床实际问题的能力，并引导学员通过查阅文献对相关临床证据进行分析和归纳，找出不同临床治疗方案的优势和不足，以此根据患者实际情况，制订最佳的个体化治疗方案。

4）病情流程表：在实际工作中，通过使用流程表，可以看出所随访问题进展的清晰轮廓，有利于对病情发展和干预效果作出及时的评估。

（2）家庭健康档案：是全科医疗中居民健康档案的重要组成部分，内容包括家庭基本资料、家系图、家庭评估资料、家庭主要问题目录、问题描述和家庭成员的个人健康记录。

1）通常放在家庭档案的前面，内容要详尽。

2）注意绘制顺序，以及清晰标注常用家系图符号，见图 4–2。

男

女

患者/重点患者

死亡

1954
出生年代和姓名
王某某

死亡年份
1948

婚姻不和谐

离婚-母亲监护两个女儿

结婚（时间）

离婚（时间）

分居（时间）

同居（时间）

共同居住

冲突

过度亲密关系

亲密关系

同居

支配关系

婚姻不和谐
婚外性伴

人工流产

自然流产

怀孕

双卵双胞胎

单卵双胞胎

孩子出生顺序

领养的孩子

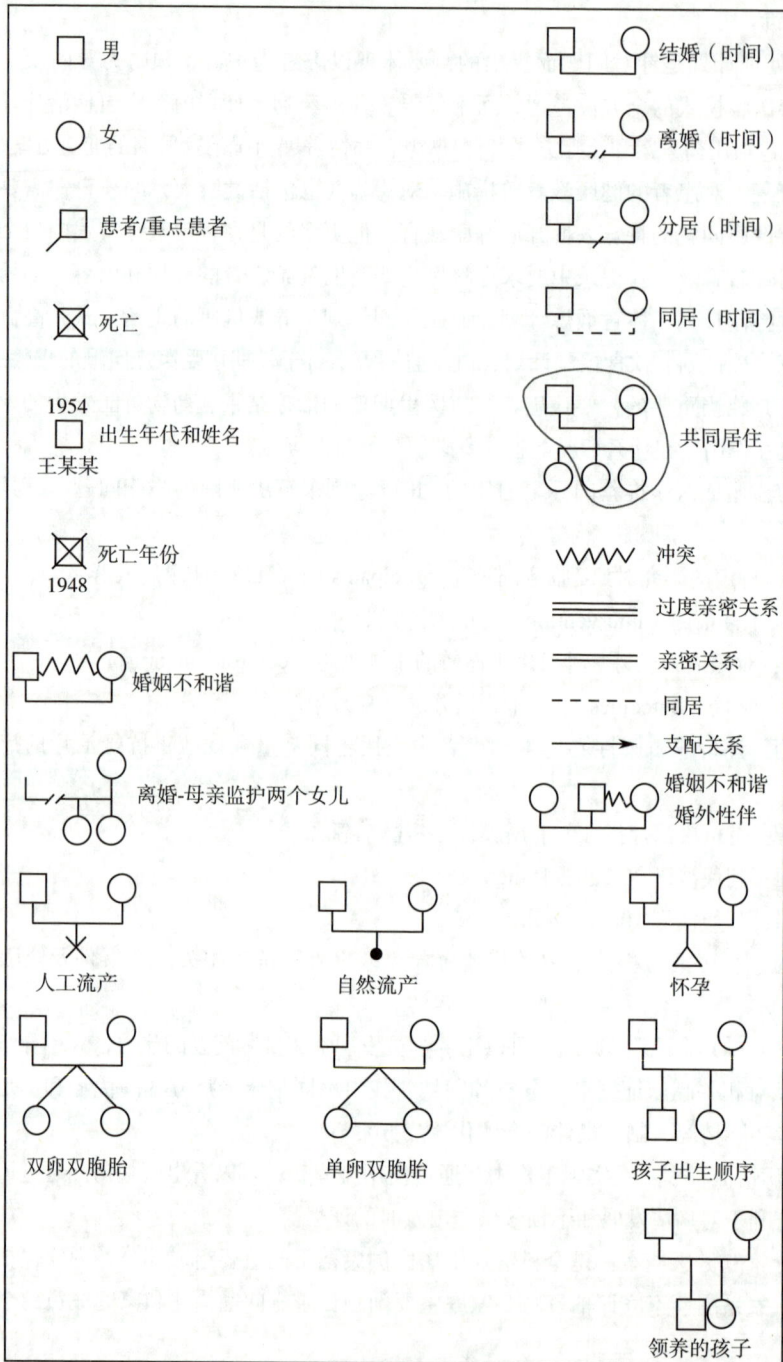

图 4-2　常用家系符号图

绘制家系图案例（图4-3）：

就诊患者王某，男性，50岁，患有高血压；其父亲已故，曾患有高血压，55岁死于脑出血；其母亲46岁时发现"乳腺癌"，行乳腺切除术，术后病理报告为乳头状癌，目前生活可自理；有一姐姐、有一弟弟，均身体健康。王某26岁时与李某结婚，婚后育有一子（王小某）。妻子李某身体健康；李某父亲患有高血压，63岁时因脑卒中遗留左侧肢体活动障碍；母亲60岁时确诊为冠心病，目前行冠心病二级预防治疗；李某哥哥45岁时确诊为高血压，目前规律口服降压药治疗。

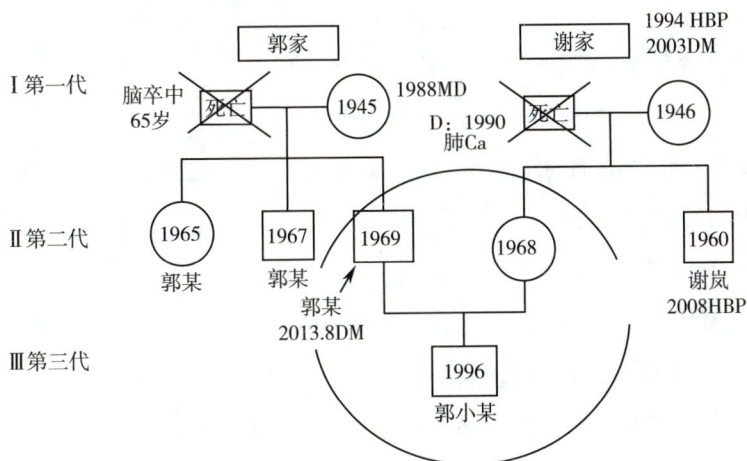

图4-3　家系图案例——用新的家系图

3）包括家庭结构、家庭生活周期、家庭功能、家庭内外资源、家庭动态等。目前广泛使用的是家庭评估方法，工具有家系图、家庭圈、家庭关怀度指数等。此外，与患者的家庭照顾关系密切，家庭功能可以通过APGAR问卷测试，即评价。教师可选择一些工具教学员如何评估，如FACES成人问卷（表4-10~表4-12）。

表4-10　FACES成人问卷

	从不	很少	有时	经常	总是
	1	2	3	4	5
1. 遇到困难时，家人能互相帮助。	1. ☐	☐	☐	☐	☐
2. 在家里，每个人都能自由发表意见。	2. ☐	☐	☐	☐	☐
3. 同外人讨论问题比同家人容易。	3. ☐	☐	☐	☐	☐
4. 作出重大家庭决定时，每个家庭成员都能参加。	4. ☐	☐	☐	☐	☐

续表

	从不	很少	有时	经常	总是
	1	2	3	4	5
5. 家庭成员能融洽地相处在一起。	5. ☐	☐	☐	☐	☐
6. 在为孩子定规矩时，孩子也有发言权。	6. ☐	☐	☐	☐	☐
7. 家人能一起做事。	7. ☐	☐	☐	☐	☐
8. 家人能一起讨论问题，并对作出的决定感到满意。	8. ☐	☐	☐	☐	☐
9. 在家里，每个人都各行其是。	9. ☐	☐	☐	☐	☐
10. 家务活由各家庭成员轮流承担。	10. ☐	☐	☐	☐	☐
11. 家庭成员互相了解各自的好友。	11. ☐	☐	☐	☐	☐
12. 不清楚家里有什么规矩。	12. ☐	☐	☐	☐	☐
13. 家庭成员在作决定时同其他家人商量。	13. ☐	☐	☐	☐	☐
14. 家庭成员能畅所欲言。	14. ☐	☐	☐	☐	☐
15. 我们不太容易像一家人那样共同做事。	15. ☐	☐	☐	☐	☐
16. 解决问题时，孩子的建议也予以考虑。	16. ☐	☐	☐	☐	☐
17. 家人觉得互相很亲密。	17. ☐	☐	☐	☐	☐
18. 家规很正规。	18. ☐	☐	☐	☐	☐
19. 家庭成员觉得同外人比同家人更亲密。	19. ☐	☐	☐	☐	☐
20. 解决问题时，家庭成员愿意尝试新途径。	20. ☐	☐	☐	☐	☐
21. 各家庭成员都尊重全家共同作出的决定。	21. ☐	☐	☐	☐	☐
22. 在家里，家人一同分担责任。	22. ☐	☐	☐	☐	☐
23. 家人愿意共同度过业余时间。	23. ☐	☐	☐	☐	☐
24. 要改变某项家规极其困难。	24. ☐	☐	☐	☐	☐
25. 在家里，各家庭成员之间互相回避。	25. ☐	☐	☐	☐	☐
26. 出现问题时，我们彼此让步。	26. ☐	☐	☐	☐	☐
27. 我们认同各自的朋友。	27. ☐	☐	☐	☐	☐
28. 家庭成员害怕说出心里的想法。	28. ☐	☐	☐	☐	☐
29. 做事时，家人喜欢结对但不是形成一个家庭集体。	29. ☐	☐	☐	☐	☐
30. 家庭成员有共同的兴趣和爱好。	30. ☐	☐	☐	☐	☐

表 4-11　计算凝聚度和适应度的方法

凝聚度	适应度
①第 3、9、15、19、25、29 题得分之和	①第 24、28 题得分之和
②用数字 36 减去步骤①的结果	②用数字 12 减去步骤①的结果
③其余所有奇数题及第 30 题得分之和	③其余偶数题得分之和（除外第 30 题）
④步骤②和③的结果之和	④步骤②和③的结果之和

表 4-12　凝聚度和适应度得分的转换表

凝聚度	0~50	51~59	60~70	71~80
	破碎	分离	联结	缠结
适应度	0~39	40~45	46~54	55~70
	僵硬	有序	灵活	混乱

4）家庭主要问题目录及描述：主要记录家庭生活周期各阶段，存在或发生的重大生活压力事件，影响该家庭结构与功能的任何生理、心理、社会、经济、行为等方面的重要正性或负性事件。如家庭成员生大病、丧偶、失业、负债、购彩票中大奖、地位重大变化、购买住房等，问题记录方法与个体健康档案中及 SOAP 方法相同。问题可涉及家庭生活和功能的各个方面，详细描述其发生、发展、处理、转归等过程。

5）家庭成员健康记录：在家庭健康档案中，每一个家庭成员应有一份自己的健康资料记录，主要内容同个人健康档案。

4. 我国健康档案的现况及种类　此部分为了解内容。

（1）我国健康档案的现况：种类繁多，格式各异，命名不一，编码参差，项目分类多少不定。

（2）我国健康档案的种类：包括门诊病历、住院病历、保健卡片等几个彼此孤立的部分。以建档的目的和目标人群为特点，可归纳为以下几类：居民社区健康档案；特殊人群健康档案，包括孕产妇和儿童健康档案、老年人口健康档案、疾病人群健康档案、职工健康档案；综合医院的医疗档案，包括门诊病历和住院病历。

5. 教会学员采集健康档案信息并使用健康档案信息，对患者实施连续性管理。教师首先要对《国家基本公共卫生服务规范（2017 年版）》中所要求的高血压病患者及 2 型糖尿病的管理规范谙熟，并进行整合。

（三）教学方法

1. 讲授法　通过理论小讲课，向学员讲清健康档案概念、建立健康档案的意义，个人健康档案记录方式，以及家庭健康档案包涵内容等。

2. **社区示教** 教师主要通过社区门诊接诊记录健康档案，让学员学会健康档案记录方法及技巧，并提高用全科理念对患者个人及家庭状况的分析能力。

3. **案例教学法** 选择慢性病病例，组织学员对病例进行充分讨论，教师引导学员对案例进行综合评估和分析，提出综合性策略和措施。

4. **PBL 教学法** 为学员创设一个情景，由学员自主收集信息和资料，去发现问题、分析问题，最终提出解决问题的综合性办法。

（郝佳佳　丁　静）

教学案例 4-11　健康档案教学案例

1. **准备阶段** 选择一位标准化病人：王某，男性，52 岁，干部。3 个月前因工作劳累，自觉头晕、头重脚轻，偶有晨起后脑跳动性头痛，伴乏力。休息后有所缓解，但近几日加重，遂到社区卫生服务站就诊。王先生既往无明显病史，因应酬晚餐时经常饮白酒 200~250ml（4~5 两）；有 30 年吸烟史，平均每天 1 包；因工作忙无暇锻炼。结婚 25 年，儿子 23 岁，大学在读，爱人退休，闲暇之余做家教。

2. **教学重点及教学难点** 教学重点是引导学员全面采集病史、建立个人及家庭健康档案；教学难点是确定患者诊断评估，实施干预治疗及随访。

3. **教学实施**

（1）患者以"头晕、头痛伴乏力 3 个月"为主诉来社区卫生服务站就诊。

（2）学员接诊，根据 RICE 问诊模式，采集现病史、既往史、个人史、家族史。

1）现病史询问（RICE 问诊模式 -R）

R（reason）——患者就诊的原因是什么？

全科医生：您好，您今天是怎么不舒服呢？

患者：这段时间我总觉得头晕。

全科医生：能具体描述一下是什么样的头晕吗？看东西天旋地转吗？每次持续多长时间呢？

患者：不转，就是头昏沉沉，后脑勺还有点头痛，持续时间不等。

全科医生：除了头晕、头痛，还有其他不舒服吗？有没有气短、言语不清、肢体麻木等？

患者：没有，就是有时觉得身上没劲。

I（idea）——患者对自己健康问题的想法？

全科医生：您认为可能是什么原因导致的头晕呢？

患者：可能是这些天单位迎接检查忙的，另外最近几个晚上都有些必须去的应酬，没休息好。

全科医生：询问工作、睡眠、饮食、工作压力等情况。

患者：工作比较累，压力大，饮食不规律，睡眠也不太好。

2）诊疗经过询问

C（concern）——患者的担心？

全科医生：是否到医院就诊过，做过哪些检查，治疗情况如何？

患者：3个月前曾在单位医务室测血压说有些高，好像是140/90mmHg，让我观察观察随诊，一忙我也忘了再查。

全科医生：您希望我怎样帮助您？

患者：我爸爸是因为高血压脑出血去世的，我担心自己血压也高了，我头晕是不是跟血压高也有关系？

全科医生：原来您爸爸有高血压病病史，这样的话，您得高血压的概率比普通人要高一些，当血压高到一定程度的时候，有些人是会出现头晕、头痛不适的。

E（expectation）——患者的期望？

患者：像我这样的，能不能不吃药就可以把血压控制下来呢？

全科医生：看得出您对自己的血压问题还是很担心的，我们一会儿会给您做一个全面的检查，包括测量血压，等结果出来后我们再一起想想怎么样才能让您身体保持在最佳的状态。

3）相关病史询问

全科医生：家里其他人还有高血压或其他疾病吗？

患者：还有一个哥哥有高血压。

全科医生：平时吸烟和饮酒吗？

患者：吸烟30年，每天20支，近10年经常饮用白酒200~250ml（4~5两），平时办公室伏案工作。

4）有无药物过敏史：无。

（3）学员采集病史后进行查体（O）：包括体格检查。神清语利，体形偏胖，身高172cm，体重80kg，BMI 27kg/m^2，腰围95cm，体温36.5℃，呼吸16次/min，脉搏78次/min，血压170/100mmHg，颈动脉无杂音，颈部淋巴结和甲状腺无肿大。胸部叩诊及触诊正常，双肺呼吸声清，心率88次/min，律整，无病理性杂音，腹软，未及包块或杂音，脊柱四肢无畸形肌力、肌张力正常，生理反射存在，病理反射未引出。目前无血生化检查资料，无肝肾功能、血脂、尿微量白蛋白等检查结果。

（4）学员进行评价（A）：依据查体血压170/100mmHg，结合存在3个危险因素（吸烟、男性腰围90cm和久坐的生活方式），初步诊断评估为高血压病2级（高危）。

此处注意：①结合高血压病患者危险分层（《高血压基层诊疗指南（2019年）》）；②进一步评估目前患者血压控制情况，靶器官损伤情况及本人依从性及家庭支持程度。

（5）学员制订管理计划（P）

1）完善肝肾功能、血脂、生化检查及腹部超声、心电图（必要时行超声心动）、眼底检查等进一步确定靶器官损伤程度。

2）非药物治疗：控盐，<6g/d；戒烟、适量饮酒是指男性每天<25g酒精，相当于

啤酒 750ml，或葡萄酒 250ml，或 38° 的白酒 75g（1.5 两）或高度白酒（指 50° 以上）75g（1 两）；适量运动，低热量饮食，目标 BMI＜24kg/m²。每天必须步行 30 分钟，低脂肪、多纤维素、适量蛋白质饮食。以每周减轻体重 0.5～1kg 为宜，初步减重不要超过原体重的 15%。

3）药物治疗：吲达帕胺 2.5mg（p.o. 或 q.d.）晨起服用。

4）健康教育：告知王先生，高血压虽不可治愈，但可以控制，继而不出现或延缓发生并发症；教会王先生及其家人使用血压计，自我检测血压；可留意小区宣传栏内的高血压相关讲课通知。

（6）学员绘制家系图（图 4-4）。

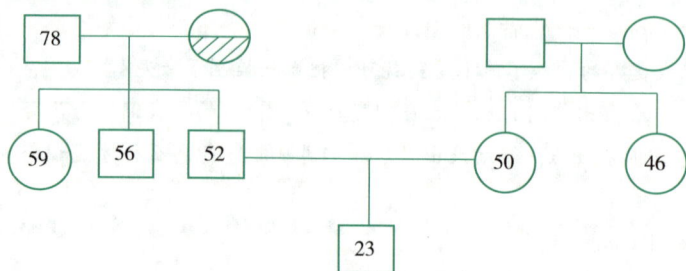

图 4-4　家系图案例

四、家庭病床

全科医生的整个诊疗过程都需要与社区相融合，需要面对整个辖区的老、幼、病、残、孕等弱势群体。为让这类居民可以享受到社区卫生服务的可及性、主动性，家庭病床成为社区特色诊疗方式。但是，对于刚刚接受完病房轮转的规范化培训的全科住院医师来说这一方式仍有些陌生，因此教师需要通过理论及实践教学，让学员掌握什么是家庭病床，如何选取、建立、管理家庭病床等一系列流程。

（一）教学目标

1. 知识目标　熟悉家庭病床的定义、目的、分类、服务对象及服务内容；掌握建立、管理和撤销家庭病床的指征及流程、家庭病床质控内容；掌握西医和中医家庭病床病史书写要求。

2. 技能目标　通过理论及实践教学，使学员能够书写合格的家庭病床建床、查床病历；能够独立提供在家庭病床诊疗过程中涉及的社区卫生服务适宜技术，提升医患沟通技巧，提高家庭访视及家庭评估技能。

（二）教学内容（具体内容）

1. 家庭病床定义　家庭病床是以家庭作为卫生服务场所，针对有连续治疗和护理需求、适合在家庭条件下进行医疗活动，而且只能依靠医务人员上门服务的患者，由社区卫生服务机构派出医务人员，以患者家庭为基本医疗单位设立的病床。家庭病床的服务内容包括疾病普查、健康教育与咨询、预防和控制疾病发生发展等，由责任医生制订治疗方案、定期查房，医务人员按医嘱上门护理、治疗、记录档案。这种全过程的服务形式即为家庭病床，是顺应社会发展而出现的一种新的医疗服务。

家庭病床应遵循方便、经济和高效的原则，以老年医学、康复医学、心理行为医学、保健医学和营养学为理论指导，为患者提供集医疗、保健、康复、健康教育和促进及预防为一体的综合性、连续性服务。家庭病床的目的有两个：①在患者和家庭方面，提供持续性医疗照护，使患者在出院后仍能获得完整的照护，降低出院患者的再住院率及急诊就诊频率；减少患者家属往返医院次数，减少家庭负担，促进家属主动学习照顾患者的知识与技能，提供自我照顾能力。②在医疗机构方面，可以缩短患者住院日数，增加病床利用率；扩展医疗领域，促进全科医学发展。

2. 家庭病床的分类及服务对象

（1）让学员知道家庭病床分为医疗型、康复型及综合型三类。

（2）家庭病床服务对象

1）诊断明确，可在家中开展相应治疗和护理的患者。

2）出院恢复期仍需继续康复，进行家庭后续康复治疗的患者。

3）自然衰老、主要脏器衰竭、生活不能自理、需要在家庭进行维持治疗者。

4）疾病晚期，需进行支持疗法的患者。

5）需要姑息治疗和减轻痛苦的中晚期癌症患者。

3. 家庭病床的主要服务内容

（1）为家庭病床患者建立完善的健康档案并随时更新。

（2）提供社区可及的诊疗服务：定期查床，进行饮食、运动、心理干预，家庭护理，药物治疗及临床治疗操作（输氧、换药、导尿、灌肠、鼻饲、针灸、标本留取、心电图等辅助检查、康复治疗）。

（3）提供主动的健康教育：包括重点人群的随访、周期性体检、健康指导、营养膳食指导、疾病预防指导和健康保健知识指导等。

4. 建立、撤销及管理家庭病床指征及流程

（1）家庭病床建床指征

1）出院后转回基层适合建立家庭病床的患者：①高血压病有并发症者；②糖尿病合并并发症，或需监测血糖，调整降糖药物用量者；③老年衰竭，或慢性病伴发各种并发症不愿再住院治疗者；④放化疗间歇期支持治疗者；⑤心脑血管疾病遗留后遗症需进行肢体康复者，⑥骨折患者（长期卧床、需要家庭治疗者）；⑦先兆流产、保胎者。

2）慢性病需长期治疗的患者：①长期卧床患者，偏瘫患者合并压疮感染、尿潴留、吞咽困难（需定期换药，更换尿管、胃管等）；②临终关怀患者，晚期肿瘤、植物状态、阿尔茨海默病等。

（2）家庭病床建立流程（图 4-5）

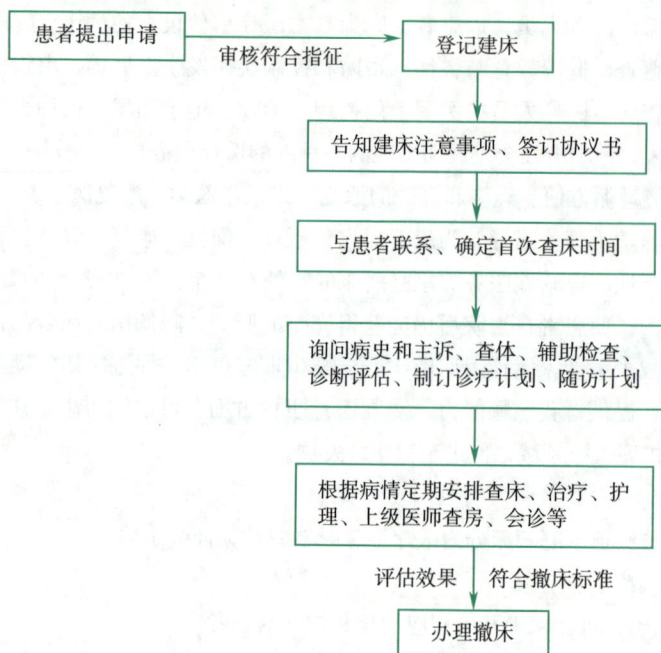

图 4-5　家庭病床建立流程

（3）家庭病床撤床指征

1）经治疗及康复后病情平稳，可停止或间歇治疗。

2）肿瘤术后或放、化疗后暂不再需要支持疗法。

3）骨折术后及外伤已拆线，无须治疗。

4）长期卧床患者压疮已愈合，无须治疗。

5）因病情变化需住院治疗者，或因社区健康服务机构技术力量所限无法提供继续服务。

6）病情恶化死亡者。

7）完全放弃治疗或迁出本社区者。

8）因政策原因，不能继续开展家庭病床服务。

（4）家庭病床服务流程

1）健康档案的采集与建立：根据国家卫生健康委员会《居民健康档案服务规范》的相关要求，采集和建立居民健康档案。

2）家庭病床管理要求

①家庭病床服务应当符合以下原则

A.规范安全的原则。家庭病床服务应当严格遵守卫生健康行政部门有关中西医诊疗规范、护理规范、康复规范、居家护理规范、病历书写规范等医疗规范，确保医疗安全。

B.适宜连续的原则。医生对有需求的患者上门进行评估后经所在医疗机构审核，对符合标准的患者建立家庭病床，提供适宜的家庭病床服务。同时，家庭病床服务还与医疗机构内疾病诊治、长期照护、养老护理等服务形式衔接，为居民提供连续的医疗卫生服务。

②家庭病床一经建立，家庭责任医生应于24小时内上门检查患者，对病情及家居环境进行评估，建立家庭病床病历，制订诊疗计划，交代注意事项，签订家庭病床服务协议，并告知相关内容。

③家庭病床病历书写：参照国家卫生健康委员会病历书写基本规范要求，主要内容包括入床志（主诉、现病史、重要既往史、阳性体征和鉴别诊断时必要的阴性体征、诊断、治疗计划）、病程记录、阶段小结和撤床小结。

④家庭病床遵循分级管理的基本原则，根据病情和医疗服务能力，实施分级管理。

特级：临终关怀、输液者等病情需护士陪护者。

一级：每日查床。

二级：每周2~3次查床。

三级：每周1次查床。

⑤实行全科医生全程负责制：按病情对家庭病床进行分级管理。全科医生定期查床，并将病情变化、检查、治疗效果、诊断变更等及时记录。

⑥家庭病床应每月做阶段小结，总结病情及疗效，修订诊断、治疗、护理计划。

⑦患者撤床、转院、死亡应及时开具撤床通知单，并书写撤床小结或死亡小结。

⑧家庭病床患者需要会诊时由全科医生负责联系会诊，并做好会诊记录。

⑨家庭病床患者需要转院时由全科医生办理撤床手续，填写病情及治疗情况介绍，联系转院。

⑩家庭病床医嘱书写方法参照住院患者医嘱书写方法，一般医嘱由医务人员督促患者或家属按时执行；特殊治疗、护理医嘱由医务人员按时执行，并由执行者签字。

⑪医务人员严格遵守《中华人民共和国医务人员医德规范及实施办法》和各项管理规定，严格执行技术操作规范。

5. 家庭病床病历书写

（1）家庭病床病历内容包括家庭病床病历、查床记录单、阶段小结、撤床记录、会诊单和家庭病床服务协议书。

（2）责任医生应在建立家庭病床24小时内完成病历书写。建立家庭病床时间超过3个月者要有阶段小结。

（3）病历记录内容：见健康档案有关章节。

（4）查床记录是建立家庭病床期间治疗过程的经常性、连续性记录，包括病情变化情况、重要的辅助检查结果、医生分析讨论、上级医生查床记录、会诊意见、采取诊疗措施及效果、医嘱更改及理由、向患者及家属告知的重要事项、健康教育等。

（5）各项检查、化验报告单要及时粘贴，如结果异常应用红笔在化验单上做标记。

（6）会诊记录：包括申请会诊记录和会诊意见记录。申请会诊记录应当简要说明患者病情及诊疗情况、申请会诊的理由和目的，并有申请会诊医生签名。会诊意见记录应当有会诊意见、会诊医生所在的科别或医疗机构名称、会诊时间及会诊医生签名等。

（7）转诊病例摘要：包括患者基本信息、诊断及治疗经过、目前情况、转诊原因及注意事项、医生签名。

（8）撤床记录：包括诊断及治疗过程、转归及撤床医嘱。

注：家庭病床管理中需要应用到的病历文档资料（建议整套资料发至学生手中，见教学案例4-12）。

6. 家庭病床的医疗安全管理原则

（1）原则上不开展静脉输液，但确实需要在居家进行静脉输液、静脉注射等医疗风险较大的项目时，应由上级医生（主治及以上医生）严格评估家中操作安全性，并充分告知患者（或家属）有关医疗风险。在患者（或家属）签订知情同意书后，并有具有完全民事行为能力的患者家属或看护人员陪同、观察的情况下，方可进行相应治疗。

（2）以下药物的注射剂型不得在家庭病床使用：抗菌药物、化疗药物、生物制品、升压药物、降压药物、精神药品、麻醉药品、易制毒药物、毒性药物、其他临床上易引起不良反应的药物及外机构配制的药物。

（3）家庭病床静脉输液应注意以下事项。

1）对首次使用的药物，应在开始输液后至少观察15分钟，并向患者家属或看护人员讲解注意事项。

2）应告知患者家属或看护人员，一旦发生输液反应或其他紧急情况，应立即停止输液，及时拔除针头，保存输液的液体及器具，拨打120救护电话及时送医救治，并与签约的医疗机构取得联系。

3）原则上每次输液量以1瓶为限。

4）生活不能自理的患者，在医护人员开展服务时应有具备完全民事行为能力的患者家属或看护人员陪同在场。

5）医护人员发现建立家庭病床患者病情加重，应告知患者（或家属）及时转院。如拒绝转院，医生应在病历上记录并要求患者（或家属）签字。家属发现建立家庭病床患者病情发生变化或病情加重，应及时联系家庭病床医生或拨打120及时救治。

6）家庭病床服务过程中产生的医疗废弃物应由医护人员统一回收，并带回医疗机构，按医疗废弃物卫生管理相关规定处置。

7. 家庭病床诊疗过程中临床教师需指导学员提高的技能或能力

（1）沟通交流能力：在家庭病床中全科医生是家庭医疗团队中的主要沟通者，与患者及家属进行良好的沟通不仅可以提高其治疗的依从性，同时可以减少医患纠纷。

（2）病历书写及查体：对于已经历2年住院医师规范化培训的学员，病历书写及查体技巧无须重点讲解，但需要强调家庭病床病历的书写格式及特点。

（3）辅助检查操作：社区医疗尤其是家庭诊疗中许多操作需要医生在各种环境下自

已独立完成，如心电图机的操作、简单机械故障的处理、阅图、血糖监测等。

（4）治疗技能操作：讲解及示范导尿、吸氧、换药、拆线、鼻饲等常用技术，操作规范参照《诊断学》等相关书籍。

（5）急救技能：社区医疗常处于急救的一线，掌握常见急救知识及操作尤为重要，需要熟知心搏骤停、过敏性休克、癫痫大发作、骨折固定、止血等抢救的临床路径及常用药物、器械（简易呼吸机）的使用。

（6）提升团队合作意识：在家庭病床中全科医生与全科护士形成了一个无法相互脱离的团队，临床教师需向全科学员强调团队协作、相互沟通、相互配合、相互理解的重要性。

（7）家庭访视的技能：在提供家庭病床服务的过程中需要充分运用家庭访视的技能。家庭访视简称"家访"，是指为了促进和维护个人及家庭的健康，由基层医疗卫生机构工作人员在服务对象家中进行的有目的诊疗活动。通过家访，医务人员可以真实地了解与每个成员健康密切相关的家庭环境与设施、家庭结构与功能及家庭其他成员的健康状况，发现家庭及其成员的健康问题。

（8）家庭评估的技能：家庭评估实际上是完成家庭病床服务的重要组成部分，它包括对家庭及其成员基本资料的收集、家庭结构的评估、家庭生活周期阶段的判断、家庭压力及危机的评估、家庭功能的评估及家庭资源的了解等，其目的是分析家庭存在的健康和疾病问题、家庭所具备的资源，从而为促进家庭健康提供依据。目前在全科医疗中广泛应用的家庭评估内容与方法有家庭基本资料的收集、家系图、家庭圈、家庭关怀度指数（APGAR 问卷）、家庭适应度及凝聚度评估量表、PRACTICE 评估模型等。

（三）教学方法

1. 讲授法　通过理论小讲课，向学员讲清家庭病床的概念、工作内容、建立家庭病床的流程，以及家庭病床病历书写注意事项。授课中注意观察学员的表情，切忌流水账式灌输，要适时提问，了解学员掌握情况。

2. 社区实践教学　家庭病床是一门理论与实践性都很强的技能，只有通过实践技能训练才能使学生对所学理论知识产生感性认识。因此，在教学过程中，教师除了掌握相关理论知识外，还应根据教学对象的类型和实际能力情况，灵活运用理论与实践相结合的方法，分步骤完成实践教学。

（1）家庭病床的模拟选取：在临床教师带领下，学员在门诊患者中挑选适宜建立家庭病床的患者，带教老师与学员就挑选的拟建立家庭病床的患者展开讨论，就是否符合家庭病床服务对象及建立家庭病床指征发表意见，教师进行点评。

（2）家庭病床的模拟建立并进行家庭病床与病历书写：教师在进行原家庭病床随访时，学生应跟随并进行该患者的问诊、查体，并根据其问诊、查体结果以当日日期模拟建立家庭病床并书写病历。

3. 案例教学法　选择需要建立家庭病床的病例，组织学员对病例进行充分讨论，教师引导学员对案例进行综合评估和分析，提出综合性策略和措施。

注：在学员未完成一份完整家庭病床病历之前，教师不宜让学员先阅读自己书写的家庭病床病历，以免学生照本宣科，仿照老师的病历书写。这样既达不到真正实践的目的，也不利于教师发现学员在哪些环节上存在不足。

五、教学效果的评估

（一）理论考核

1. 内容

（1）相关理论知识：家庭病床的定义与目的、分类、服务对象及服务内容等。

（2）相关知识的运用：建立、管理和撤销家庭病床的指征及流程。

2. 形式
题型可包括选择题、填空题、简答题和病例分析题等，考核结果纳入出科考核、年度考核及结业考核。

（二）实际操作

1. 建议安排真实病人进行家庭病床操作考核，如存在一定困难，可在基层实践基地应用医学模拟人或标准化病人进行考核。

2. 检查家庭病床记录手册，核实建床录及撤床录是否完整、描述准确等。

（丁　静　顾　杰）

教学案例 4-12　家庭病床教学案例

1. **准备阶段**　选择一个标准化病例：患者王某，女性，84 岁，主要健康问题如下。

问题 1：27 年前患者体检时发现血压增高，最高 160/100mmHg，无明显头晕、头痛等不适，确诊为"高血压病"，并开始药物治疗。目前规律服用"硝苯地平控释片 30mg，q.d.，酒石酸美托洛尔 6.25mg，b.i.d."，血压控制在 120~130/60~70mmHg。

问题 2：8 年前无明显诱因出现消瘦伴乏力，1 个月体重下降约 3kg，无多饮、多食、多尿症状。于当地医院就诊，查尿常规提示尿糖 ++++，酮体阴性，空腹血糖 8.5mmol/L，诊断为"2 型糖尿病"。患者未遵医嘱服用降糖药物，仅控制饮食、适量运动。3 个月后复查空腹血糖 9mmol/L，此后自行间断服用"盐酸二甲双胍 0.5g，t.i.d."治疗，空腹血糖波动在 9~12mmol/L，餐后 2 小时血糖在 15mmol/L 左右。2 年前开始规律治疗，遵医嘱改用优泌林 R 早 10U、中 12U、晚 10U、优泌林 N 睡前 10U 皮下注射。目前患者空腹血糖控制在 8~10mmol/L，餐后 2 小时血糖在 11mmol/L 左右，无肢体麻木感，无乏力、心悸、出汗等不适。

问题 3：6 年前无明显诱因出现右下肢行走不利，不能迈台阶，伴言语不清，发作时无头晕、视物旋转，无一过性黑矇，无恶心、呕吐。于中心医院急诊就诊，颅脑 CT 提示"腔隙性脑梗死"，予"血栓通"输液治疗后略好转。目前右下肢活动正常，但遗留言语欠清。此后坚持服用氯吡格雷 75mg，q.d. 治疗。

问题 4：2015 年诊断高脂血症，未用药物，以饮食控制为主。

问题 5：2 个月前因"肠梗阻"在中心医院外科行手术治疗，1 日前出院，病情平稳，留置导尿管和胃管。当日晨患者自行拔除尿管、胃管，家属紧急请求全科医生和社区护士出诊查看病情并建立家庭病床。

生活方式：久居本市生活，否认吸烟、饮酒嗜好。口味偏咸，每日食盐量 10g 左右，摄入米饭 200g（4 两）、肉类 100g（2 两）、鸡蛋 1 个、牛奶 1 袋（250ml）、油脂量 30g。每日三餐，进食规律；肢体活动不便，运动不规律，每周有 3~4 个下午坐轮椅外出晒太阳。1 年前搀扶下可慢走 500m，行走时可与他人简单问答，目前搀扶下可行走约 150m。睡眠尚可，每日睡眠时间 8~10 小时。生活环境良好，无明显紧张情绪。性情平和，不急躁。患者 1 年前从无电梯的 4 层搬至有电梯的 6 层。丈夫 82 岁，退休教师，有高血压病病史，生活可自理，夫妻关系好。夫妇 2 人育有 2 子 1 女，2 子（56 岁、54 岁）均在外省市工作生活，每年回家探望数次；1 女（51 岁）同在本市，但分开居住，每周来探视 1次。家庭关系和睦，生活无忧。

目前日常起居主要由 38 岁湖北籍女性保姆照顾。保姆初中文化，勤劳、性格温和，与王女士同居一室，对患者感情真挚，观察照顾细致。目前已在王女士家里服务 3 年，其间未曾回乡探亲。保姆能掌握自测血糖、血压及注射胰岛素技术，夫妇每日饮食起居及服用药物均由其管理，制作餐食能注意低盐、低油。

家族史：父母去世，死因不详。

查体：身高 152cm，体重 73kg，BMI 31.59kg/m^2，血压 130/64mmHg。神清、不语、呼吸平稳，自主体位，移动需搀扶，查体配合。五官未见异常，未闻及颈动脉血管杂音。双肺呼吸音粗，双下肺可及粗湿啰音，未闻及哮鸣音。心界不大，心率 66 次 /min，律齐，心音有力，各瓣膜区未闻及杂音。双上肢颤抖，双下肢肌力 4 级。左侧足背动脉搏动减弱，右侧正常。ADL 评分 38 分（满分 100 分）。

2. 教学重点及教学难点 教学重点为掌握家庭病床的建立家庭病床指征，掌握建立、撤销家庭病床的环节及流程；教学难点是家庭病床的评估、查床记录的注意事项。

3. 教学实施

（1）教师提问

问：该患者是否符合建立家庭病床的指征？并说明。

答：建立家庭病床指征如下。

1）出院后转回基层适合建立家庭病床的患者：①高血压病有并发症者；②糖尿病合并并发症，或需监测血糖，调整降糖药物用量者；③老年衰竭，或各种慢性病伴发各种并发症不愿再住院治疗者；④放化疗间歇期支持治疗者；⑤心脑血管疾病遗留后遗症需进行肢体康复者；⑥骨折患者（长期卧床、需要家庭治疗者）；⑦先兆流产、保胎者。

2）慢性病需长期治疗的患者：①长期卧床患者，偏瘫患者合并压疮感染、尿潴留、吞咽困难（需定期换药，更换尿管，胃管等）；②临终关怀患者，晚期肿瘤、植物状态、阿尔茨海默病等。

该患者符合高血压病有并发症的条件，又有心脑血管疾病后遗症需进行肢体康复，年老体衰，且新发肠梗阻，携带留置导尿管和留置胃管，故应建立家庭病床。遂签署知情同意书，与家属商定每周四访问 1 次，如有情况随时电话联系随时来访。

（2）教师尝试让学员与家属（可扮演）沟通，说明建立家庭病床的必要性：为开放性讨论题目，但需注意学员在与家属进行模拟交流中需谈及建立家庭病床原因、服务模式、医务人员责任、患者及家属责任、查床及诊疗基本方案、收费、可能发生意外的情况及家属的紧急应对方法等。

（3）就以上病例让学员对该患者进行诊断、评估。

1）诊断：2 型糖尿病、高血压 3 级（高危）、陈旧性脑梗死、肠梗阻术后、血脂异常。

2）评估

①危险因素：老年女性，食盐摄入量 >6g，缺乏体力活动，血脂异常。

②目前疾病情况：高血压高危患者，曾有脑梗死病史，有再次发生脑卒中的风险。目前血压、血脂控制可，近期有肠梗阻，手术后病情平稳。肢体运动功能下降，表达力差，有跌倒的风险。

③并发症：已出现脑梗死。

④依从性、家庭经济及支持均佳，但因脑血管并发症遗留肢体活动不利，生活质量下降，对整个疾病的转归有不利作用。家庭生活对保姆依赖度高。

（4）就以上病例让学员为该患者制订诊疗计划

1）二级护理：建议暂不留置胃管和尿管，给予流质饮食，观察患者自行进食、饮水情况，注意呛咳情况。如出现呛咳再考虑留置胃管；如观察 6 小时如没有自行排尿，再次行留置导尿术。

2）定期给予患者康复指导，并根据康复效果制订合理的运动方案。

3）饮食、运动指导（低盐饮食），家属护理指导（包括在家里监测血压、血糖、预防跌倒等）。

4）心理疏导（包括对家属和照顾者的心理支持）

5）监测血压、血糖。

6）药物治疗：继续上述药物治疗。

7）按照家庭病床管理要求及慢性病强化管理指南，进行每周家庭病床随访，每半年复查血脂、血糖、肝肾功能、尿蛋白，每年复查颈动脉超声、心电图。

（5）引导学员说出下次家庭查床时注意事项

1）问诊时询问近来自测血糖情况，有无低血糖或一过性脑缺血发作症状，血压控制情况等，评估病情是否平稳。有无新发不适症状，心情如何。同时需对患者的生活方式进行询问，是否遵嘱服药，是否遵照上一次查床时的生活方式指导，改善生活方式。保姆在护理患者过程中是否存在疑问。

2）查体注意生命体征，主要围绕患者慢性病体征进行查体，如心肺听诊、下肢是否水肿、神经系统体征等。

3）制订下一次查床计划，告知患者及家属是否安排辅助检查。

六、社区康复

康复医学是社会发展与进步的产物，是现代医疗体系中的重要一环。康复医学是一门新兴的学科，它诞生于20世纪40年代，与预防医学、保健医学、临床医学并称为"四大医学"。它是以减轻、消除人的功能障碍，提高和重建人的各方面功能，促使人回归家庭，回归社会为目标的一门医学学科。康复医学在我国作为一门独立学科是从20世纪80年代开始发展的。1976年由世界卫生组织提出一种新的、有效的、经济的针对社区人群开展的一系列康复措施，即社区康复（community based rehabilitation）。社区康复是针对社区内的功能障碍者或残疾患者提供综合性的康复服务，满足相应患者的康复需求。近年来康复在发展中国家得到了迅速发展，我国的社区康复自1986年起步，近20年来发展较快，正在初步形成一个中国特色的社区康复系统，但全国各地区的社区卫生服务机构（基层医院）中的社区康复发展极不平衡，部分社区康复发展滞后，对社区康复的教学提出了严峻挑战。

（一）教学目标

1. 知识目标　掌握社区康复医学的概念；熟悉康复医学与临床其他专科的不同之处；掌握康复医学的组成特点；熟悉社区康复患者的初诊治疗管理流程和日常治疗管理流程；了解社区康复团队的组成及工作。

2. 技能目标　熟练掌握社区康复常用的康复评定方法及量表；掌握社区康复治疗流程；掌握社区康复处方的内容；掌握社区康复治疗中常用的康复技术；了解社区康复常用的设备；了解康复治疗的注意事项。

（二）教学内容

1. 康复的概念　康复是指综合地、协调地应用医学、教育、职业、社会、工程等各项措施，对病、伤、残者进行功能恢复训练，通过该训练提升其功能、活动能力和生活质量，建立生存信心，以减轻其身体、心理、社会功能障碍，从而达到回归家庭和回归社会的目的。其对象为残疾人、有各种功能障碍的慢性病患者和老年人。康复包括四个方面，即医学康复、教育康复、职业康复和社会康复，将这四个方面的康复称为全面康复。

2. 残疾的概念　残疾是指因疾病、外伤、发育、遗传、精神等因素，造成人身体上和精神上的功能缺陷，导致不能正常生活、工作和学习。包括程度不同的肢体残缺、感知障碍、活动障碍、内脏器官功能不全、精神情绪和行为异常、智能缺陷等。不同程度的残疾、功能障碍的患者会给本人、家庭、社会带来不同的负担和问题，降低减少功能障碍提高能力是康复要完成的主要任务。

3. 康复医学（医学康复）的概念　通过应用医学的方法和手段帮助病、伤、残者实现机体功能改善、恢复的治疗手段，是临床医学的一门学科。康复医学包括现代康复医学和传统康复医学。前者包括了物理治疗、作业治疗、言语治疗、心理治疗、文体治疗、辅助肢具、康复护理等，后者包括了针灸、推拿、刮痧、拔罐、正骨等。

康复医学与临床其他医学专科的区别在核心理念、医学模式、工作对象、评估（检查）、治疗目的、治疗手段、工作模式等方面有明显的不同。康复医学的特点是对残疾人和有功能障碍者通过康复治疗提高其自身能力，改善功能障碍。

4. 社区康复的概念　社区康复是在社区层面上对有康复需求对象开展全方位的一种可行的、高效的、经济的康复治疗（全面康复）。它需要政府部门、社会力量、医疗机构、社会资源和康复对象及亲属的积极参与和共同努力。

随着我国国民经济的快速发展，人民生活水平的提高，人们对康复认识和对康复治疗的需求发生了很多的变化，康复对象主要包括残疾人、有各种功能障碍的慢性病患者和老年人。随着老龄化社会的到来，医疗技术的进步，住院、手术后的患者的增加，需康复的人数还会增加。然而，我国目前康复服务的现状难以适应这一巨大的社会需求，加之我国康复人才的严重缺乏，凸显出社区康复的重要性和意义，社区康复任重道远。

5. 社区康复医疗工作流程见图 4-6。

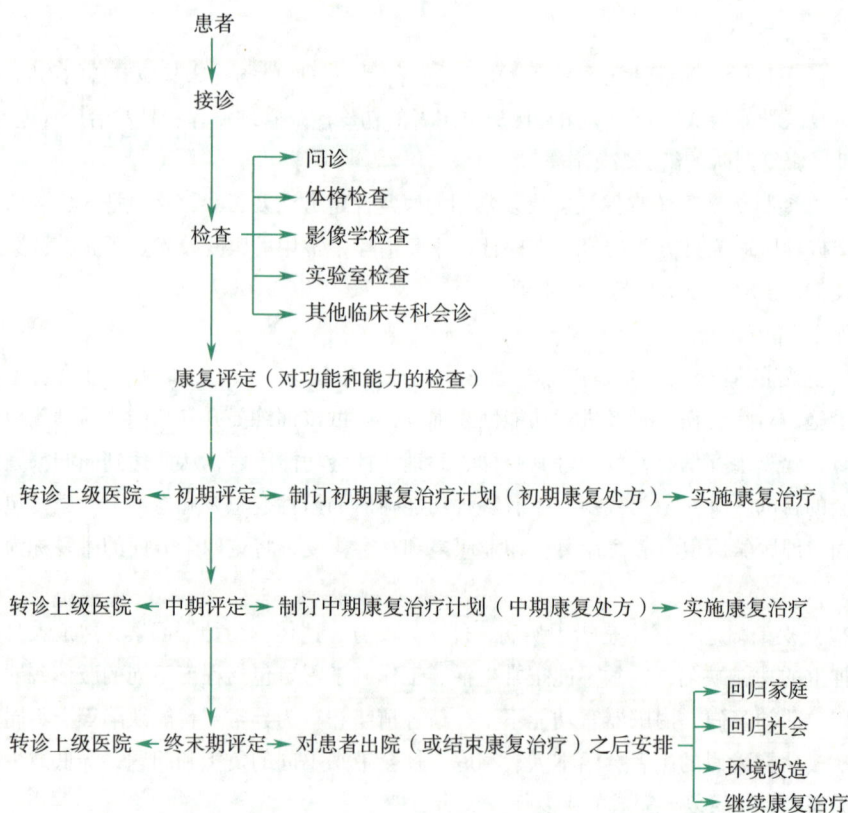

图 4-6　社区康复医疗工作流程

6. 社区康复医学的工作模式　康复医学是一门涉及多个学科的应用科学，要靠多个相关学科的配合和协作才能完成整体的康复治疗目标，这种工作方法被称为多学科工作方法或协作组工作方法。在患者康复的全过程中，从始至终都应用协作组（康复治疗小组）工作方式。协作组（康复治疗小组）组成如下。

组长：康复医生。

组员：物理治疗师、作业治疗师、言语治疗师、心理治疗师、假肢与矫形器治疗师、康复护士、文体治疗师、社会工作者、相关的临床医生、中医医生等，可根据实际需要增减组员。

7. 社区康复评定　康复评定是康复医学的重要组成部分，通过康复评定了解患者功能障碍的性质和程度及恢复提高的潜在能力；康复评定是制订康复治疗计划的基础和依据，也是对康复治疗效果的客观评判的依据。

康复患者从入院至出院（从开始到结束康复治疗），对其要进行初期评定、中期评定和终末期评定。

初期评定：是指康复患者从入院开始对其功能障碍的性质、程度、潜在的能力、影响因素进行客观地评定。据此，制订康复治疗计划和康复目标。初期评定的时间一般在入院时或进行康复治疗前进行，最迟不能超过 7 天。

中期评定：康复患者在康复治疗期间，为了更好地了解康复治疗效果，改善的情况、程度、影响因素及对康复治疗计划和目标是否进行调整而进行的评定。中期评定须在整个康复治疗期间进行，一般每 2~4 周评定一次，如有特殊变化可及时进行评定。

终末期评定：是康复患者终止康复治疗或出院时所进行的评定，该评定是对康复患者在整个康复治疗期间所进行的总结，总结内容包括康复治疗的效果、康复患者能力的改善进步、尚留有哪些问题、是否达到预期的康复目标、对康复患者回归家庭、回归社会提出建议和帮助。

在社区（基层）常用的康复评定内容包括以下方面。

（1）躯体功能评定：包括徒手肌力检查（MMT）、关节活动范围测定、肌张力及痉挛评定、平衡与协调能力评定、步行能力评定、心肺功能评定、Brunnstrom 偏瘫恢复六阶段评定、偏瘫手指功能评定、上田敏评定法等。

（2）心理功能评定包括：情绪评定、疼痛评定、认知功能评定等。

（3）言语功能评定包括：失语症评定、构音障碍评定等。

（4）日常生活活动能力评定：Barthel 指数。

（5）社会功能评定。

以上常用的社区康复评定量表及方法见本书附录。

8. 社区康复常用的康复治疗技术　康复医学包括现代康复医学和传统康复医学，康复治疗技术同样包括了现代康复治疗技术和传统康复治疗技术。

现代康复治疗技术主要包括物理治疗（分为运动治疗和物理因子治疗）、作业治疗、言语治疗、心理治疗、文体治疗、康复护理等；传统康复治疗技术以中医为代表，主要包括针刺治疗、热灸治疗、拔罐治疗、放血治疗、刮痧治疗等。有些康复治疗技术的内容在其他章节中有专门的介绍，本节康复技术重点介绍物理治疗（运动疗法、物理因子治疗）、作业治疗、神经肌肉促进技术等。

（1）物理治疗：物理治疗是应用物理因素（力、声、光、电、磁、波、热、冷等）对患者进行治疗的方法，是医学中最早最古老的治疗方法。物理治疗根据所应用的物理因素的不同，又可分为运动治疗和物理因子治疗两类。

1）运动治疗（运动疗法）

定义：利用力的原理，通过治疗师（医生）、患者自己、机械的力，对患者进行治疗的方法。中医的推拿、正骨、刮痧属于运动疗法。

分类：根据所对器官系统的不同分为运动系统的运动疗法、神经系统（主要是针对中枢神经系统）的运动疗法、呼吸运动疗法、心脏运动疗法、盆底运动疗法等。本节只介绍运动系统的运动疗法和神经系统的运动疗法。

①运动系统的运动疗法：针对肌肉、骨、关节的疾患引起相应的功能障碍所进行的运动疗法。

A. 针对肌肉的运动疗法——肌力增强、耐力训练。

a. 被动运动：通过患者健侧的帮助、治疗师或机械对患者的肌肉进行被动运动训练。当肌肉张力过高或痉挛时也可以通过此方法进行降低肌张力缓解痉挛。

b. 主动辅助运动：以患者主动肌肉收缩为主，患者健侧、治疗师、机械帮助为辅，当患者主动尽力到一定程度后施加一定的外力给予帮助。

c. 主动运动：当肌力达到 3 级或以上时，可采取此训练方法，可采用各种方便舒适的体位进行主动运动训练，每次主动运动要完成全关节活动范围的运动。

d. 抗阻运动：这是肌力增加、维持耐力训练最主要的方法。适用于肌力在 3 级以上的肌肉力量训练。包括肌肉等长收缩运动和肌肉等张收缩运动。

等长收缩运动：肌肉收缩时，给该肌肉一定的合适的抗阻（阻力），肌纤维长度不变，关节不运动。适用于关节制动（固定）、疼痛引起的关节活动受限的肌肉力量训练。

等张收缩运动：给予肌肉一定合适的抗阻负荷（抗阻负荷不变），肌肉收缩，肌纤维长度改变，关节活动。等张收缩运动包括向心性等张收缩运动和离心性等张收缩运动两种。前者为肌肉等张收缩，肌肉收缩力的方向是向心脏方向运动，后者为肌肉等张收缩，向远离心脏方向运动。大负荷持续维持时间长（大负荷次数少）的等张收缩运动是提高肌肉的力量；小负荷时间短（小负荷多次数）的等张收缩运动主要是提高肌肉的耐力。

B. 针对关节的运动疗法——关节活动范围的扩大、维持训练。

关节因自身的损伤、疾病、机体其他部位的疾病引起关节活动受限或为预防关节活动受限而针对关节采取的运动治疗。其运动治疗方法有推拿、关节松动术、关节被动运动、关节主动运动。

关节活动范围的扩大，维持训练中的注意事项如下。

a. 治疗师和患者应采用舒适的体位进行。

b. 遵循从近端关节开始的原则。

c. 对每个关节的运动方向都应做训练、每天最少一次，对每个关节运动方向每次做5~10遍。

d. 训练应采取正规的技术方法，从轻到重，从关节活动度小到大，轻柔缓慢，当关节有红肿热痛、活动异常、患者不适时应及时终止。

关节被动、主动运动：患者取合适舒适的体位，治疗师对其受限的关节进行被动运动，适时地让患者做主动运动。被动运动、主动运动都应尽可能使关节达到最大角度，而不引起患者太大的不适。以下为主要关节被动/主动运动训练内容。

肩关节运动训练：屈伸训练；内旋、外旋训练；内收、外展训练。

肘关节运动训练：屈伸训练。

前臂运动训练：旋前、旋后训练。

腕关节运动训练：屈伸训练；内收、外展训练。

手指运动训练：拇指内收、外展训练；拇指屈、伸训练；2~4指屈伸、内收外展训练。

髋关节运动训练：屈伸训练；内收、外展训练；内旋、外旋训练。

膝关节运动训练：屈伸训练。

踝关节运动训练：跖屈、背屈训练；足内翻、足外翻训练。

C. 针对骨的运动疗法：由于骨的疾患主要造成或影响关节和肌肉的功能，造成关节活动受限和肌力下降，其运动疗法主要是针对关节活动度的扩大、维持训练和肌肉力量的增强、维持训练。

关节松动术：由于关节或其他原因导致关节周围的软组织（肌肉、肌腱、韧带、滑液囊、关节囊等）的紧张、痉挛、挛缩、粘连等引起关节活动范围受限和疼痛。关节松动术是由治疗师徒手或借助工具或患者自己对受限的关节进行牵拉、推动、滑动、旋转、推拿等方法的治疗，从而缓解疼痛、松解粘连、改善扩大关节活动范围的一种治疗方法。关节松动术常用的方法有中医推拿、Maitland（麦德兰得）关节松动术、Mackenzie（麦肯基）关节松动术、Mulligare（莫理根）关节松动术等。

②神经系统的运动疗法：主要是针对中枢神经系统疾患而引起的机体运动功能障碍所进行的运动疗法，又称为神经肌肉促进技术。

定义：神经肌肉促进技术又称神经生理疗法、神经发育疗法或易化技术。它是为了改善脑组织病损后，肢体运动功能障碍的一类运动疗法技术。神经肌肉促进技术疗法是根据人体神经系统正常的生理功能和发育过程，即由头端至足端，由近端至远端的发育过程，运用诱导或抑制的方法，使患者逐步学会如何以正常的运动方式去完成日常生活动作的训练方法。神经肌肉促进技术疗法常用的有 Bobath 技术、Brunnstrom 技术、PNF 技术、Rood 技术、Vojto 技术等。

在康复治疗的临床实践应用中，根据需要常是以某种治疗技术为主，辅以其他的治疗技术。故在本节不再具体讲解上述康复治疗技术，而是以某个动作的训练来阐述。另外，在临床实践中所遇到的脑卒中是脑损伤中最多见的，故本康复治疗技术以脑卒中引起的偏瘫病例进行叙述。

成人脑卒中偏瘫的运动模式如下。

联合反应：脑损伤患者在进行健侧肢体抗阻力运动时，可以引起患侧肢体不同程度的肌肉张力增加或出现与健侧相应的动作，这种现象称为联合反应。利用这种特点，可以对患侧的肢体运动进行诱导运动训练及分离运动训练。

共同运动：是指脑损伤常见的一种肢体异常活动（模式）表现。当患者运动患侧上肢或下肢的某个关节时，该关节不能充分做关节运动（分离运动），同时其相邻的关节甚至整个肢体都出现一种不可控制的共同活动，伴有肌张力增高甚至痉挛，并形成特有的运动模式，这种运动模式称为共同运动。共同运动在上肢表现为屈曲运动模式，即患侧上肢耸肩、屈肩关节、内旋肩关节、屈肘关节、屈腕关节、屈手指；在下肢表现为伸展运动模式，即患侧下肢伸髋关节、伸膝关节、踝关节跖屈、足内翻。共同运动会影响、限制肢体进行正常的运动，在治疗训练过程中应加以抑制；同时也可以利用上下肢的共同运动特点，反其道而行之达到降低肌肉张力、缓解痉挛的目的。

分离运动：这是一种正常的关节运动，当脑损伤后，分离运动暂时消失或被异常的运动模式（联合反应、共同运动）所掩盖，通过适当的诱导运动训练可再现分离运动。

脑卒中常见功能障碍、康复评定、康复治疗流程见图 4-7。

此图为脑卒中常见的功能障碍，在图中找到与患者功能障碍相对应的内容，按照流程对其进行相应的康复治疗。

2）物理因子治疗：物理因子治疗又称为理疗，是指利用天然、人工等物理因子（因素）作用于机体，对预防疾病、治疗疾病、提高机体健康水平具有积极的意义和作用。能够促进器官、组织和细胞的结构及功能的修复和恢复的一种治疗方法，是人类最早对疾病进行治疗的手段之一。

常用的物理因子有声、光、电、磁、波、热、冷等，它们的治疗分别称为声波疗法、光疗法、电疗法、磁疗法、电磁波疗法、热疗法、冷疗法。在中医中常用的穴位低频电疗法、穴位磁场疗法、穴位超声波疗法、穴位激光疗法及中药离子导入法也均属于物理因子治疗。

（2）作业治疗：作业治疗是让患者通过带有某种目的性的作业和活动，来促进身体健康的一种康复治疗方法。其目的是通过促进患者必需的日常生活活动能力，发展、恢复、并维持其功能，预防残疾。患者主要是通过主动活动来完成此项康复治疗的。

作业疗法的分类方法有许多种，且作业疗法的内容非常丰富、形式多种多样。按照患者对实际的需求分为以下几种。

1）日常生活活动能力训练：衣、食、住、行、居家生活中的动作能力的提高决定了患者回归的家庭的程度和质量。这项训练是作业疗法中的最基础的训练。

2）创造性技能的训练：将绘画、手工艺制作、编辑、陶艺制作、刺绣、园艺、金工等工作作为作业的内容，根据患者的兴趣和特长，有选择性地进行上述的作业活动。以此用来促进患者提高能力、改善功能、获得一定的技能。

功能障碍的性质　　　功能评定　　　　　康复训练

脑卒中患者

运动功能障碍

不能翻身 —— 良肢位摆放、翻身训练

不能坐起 —— 床上翻身、坐起训练

不能床边坐 —— 床边坐位平衡训练

不能坐起 —— 从坐位到立位训练（坐起训练）

不能双足站立 —— 双下肢立位平衡训练、负重训练

上肢不能运动 —— 上肢肩、肘、腕、手指的诱导训练、分离训练、作业疗法

下肢不能运动 —— 下肢髋、膝、踝关节的诱导训练、分离训练

上下肢肌张力低 —— 肌力增强训练、针刺治疗、作业治疗

上下肢肌张力高 —— 降张、抗痉挛缓解肌张力治疗

不能行走 —— 步态训练

不能上下楼梯 —— 上下台阶训练、上下楼梯训练

上肢出现异常运动模式（姿势）—— 抗上肢异常运动模式训练

下肢出现异常运动模式（姿势）—— 抗下肢异常运动模式训练

就诊 → 有功能障碍

无功能障碍

不需要康复治疗

吞咽功能障碍 —— 咀嚼、吞咽功能训练

语言功能障碍 —— 语言功能训练

认知功能障碍 —— 认知功能训练

心理功能障碍 —— 心理疏导、专科诊治

二便功能障碍 —— 康复护理、专科诊治

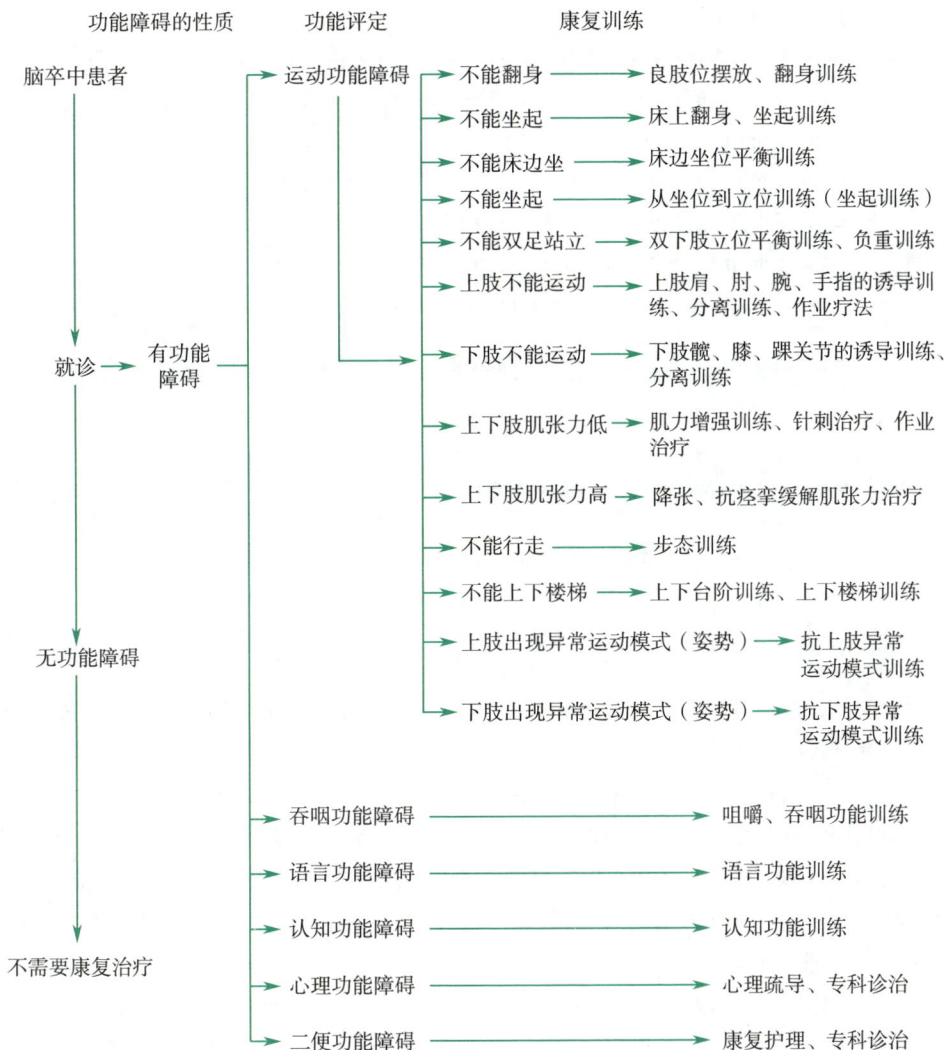

图 4-7　脑卒中常见功能障碍康复、评定、康复治疗流程

3）消遣性作业活动或文娱活动：患者利用业余时间进行各种文娱活动，包括各种体育运动、琴棋书画等，使其调节生活内容、丰富生活、充实自己、提高能力。

4）教育性作业活动：主要是针对 6~16 岁的儿童、青少年进行的以文化知识和思想品德的健康成长为主要内容的教育活动。其目的是树立正确的人生观和提高文化程度、掌握学习的知识和技能。

5）矫形支具及假肢的训练：这是作业疗法中的一项比较特殊的训练，通过训练患者正确地使用并掌握脱戴矫形支具/假肢的技能，从而进一步提高患者的生活、工作、学习等能力。

作业疗法主要是针对患者上肢、手、控制能力、平衡能力、日常生活活动能力进行训练，故对其评定也主要从上述这几个方面进行。作业疗法程序见图 4-8。

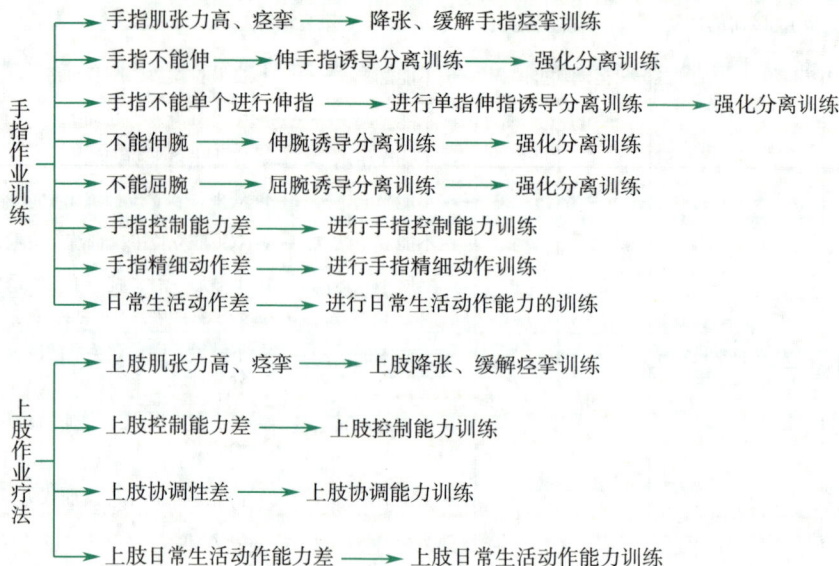

图 4-8　作业疗法程序

（3）言语治疗：是由言语治疗专业人员对各类言语障碍的患者进行治疗或矫正的一门专业学科，包括对言语障碍的评价、诊断、治疗和研究。言语治疗的对象是存在失语症、构音障碍、儿童语言发育迟缓、发声障碍和口吃等各类言语障碍的成人和儿童。

（4）心理治疗：大多数身体残疾的患者常因心理创伤而存在各种异常心理状态，因而需要心理治疗师参与工作。心理治疗师通过观察、谈话、实验和心理测验（性格、智力、欲望、人格、神经心理和心理适应能力等）对患者进行心理学评价、心理咨询和心理治疗。常用的心理治疗有精神支持法、暗示疗法、催眠疗法、行为疗法、松弛疗法、音乐疗法等。

（5）文体治疗：体育和文娱活动不但可增强肌力和耐力，改善平衡和运动协调能力，还可增强患者的信心，使其得到娱乐，从而改善患者的心理状态。常见的有篮球、乒乓球、台球、棋类、琴棋书画等。

（6）康复护理：物理治疗和作业治疗的治疗时间是有限的，因此，以病房为主要康复环境的康复护理越来越受到重视。康复护理不同于一般的治疗护理，在一般治疗护理的基础上，采用与日常生活活动有关的运动疗法、作业疗法等，促进提高残疾者的生活自理能力，如在病房中训练患者利用自助具进食、穿衣、梳理、排泄，做关节的主、被动活动等，许多内容是一般治疗和护理所没有的。

（7）中国传统康复治疗：中国传统康复治疗是采用药物、针灸、推拿、气功、太极拳、情志调节等传统的医学手段和社会、教育、职业的综合性措施，针对先天或后天因素所致的正气虚衰、形神功能障碍或身体形态异常等进行治疗或训练，以使患者获得最大限度的恢复。包括针灸疗法、拔罐疗法、推拿疗法、传统运动疗法（太极拳、五禽戏等）、气功疗法、调节情志疗法等。

9. 社区康复患者的管理

（1）社区康复患者初诊管理：患者初次前来社区卫生服务机构（基层医院）欲进行社区康复治疗时，应由康复医生或康复治疗师首先接诊，接诊过程中应通过以朋友式的语言进行问候，使初诊患者放松、情绪稳定，信任。然后依照初诊流程图的工作程序进行管理（图4-9），并进行有针对性地检查，主要有以下几个方面。

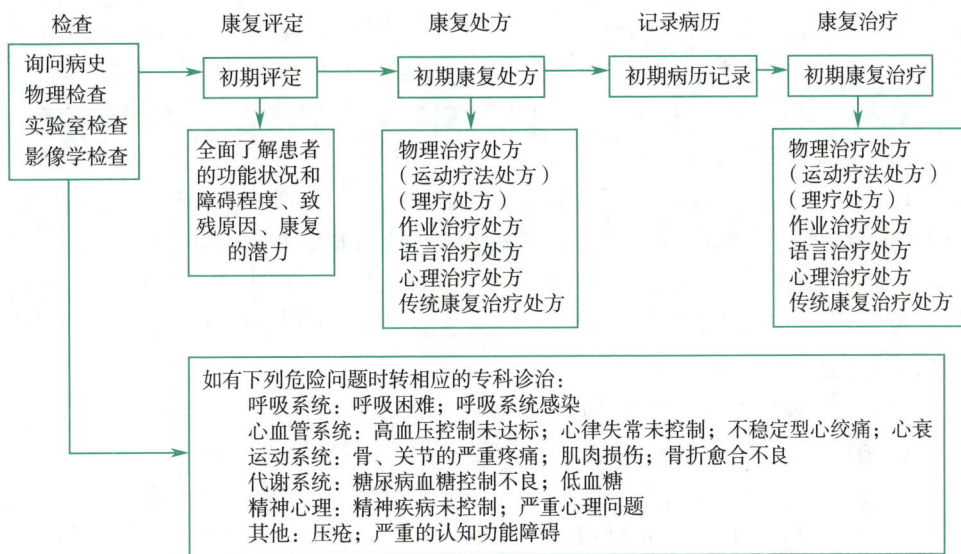

图 4-9　社区康复患者初诊管理流程图

1）查询

①询问病史：了解发病的情况、疗程、康复治疗的情况、既往病史、家庭环境等。

②阅读相关的病例资料：了解患者既往治疗的情况，功能改善的情况和危险问题的存在情况。

③物理检查：主要是对运动系统和神经系统的检查。运动系统检查包括骨、关节、肌肉。通过视诊、触诊、被动运动、主动运动等，了解功能障碍的部位、障碍的程度。神经系统的检查包括浅感觉、深感觉、浅反射、腱反射、病理反射等。

④实验室检查：通过患者近期的实验室检查报告，了解其心、肺、肝、肾、血脂、血糖等情况，确定危险问题的存在与否。

⑤影像学检查：主要是对患者颅脑 CT、MRI 和骨、关节的 X 线检查的影像进行阅读，了解病变部位、面积、性质、程度等，进而推断可能引起功能障碍的程度。

在对初诊患者检查的过程中如发现其有下列危及生命的危急症，应及时转诊至相应的专科治疗，待病情稳定后，适时进行康复治疗：①呼吸系统，有呼吸困难，呼吸系统感染；②心血管系统，高血压控制未达标，心律失常未控制，不稳定型心绞痛，心力衰竭；③运动系统，骨、关节严重疼痛，肌肉损伤，骨折愈合不良；④代谢系统，如糖尿病血糖控制不良、低血糖、血脂严重异常；⑤精神心理因素，精神疾病未控制，严重的心理问题；⑥其他，如压疮、较严重的认识功能障碍、癫痫等。

2）康复评定：对于初次前来社区卫生服务机构进行社区康复治疗的患者，要进行初期评定，一般在一周以内完成。初期评定主要是了解患者功能障碍的程度和性质、其潜力和影响功能改善的因素。为制订初期的康复治疗计划和康复目标提供可靠的依据。

初期评定包括：①徒手肌力检查；②关节活动度评定（关节活动范围检查）；③肌张力与痉挛的评定；④协调与平衡评定；⑤步行能力的评定；⑥Brunnstrom 偏瘫恢复六阶段评定；⑦心理功能评定；⑧认知功能评定；⑨日常生活活动能力评定。

3）康复治疗处方：初次前来就诊的患者经过初期康复评定后，针对评定中的功能障碍等问题，结合患者的自身条件、康复的潜力及初期的康复目标，为其制订的初期康复治疗计划称为初期康复处方。在初期康复处方中，除了为患者的功能障碍提出治疗目的和具体康复治疗方法外，其也作为一种文书为治疗和管理提供了永久的记录。

初期康复处方的内容包括：①一般项目；②疾病诊断和残疾状态；③主要存在的问题；④治疗种类、治疗部位、治疗目的、治疗方法、治疗持续时间、频度；⑤康复治疗目标；⑥注意事项。

康复处方可分为物理疗法处方、作业疗法处方、言语治疗处方等。

4）病历记录：作为记录康复患者进行康复治疗的一种文书档案。

5）初期康复治疗：对于初期来到社区卫生服务机构（基层医院）进行社区康复治疗的患者，经过接诊、检查、初期康复评定、制订康复处方，之后对其实施具体的康复治疗方法，在这里需要康复工作者、患者及其家属的共同配合协调，方能完成初期康复治疗。初期康复治疗包括以下几个康复治疗方面：①物理治疗，包括运动疗法、物理因子治疗（理疗）；②作业治疗；③言语治疗；④心理支持治疗；⑤中国传统康复治疗，包括针灸、推拿等（患者的肌张力高、痉挛明显、共同运动、联合反应明显时禁用此方法）。

（2）社区康复患者日常康复治疗管理：对于日常进行康复治疗的患者，按照社区康复患者日常康复治疗管理流程图的工作程序进行管理，见图 4-10。康复工作者在接诊时应以朋友式的语言进行问候、打招呼。之后，开始对其进行检查，该检查应在康复治疗前进行。主要了解患者的康复情况、心理状态、睡眠情况、心肺功能、皮肤及原发疾病（或有危险问题）目前的情况等。如患者经过初期和 / 或中期康复治疗后其功能障碍的改善不明显，或功能障碍逐渐加重，应及时转诊上级康复机构。

1）康复评定

①对于上一次或昨日的康复治疗情况进行效果评定。

②中期康复评定：患者初期康复治疗 2~4 周后应进行的评定。中期康复评定可进行若干次，间隔时间为 1~2 个月。如患者功能状态变化比较大，可随时进行中期康复评定。中期康复评定的目的是了解患者经过一段时间的康复治疗后其功能变化的情况，以及分析产生的原因，适时地调整康复治疗计划。中期康复评定内容与初期康复评定内容相同。

检查

在康复治疗前检查心理、情绪、面色、皮肤、骨、关节、肌肉、肺功能、原发疾病、目前的情况、上次治疗的效果等

康复评定

每日评定 → 对昨日（上次）的康复治疗情况进行效果评定

中期评定 → 患者康复结束，评定其总的功能状况、疗效效果，提出回归家庭和社会或做进一步的康复治疗建议

终末期评定

康复处方

中期康复处方

终末期康复处方 ← 是否继续康复 家庭环境改造 家庭康复处方

记录病历

必要时可在病历上做记录

中期病历记录

终末期病历记录

康复治疗

一对一徒手训练 器械训练 作业治疗 语言治疗 心理治疗 传统康复治疗

中期康复治疗 ← 物理治疗（运动治疗、理疗）作业治疗 语言治疗 心理治疗 辅助支具使用训练 日常生活活动作业能力训练

回归家庭、回归社会 维持性家庭康复治疗 定期随访

如有下列危险问题时转相应的专科治疗：

呼吸系统：呼吸困难；呼吸系统感染。心血管系统：高血压控制未达标；心律失常未控制；不稳定心绞痛；心衰。运动系统：骨、关节的严重疼痛；肌肉损伤；骨折愈合不良。代谢系统：糖尿病血糖控制不良；低血糖。精神心理：精神疾病未控制；严重心理问题。其他：褥疮；严重的认知功能障碍。如患者经幻期和或中期康复治疗其功能改善不明显或功能障碍逐渐加重，应及时转经上级康复机构。

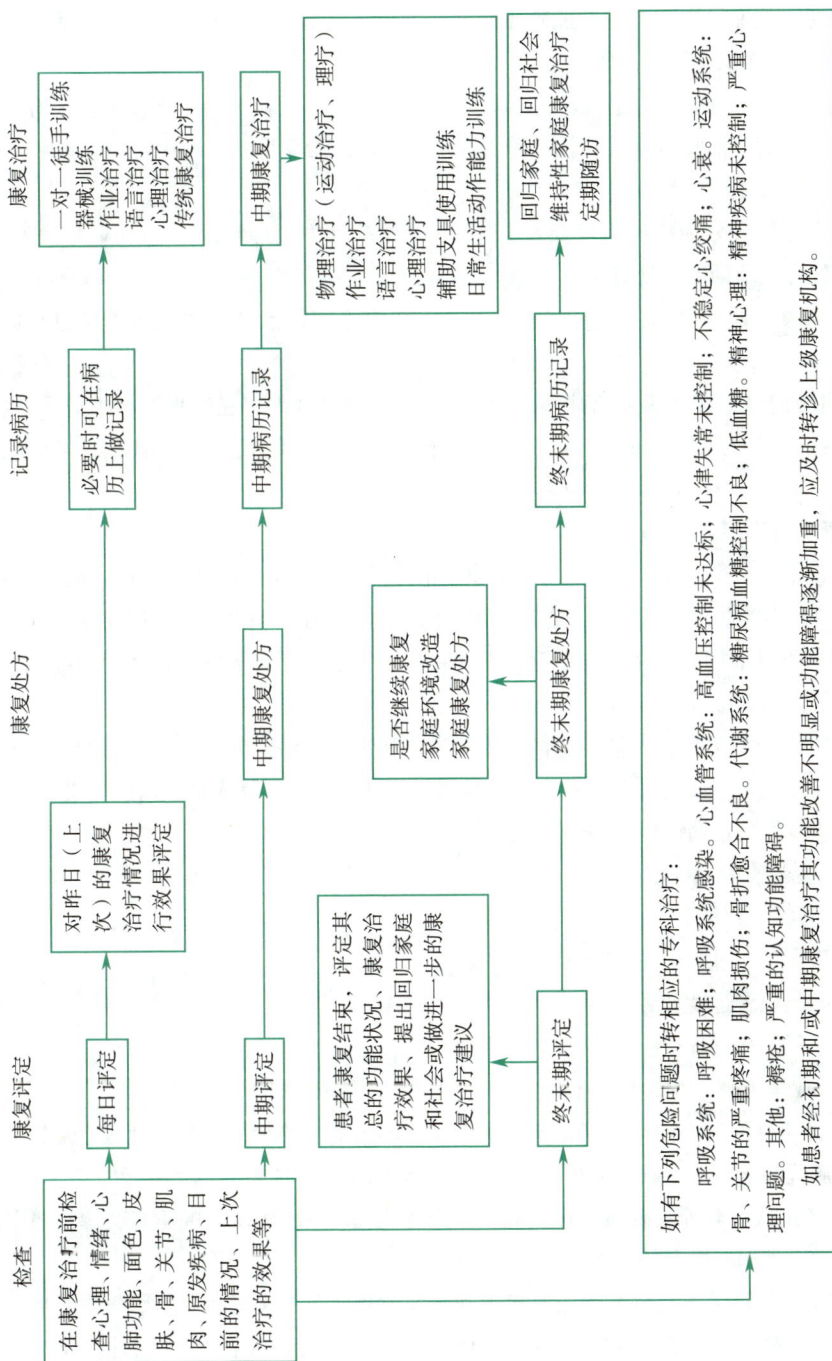

图4-10 社区康复患者管理（日常康复）流程

③终末期康复评定：患者终止或结束在该社区卫生服务机构（基层医院）进行的康复治疗，应对其进行终末期康复评定。终末期康复评定的目的是经过康复治疗后评定患者总体的功能状况、尚留有的功能障碍情况、评定康复治疗的效果，提出回归家庭和回归社会或进一步康复治疗的建议。

2）康复处方的内容包括：①一般项目；②疾病的诊断和残疾状态；③主要存在的功能障碍；④康复治疗目标；⑤治疗种类、治疗部位、治疗目的、治疗方法、治疗时间、频率；⑥注意事项。

中期康复处方分为物理治疗处方（包括运动治疗处方、理疗处方）、作业疗法处方、言语治疗处方、辅助支具处方等。

终末期康复处方包括：①家庭环境改造；②家庭康复治疗；③是否继续进行康复治疗。

3）病历记录：日常康复治疗病历记录：一般为7~10天，在病程记录中记录一次。如遇有特殊情况的出现，如功能突然明显改善或加重、患者不适、心理障碍、心肺功能障碍、疼痛加重、外伤等，应及时在病程中加以记录。

4）康复治疗

①日常康复治疗：按照康复处方中的康复治疗进行，主要为一对一徒手训练、器械训练、理疗、作业疗法、言语治疗、心理治疗、传统康复治疗、辅助支具使用训练等项目。

②中期康复治疗：包括物理治疗、作业治疗、言语治疗、辅助支具使用训练、日常生活动作能力的训练等。

③终末期康复治疗：包括维持性的康复治疗和定期随访。前者可由患者的家属或陪护人员在家庭内每天或每隔2天对患者进行康复指导，或由康复人员上门进行康复治疗；后者可由康复人员定期（3个月一次）进行访视。

10. 康复注意事项

（1）防止患者跌倒。

（2）康复治疗过程中注意观察患者的反应。

（3）防止患者过度疲劳。

（4）康复治疗过程中应循序渐进，防止粗暴。

（三）教学方法

1. **讲授法**　通过理论小讲课，向学生讲述社区康复中的相关概念，社区康复患者的初诊管理流程和日常治疗管理流程及流程中各环节的基本方法。

2. **社区示教**　教师主要通过在社区卫生服务机构（基层医院）的康复科诊治患者的过程中让学生掌握与患者的沟通技巧和实际操作技能。

3. **案例教学法**　选择脑卒中康复患者和膝关节骨性关节炎患者，组织学生对病例进行充分讨论，教师引导学员对案例进行综合评估和分析，提出综合性策略和措施。

（胡海鹰）

教学案例 4–13　社区康复教学案例一

1. **准备阶段**　选择一位标准化病人：钟某，男性，65 岁，下岗工人。半年前，晨练时突发右侧肢体活动不力，于某医院就诊诊断为"左侧基底核区出血"。急性期给予积极降低颅内压、营养神经等治疗，后遗留右侧肢体活动障碍。住院 15 天病情稳定出院后转社区卫生服务中心康复科行康复治疗。病人既往有高血压病病史 10 年，发病前未规律服用降压药，未监测血压，发病后每日服用氨氯地平 5mg 联合厄贝沙坦 150mg 一日 1 次降压，血压控制在 140/80mmHg 左右。无吸烟饮酒史，配偶已故，目前单独生活，起居饮食由保姆照顾。

2. **教学重点及教学难点**

（1）教学重点：学生通过问询患者，全面采集病史，建立社区个人康复档案（SOAP）。

按照初诊康复患者管理流程完成查询、初期评估、制订初期康复处方、病历记录、初期康复治疗。

（2）教学难点：初期评定的操作、初期康复治疗方法的选择。

3. **教学实施**

（1）查询患者

1）发病过程、发病后的治疗、康复治疗的情况、既往病史、家庭环境。

问：发病时是否在活动，有无头痛、恶心、呕吐，当时有无意识丧失。

答：晨练过程中突然出现剧烈头痛，伴喷射性呕吐，为胃内容物，随后出现右侧肢体无力、感觉差、站不稳，接下来就失去知觉，醒来后发现在医院。

问：平时有没有类似症状，如一过性的半身麻木、无力、活动欠佳、语言不流利不清晰等，以及心、脑、肾等靶器官损害情况（心前区疼痛、气短、喘息不能平卧、手足麻木、肢体活动障碍、夜尿增多、间歇性跛行等不适，发作性头痛、心悸、多汗、发作性弛缓性瘫痪等）。

答：有时候有头痛，一般早上多一些，休息后可缓解，有时候走路会觉得胸口发闷，像大石头压住了一样，其余无异常。

问：何时恢复意识，住院期间治疗和病情进展情况如何？

答：发病当天下午就清楚周围的事情了，但是醒来后觉得右侧手和脚不能动，2~3 天后手和脚可以在床上挪动，但是无法抬起。医生告知使用了脱水及营养神经的药物，具体的可以看病历［病历记载应用了甘露醇脱水，单唾液酸四己糖神经节苷脂钠注射液（申捷）及小牛血清去蛋白注射液（奥德金）营养神经］。

问：住院期间做康复治疗了吗？

答：后来手和脚可以动了以后医生教我锻炼过，但有些不记得了。

问：以前还有什么疾病？

答：以前没住过院，有高血压，没吃过药，家里没人帮我量过，有时候去药店量一下，一般 160/90mmHg，血压特别高的时候就吃点药。

问：家庭环境、饮食（喜好甜、咸、油炸否）、睡眠、大小便、体重变化情况如何？

答：家里老伴去世了，一个人在家，现在由保姆照顾，喜欢吃味道重一点的东西，大小便正常，体重没有明显变化。

2）阅读相关的病历资料：了解患者既往治疗、功能改善和危险问题的存在情况。

患者本次出院记录显示在住院期间完善相关检查，血常规、肝肾功能、心电图、心肌酶、凝血功能、大便常规、尿常规均正常，腹部超声提示有脂肪肝，心脏超声提示左心增大，射血分数 49%，颅脑 CT 示左侧基底核区出血，约 10ml。

3）物理检查：患者神清、语利、合作。血压 140/90mmHg、脉搏 86 次 /min、呼吸 18 次 /min。卧位，不能翻身和坐起，左侧肢体均正常。右侧肢体感觉减弱，深感觉不能完成，神经反射未引出，病理反射阴性；右上肢呈肩内收内旋、肘关节屈曲、前臂旋前、屈腕屈指状态。右上肢肌张力（改良 Ashworsh）情况：肩关节屈肌 1 级、内收肌 1 级；肘关节屈肌 1 级；腕关节屈肌 1 级。右下肢呈髋关节后伸、外旋髋关节、伸膝关节、踝关节跖屈、足内翻状态。右下肢肌张力情况（改良 Ashworsh）：髋关节伸肌 1 级、膝关节伸肌 1 级、踝关节跖屈 2 级。

（2）评定

1）关节活动度评定：右侧主动活动不能完成，被动活动度均正常。

2）徒手肌力检查：不能完成。

3）肌张力评定：右上下肢肌张力（改良 Ashwosh）为 1~2 级（见物理检查）。

4）协调能力评定：不能完成。

5）平衡能力评定：平衡障碍严重程度分级 1 级。

6）步行能力评定：步行能力分级（Holoden）0 级。

7）Brummstrom 偏瘫恢复 6 阶段评定：上肢Ⅱ阶段、下肢Ⅱ阶段、手Ⅱ阶段。

8）日常生活活动作能力评定、巴氏指数 20 分。

9）心理功能评定：重度焦虑。

（3）康复处方：①右侧肢体肌力增强训练（上肢以伸为主，下肢以屈为主）；②右侧肢体各关节活动度被动训练；③右上肢肩关节屈曲外展分离训练、肘关节伸分离训练、腕关节伸诱导分离训练、手指张开诱导分离训练。右下肢屈髋屈膝分离训练、踝关节背屈诱导分离训练；④翻身训练；⑤坐位平衡训练；⑥心理指导；⑦传统康复治疗（推拿）。

（4）康复治疗方法：①右侧肢体关节被动运动、主动加辅助运动；②右手背皮肤毛刷刺激；③床上翻身训练、翻身坐起训练；④床边坐位平衡训练；⑤心理疏导；⑥右上肢和下肢的推拿治疗。每周 5 天，每天一次，每次 45 分钟。

（5）注意事项：防跌倒，注意直立性低血压、注意压疮的预防、卧位良肢位摆放、监测血压、规律服药。坚持门诊康复治疗。

1. 准备阶段　选择一位标准化病人：刘某，女性，64 岁，退休。右膝骨性关节炎疼痛 5 年余，近 1 年加重，日间外出困难，夜间痛影响睡眠，遂行右膝全膝关节置换术。术后 1 个月，病情稳定来我社区卫生服务中心康复科进行康复治疗。既往无高血压、糖尿病病史，体重 85kg，身高 160cm，无吸烟饮酒史，家住三楼，无电梯。

2. 教学重点及教学难点

（1）教学重点：学生通过问询患者，全面采集病史，建立社区个人康复档案（SOAP）。

按照初诊康复患者管理流程完成查询、初期评估、制订初期康复处方、病历记录、初期康复治疗。

（2）教学难点：初期评定的操作、初期康复治疗方法的选择。

3. 教学实施

（1）查询患者

1）手术时间、术后康复治疗的情况、术前疾病情况、既往病史、家庭环境。

问：什么时候做的手术？术后情况怎么样？有没有进行过康复训练？

答：1 个月前做的手术，术后没有感染，第 3 天开始进行康复训练，于手术医院康复训练 3 周，每天两次。

问：手术前什么情况？为什么决定做手术？

答：术前因为膝关节疼痛，行走困难，上下楼梯困难，多为居家活动，外出不能长时间行走，阴天下雨疼痛加重，夜间痛影响睡眠，站着做饭 15 分钟就需要休息，影响日常家庭生活，而且双腿都存在这种问题，只是轻重有区别。去医院就诊医生经过综合评估，认为需要手术治疗来缓解膝关节的症状，改善功能。

问：住院期间都做了什么康复训练？目前最大的问题是什么？

答：住院期间做了理疗和运动训练。最大的困难是疼痛和行走困难。

问：家住的地方离我们社区卫生服务中心远吗？住几楼？

答：不算远，家里人推我来大约 20 分钟，家住三楼没有电梯，上下楼困难。

问：既往患有其他疾病吗？

答：没有。

2）阅读相关的病历资料：了解患者既往治疗情况、功能改善和危险问题的存在情况。

患者本次出院记录显示在住院期间完善相关检查，血常规、尿常规、大便常规、肝肾功能、心电图、心肌酶、凝血功能均正常。伤口愈合情况良好。体重 85kg，身高 160cm。右关节活动度屈膝 10°~85°；伸膝 −10°。

3）物理检查：患者神清、语利、合作。血压 130/86mmHg、脉搏 80 次 /min、呼吸 17 次 /min。可独自翻身、坐起、站立，无浅、深感觉异常，伤口愈合良好，右膝关节肿胀明显，关节活动度检查：右髋关节、右踝关节正常，右膝关节屈膝 10°~85°，伸

膝 –10°；左膝关节屈膝 5°~125°，伸膝 –5°。肌力：右侧臀大肌 4 级，臀中肌 4 级，股四头肌 3 级，腘绳肌 3 级，小腿三头肌 4 级，胫骨前肌 4 级。视觉模拟评分法（VAS）评分为 6 分，影响睡眠。

（2）评定

1）关节活动度评定：右膝关节主动屈膝 10°~75°，伸膝 –10°；被动屈膝 10°~85°，伸膝 –10°。左膝关节主动屈膝 5°~125°，伸膝 –5°；被动屈膝 0°~130°，伸膝 0°。

2）徒手肌力检查：右侧臀大肌 4 级，臀中肌 4 级，股四头肌 3 级，腘绳肌 3 级，小腿三头肌 4 级，胫前肌 4 级；左侧臀大肌 4 级，股四头肌 4 级，其余正常。

3）肌张力评定：左、右上下肢肌张力正常。

4）VAS 评分：6 分。

5）平衡能力评定：正常。

6）心理功能评定：轻度焦虑。

（3）康复处方：①右膝关节松解、右膝关节活动度扩大维持训练；②缓解右膝关节疼痛；③步行训练；④物理因子治疗；⑤日常生活活动能力训练（上下楼梯，骑车，如厕等）；⑥心理疏导。

（4）康复治疗方法

初期：2~4 周，目的是加强患侧下肢关节活动度扩大维持及肌力增强训练，利用助步器或双拐尝试患侧体肢负重并逐渐进行步态行走训练。注意：膝关节休息时要处于松弛体位，缓解疼痛。

中期：5~8 周，目的是右膝关节活动度逐渐达到正常范围，肌肉力量达到正常；在无辅助支具的帮助下，平衡能力、行走步态达到正常；疼痛明显改善缓解；右膝关节稳定性得到加强。注意：训练中通过关节松动术达到右膝关节活动度逐渐增大并维持；通过肌肉力量的增强训练使股四头肌、腘绳肌的肌力达到 4 级以上；对下肢的平衡能力、协调能力、行走能力进行充分的训练。

后期：4~6 周，目的是回归家庭，回归社会，心灵获得健康。通过强化肌肉力量及关节稳定性训练；加强日常生活活动能力的训练。

每周 5 天，每天一次，每次 45 分钟。

（5）康复注意事项：防跌倒，避免过度训练，防伤口开裂感染，训练之前进行评估和检查，观察患者对训练的反应，坚持门诊康复治疗。

七、患者指南

为了广泛宣传慢性病防治知识，提高社区人群自我保健知识，引导社会对慢性病防治的重视；倡导"合理膳食、适量运动、戒烟限酒、心理平衡"的健康生活方式，提高患者对慢性病及其并发症防治知识和技能。鼓励社区人群改变不良行为和生活方式，减少慢性病危险因素的流行，预防和控制慢性病及相关疾病的发生，改善人群生活质量，提高健康水平。

倡导广大慢性病患者进行非药物治疗（非药物治疗是指生活方式干预，即去除不利于身体和心理健康的行为和习惯）。它可以预防或延迟慢性病的发生发展，下面以高血压为例，具体内容如下。

（一）非药物治疗适用范围

对确诊高血压的患者，应立即启动并长期坚持生活方式干预，即"健康生活方式六部曲"——限盐减重多运动，戒烟戒酒心态平。一些生活方式干预方法可明确降低血压，如减少钠盐摄入、减轻体重、规律的中等强度运动（如快走、慢跑、骑车、游泳、太极拳等常见健身方式）均有直接降压效果。戒烟、戒酒可直接降低心血管疾病发生风险，更应大力提倡。此外，协助患者减轻精神压力、保持心理平衡，也是提高治疗效果的重要方面。

1. 低危患者可先治疗 3 个月。

2. 中危患者治疗 4 周。

3. 所有高血压病的辅助治疗措施，合并脂肪代谢紊乱、血糖异常、血尿酸异常者更为重要。

根据患者具体情况，与患者共同讨论需要改善的生活方式，制订最终目标，每次随访根据改善情况设定近期的具体目标，为患者提供咨询、鼓励其坚持。为提高可行性，可根据患者意愿，每次有针对性地选择 1~2 项需改善的生活方式，持续督促、追踪。

（二）非药物治疗的方法

1. 减少钠盐摄入 人群中，钠盐（氯化钠）摄入量与血压水平和高血压患病率呈正相关，而钾盐摄入量与血压水平呈负相关。膳食钠/钾与血压的相关性更强。我国 14 组人群研究表明，膳食钠盐摄入量平均增加 2g/d，收缩压和舒张压分别增高 2.0mmHg 和 1.2mmHg。高钠、低钾膳食是导致我国大多数高血压病患者发病的主要危险因素之一。我国大部分地区，人均盐摄入量 >12g/d。在盐与血压的国际协作研究中，反映膳食钠、钾量的 24 小时尿钠/钾，我国人群在 6 以上，而西方人群仅为 2~3。世界卫生组织规定每人每天摄盐量不得超过 6g 的推荐，而居民摄入钾盐则严重不足，因此，所有高血压病患者均应采取各种措施，尽可能减少钠盐的摄入量，并增加食物中钾盐的摄入量。这里的 6g 不仅指食盐，还包括味精、酱油等含盐调料和食品中的盐量。平常生活中可以通过"限盐勺"来帮助我们控制摄盐量，没有"限盐勺"也不要紧，可以参考一个啤酒瓶盖去掉胶皮垫后水平装满可盛 6g 食盐，还可以采用在原来用盐量的基础上减少 1/3~1/2 的办法。主要措施包括：尽可能减少烹调用盐，建议使用可定量的盐勺；减少味精、酱油等含钠盐的调味品用量；少食或不食含钠盐量较高的各类加工食品，如咸菜、火腿、香肠及各类炒货；增加蔬菜和水果的摄入量；肾功能良好者，使用含钾的烹调用盐。

2. 控制体重 随着我国社会经济发展和生活水平提高，人群中超重和肥胖的比例与人数均明显增加。在城市中年人群中，超重者的比例已达到 25%~30%。超重、肥胖是导致血压升高的重要原因之一，而以腹部脂肪堆积为典型特征的向心性肥胖还会进一步增加高血压等心血管与代谢性疾病的风险，腰围 90cm（男性）或 85cm（女性），发生高血压的风险是腰围正常者的 4 倍以上。适当降低升高的体重，减少体内脂肪含量，可显著降低血压，如肥胖者体重减轻 10kg，收缩压可下降 5~20mmHg。衡量超重和肥胖最简单和常用的生理测量指标是体重指数（BMI）和腰围。BMI＝体重（kg）/〔身高（m）的平方〕和腰围。BMI 反映全身肥胖程度，腰围主要反映向心性肥胖的程度。正常 BMI 为 18.5~23.9kg/m²；超重的 BMI 为 24~27.9kg/m²，提示需要控制体重；肥胖的 BMI 为 28kg/m²，应减重。成年人正常腰围 <90/85cm（男 / 女），如腰围 90/85cm（男 / 女），同样提示需控制体重。

最有效的减重措施是控制能量摄入和增加体力活动。在饮食方面要遵循平衡膳食的原则，控制高热量食物（高脂肪食物、含糖饮料及酒类等）的摄入量，适当控制主食（碳水化合物）摄入量，强调低脂、低碳水化合物的饮食；在运动方面规律的、中等强度的有氧运动是控制体质量的有效方法。减重的速度可因人而异，但首次减重最好达到 5kg 以上，通常以每周减重 0.5~1kg 为宜。对于非药物措施减重效果不理想的重度肥胖患者，应在医生指导下，使用减肥药物控制体重。

3. **合理饮食** 减少膳食脂肪，营养均衡，控制总热量。补充适量优质蛋白质，总脂肪 < 总热量的30%；饱和脂肪 < 热量的10%；食用油，包括植物油（素油）每人 <25g/d，瘦肉类 50~100g/d，奶类 250g/d。

每人每周可吃蛋类 3~4 个，鱼类每周 3 次左右，少吃糖类和甜食。建议减少食用含脂肪高的猪肉，增加含蛋白质较高而脂肪较少的禽类及鱼类。多吃蔬菜和水果，新鲜蔬菜 400~500g/d，水果 100g/d。研究证明增加蔬菜或水果摄入，减少脂肪摄入可使收缩压和舒张压均有所下降。素食者比肉食者有较低的血压。饮食应以素食为主，适当的肉食摄入最理想。

4. **戒烟** 彻底戒烟，避免被动吸烟。吸烟是一种不健康行为，是心血管病和癌症的主要危险因素之一。被动吸烟也会显著增加心血管疾病危险。吸烟可导致血管内皮损害，显著增加高血压病患者发生动脉粥样硬化性疾病的风险。戒烟的益处十分肯定，而且任何年龄戒烟均能获益。烟草依赖是一种慢性成瘾性疾病，不仅戒断困难，复吸率也很高。因此，医生应强烈建议并督促高血压病患者戒烟，宣传吸烟危害与戒烟的益处。为有意戒烟者提供戒烟帮助，一般推荐采用突然戒烟法，在戒烟日完全戒烟，戒烟咨询与戒烟药物相结合，并鼓励患者寻求药物辅助戒烟（使用尼古丁贴片或安非他酮），同时也应对戒烟成功者进行随访和监督，避免复吸。公共场所应禁烟，避免被动吸烟。《尼古丁依赖程度评估表》有利于患者和医生评判依赖程度和确定进一步治疗方案（表 4-13）。

表4-13 尼古丁依赖程度评估表

评估内容	0分	1分	2分	3分	自我评分
早晨醒来后多长时间吸第 1 支烟？	>60min	31~60min	6~30min	5min 以内	
您是否在许多禁烟场所感到很难控制吸烟的需要？	否	是			

评估内容	0分	1分	2分	3分	自我评分
您最不想放弃的是哪一支烟？	其他时间	早晨第一次			
您每天吸多少烟？	10支	11~20支	21~30支	31支	
您是否在早晨醒来后的第1小时内吸烟最多？	否	是			
如果您患病卧床是否还会吸烟？	否	是			

注：1~3分为尼古丁轻度依赖。建议使用戒烟辅助药，或靠毅力戒烟。

4~6分为尼古丁中度依赖。建议使用戒烟辅助药。

>7分为尼古丁重度依赖。建议使用戒烟辅助用药联合心理治疗。

5. **限制饮酒** 虽然少量饮酒后短时间内血压会有所下降，但长期少量饮酒可使血压轻度升高；过量饮酒则使血压明显升高。如果每天平均饮酒 >3 个标准杯（1 个标准杯相当于 12g 酒精），收缩压与舒张压分别平均升高 3.5mmHg 与 2.1mmHg，且血压上升幅度随着饮酒量增加而增大。大量饮酒可导致血压增高，诱发心脑血管事件发生。因此不提倡用少量饮酒预防冠心病，而且饮酒可增加服用降压药物的抗性。所有患者均应控制饮酒量，每日酒精摄入量不应超过 25g（男性）、15g（女性），即葡萄酒小于 100ml，或啤酒小于 250ml，或白酒小于 50ml；女性则减半量，妊娠妇女不饮酒。不提倡饮高度烈性酒。世界卫生组织对酒的新建议是：酒，越少越好。

6. **体育运动** 一般的体力活动可增加能量消耗，对健康十分有益。而定期的体育锻炼则可产生重要的治疗作用，可降低血压、改善糖代谢等。因此，建议每天应进行 30 分钟左右的适当的体力活动，而每周则应有 5 次以上的有氧体育锻炼，如步行、慢跑、骑车、游泳、做健美操、跳舞或非比赛性划船等。即"三、五、七"。三指 3km，30 分钟以上，一次走完最好，两三次走完也可以；五指每周运动五次左右，如能每天都运动就是有规律的健身运动，最为理想；七指运动剂量达到中等量运动，中等量运动是指运动中的心率达到（170- 年龄）次 /min。例如，65 岁运动时的心率 =170-65=105 次 /min。典型的运动计划包括三个阶段：①5~10 分钟的轻度热身活动；②20~30 分钟的耐力活动或有氧运动；③放松阶段，约 5 分钟，逐渐减少用力，使心脑血管系统的反应和身体产热功能逐渐稳定下来。运动的形式和运动量均应根据个人的兴趣、身体状况而定。

7. **减轻精神压力，保持平衡心理** 心理或精神压力引起心理应激，即人体对环境中心理和生理因素的刺激作出的反应。长期、过量的心理反应，尤其是负性的心理反应显著增加心血管疾病风险。精神压力增加的主要原因有过度的工作和生活压力及病态心理，包括抑郁症、焦虑症、A 型性格（一种以敌意、好胜和妒忌心理及时间紧迫感为特征的性格）、社会孤立和缺乏社会支持等。应采取各种措施，帮助患者预防和缓解精神压力及纠正治疗病态心理，必要时建议患者寻求专业心理辅导或治疗。

8. 监测血压　易患高血压人群，每 6 个月测血压一次。提倡家庭自测血压。利用各种机会性筛查测量血压。易患人群包括：①血压高值［收缩压 130~139mmHg 和 / 或舒张压 85~89mmHg］；②超重［体重指数（BMI）24~27.9kg/m²］或肥胖（BMI>28kg/m²）；或腹型肥胖：男性腰围 90cm（2.7 尺），女性腰围 85cm（2.5 尺）；③高血压家族史（一、二级亲属）；④长期高盐膳食；⑤长期过量饮酒［每日饮白酒 100ml（2 两）］；⑥年龄 55 岁。

（三）就诊时遇到下列情况需进行双向转诊

1. 社区初诊转出条件——可疑继发性高血压　以下几种情况应警惕继发性高血压的可能，应及时转上级医院进一步检查确诊：①合并严重的临床情况或靶器官损害；②患者年轻且血压水平高达 3 级；③怀疑为继发性高血压；④妊娠和哺乳期女性；⑤怀疑白大衣性高血压的可能，需明确诊断者；⑥因诊断需至上级医院进一步检查。

2. 社区随诊高血压转出条件　①按治疗方案用药 2~3 个月，血压不达标；②血压控制平稳的患者再度出现血压升高并难以控制；③血压波动较大，临床处理有困难者；④随访过程中出现新的严重的临床疾病；⑤服降压药物后出现不能解释或难以处理的不良反应；⑥高血压伴发多重危险因素或靶器官损害而处理困难。

3. 上级医院转回基层社区的条件　①高血压诊断已明确；②治疗方案已确定；③血压及伴随临床症状已控制稳定。

（丁　静）

八、筛查

（一）教学目标

掌握疾病筛查的定义，筛查的适应范围；熟悉筛查的流程，筛查量表的编制，筛查效果的评价；了解筛查的种类，筛查和诊断的区别。

（二）教学内容

1. 筛查的定义　筛查是采用快速的检验、检查或其他措施，在目标人群中将可能患病或有缺陷但表面健康的人同真正无病或无缺陷的人区别开来。筛查是常用的全科医疗实践方法之一。现在很多疾病在出现可见的临床症状前，会出现一些可识别的异常特征，如肿瘤早期标志物、血脂、血糖、血压升高等，对这些具有异常特征的人群采取措施，防止疾病的发生或延缓、阻止疾病的进展，达到预防疾病，提高治疗效果，提高个人生活质量的目的。筛查所用的方法称为筛查试验，包括常规体格检查、问卷调查、物理学检查、实验室检验和分子标志物检测等。

筛查和诊断是疾病防治过程中的不同环节。筛查是从表面健康的人群中将处于疾病风险、临床前期或临床期的人同真正无病的人分开。诊断是医务人员通过详尽的检查及调查等方法收集信息，经整理分析后对患者病情进行基本认识和判断，其主要目的是对患者病情作出及时、正确的判断，用于指导治疗。筛查不是诊断，对筛查结果阳性的人需要尽快通过诊断来排除患病或确诊后进行合理的治疗。

2. 筛查的目的 在社区实践中，疾病筛查的主要目的有两个。

（1）通过筛查早期发现可疑患者，做到早诊断、早治疗，延缓或阻断病情的发展，提高疾病的治愈率，改善预后，实现疾病的二级预防。

（2）通过筛查发现高危人群，对高危人群采取措施，预防或延缓疾病的发生，降低疾病的发病率，实现疾病的一级预防。随着社会的发展，居民对健康越来越重视，筛查用于疾病的一级预防也越来越广泛。

此外，筛查还可以用来早期识别疾病，帮助了解疾病的自然史等。

3. 筛查的适用范围 社区预防是全科医疗非常重要的任务之一，疾病筛查是全科医生的基本技能，它对于预防疾病发生，及时控制疾病发展、降低治疗费用、合理利用卫生资源和提高居民生活质量等都具有重要作用，是全科医疗服务的重要手段。可以说，筛查适用于所有人和大多数疾病，尤其是慢性非传染性疾病。

4. 筛查的原则 制订社区筛查计划时应遵循以下原则。

（1）所筛查的疾病是当地重大的公共卫生问题：疾病在社区中的发病率高，影响面广，如果未及早发现可能会造成严重后果。针对这类疾病的筛查更容易得到政府和居民的重视和支持，筛查工作更易于开展，而且能取得较好的社会效益和经济效益。

（2）对所筛查的疾病或状态自然史有比较清楚的了解：疾病有足够长的可识别临床前期和可识别的临床前期标识，且这种标识有较高的流行率。只有对疾病的自然史有明确的了解，才能准确预测筛查可能取得的效益，盲目筛查是不可取的。

（3）所筛查的疾病具备有效的预防或治疗方法：筛查的目的是发现高危人群预防疾病的发生或早诊断早治疗疾病，因此对所筛查的疾病或状态的预防治疗效果及其副作用要有清楚的认识，否则不合适作筛查。

（4）有适当的筛查方法：首先目标疾病要有易于被健康人群接受的筛查方法，筛查的方法要快速、简便、安全和经济。其次，筛查方法有良好的灵敏度和特异度。灵敏度又称敏感度或真阳性率，是指真正患病的人中筛查结果为阳性的人所占的比例，用于评价筛查试验能将实际有病的人正确判断为患者的能力。特异度也称真阴性率，是指未患病的人中筛查结果为阴性者所占的比例，用于评价筛查试验能将实际无病的人正确判断为不是患者的能力。灵敏度和特异度是评判筛查方法的重要指标。

（5）对筛查阳性者有进一步确诊的方法与条件：筛查试验不是诊断试验，对筛查阳性的人应尽快进行确诊，以便采取相应的处理措施。如果所筛查的疾病没有确诊的方法或本地区不具备进一步确诊的条件就暂时不适合对该疾病进行筛查。

5. 筛查的种类 根据筛查范围，筛查可分为群体性筛查和个体性筛查。群体性筛查是针对目标人群，采用一定的筛查方法，发现本地区患病率较高的某些疾病的可疑患病人群，以便对这些人进行早诊断、早治疗，尽可能提高人群的健康状况；个体性筛查是针对个体的健康危险因素，对其易患的疾病进行筛查，主要目的是早期发现该个体所患的疾病，进行早诊断和早治疗。

根据筛查的组织方式，筛查可分为主动筛查和机会性筛查。主动筛查是组织宣传介绍，动员居民进行集中检查；机会性筛查是将日常性的医疗服务与目标疾病的患者筛查服务结合起来，在患者就医过程中，对具有高危因素的人群进行筛查。

根据筛查的目的，筛查可分为预防性筛查和治疗性筛查。预防性筛查是发现疾病的高危人群，实现疾病的一级预防；治疗性筛查是发现早期可疑患者，做到早诊断，早治疗，实现疾病的二级预防。

6. 筛查流程与筛查计划确定

（1）健康危险因素评估：无论是群体性筛查还是个体性筛查，首先需要收集相关资料进行健康危险因素评估。对个体的筛查首先要收集个体的年龄、性别、职业、既往史、家族史等健康相关资料，对这些资料进行综合分析，才能制订出有针对性的筛查计划。

（2）确定筛查目标疾病，拟定筛查计划：根据筛查对象的健康危险因素，评价筛查对象是哪些常见疾病的高危人群，充分考虑现有的筛查方法及筛查对象的综合情况，确定需要重点筛查的疾病或危险因素，拟定疾病筛查计划。

（3）编制筛查计划表，实施筛查：根据筛查计划编制筛查计划表。筛查计划表中应包括姓名、性别、出生年月、职业等基本信息及筛查项目、每个筛查项目间隔时间等。筛查检查结果记入个人健康档案，作为个人连续健康监测资料。

（4）筛查评价：对筛查进行效果评价，为进一步改进提供依据。筛查效果的评价主要包括收益、检出者的预后、经济效益等。收益是指经过筛查后能使多少原来未发现的患者得到诊断和治疗。为了提高筛查的效果，首先应选择患病率高的人群进行筛查，这样既可以发现较多的患者，又可以提高筛查试验的阳性预测值，提高筛查的收益；其次可选择灵敏度高的试验方法，筛查试验的灵敏度越高，其阳性率也就越高，能检出更多的可疑患者。必要的时候可以采用多种筛查试验检查同一对象，以提高筛查试验的灵敏度和特异度。通过比较筛查与非筛查人群的病死率、死亡率、生存率等对筛查的生物学效果进行评价。此外，还要对筛查的经济效益进行评价，原则上一项好的筛查计划要求发现和确诊的患者尽可能多，而投入的卫生资源尽可能少。

（三）筛查的教学方法

1. 讲授法　通过理论讲授，主要向学员讲清筛查的定义、筛查的注意事项、筛查方法选择的原则、筛查效果评价等相关知识。

2. 社区示教　通过社区实践，让学员学会针对不同的个体或人群，制订合理的筛查计划，能对筛查效果进行评价。

（四）筛查教学注意事项

1. 教学要有针对性　教学内容和方法要针对不同的学员，开展教学前应对学员的知识基础、学习需求，对教学内容的了解和熟悉情况进行调查，在教学过程中进行有针对性的教学，提高教学的效果。

2. 教学目标明确　筛查是社区疾病防控工作的重要手段，它对于提高人群健康状况，预防和减少疾病对人群健康危害，预防和控制慢性非传染性疾病，提高人群生活质量等具有重要意义。教学的重点放在筛查方法的选择和实施，教会学员在社区卫生工作中制订合理的筛查方案并组织实施，在实施过程中及实施后能对本次筛查计划进行正确的评价，为今后的筛查工作积累经验。

（张　丹）

教学案例 4-15　筛查教学实例

（1）教学目标：个人筛查方案的确定

掌握筛查项目选择的依据，熟悉个人健康危险因素的评价，学会制订个人疾病筛查计划。

（2）病例分析

病例摘要

李某，女，47 岁，干部。因"胸闷、气短、心慌、乏力 3 天"就诊。心电图示，心率 78 次 /min，心律不齐。近 1 个月睡眠欠佳，晚上不能自然入睡，服"安眠药"方能入睡。2 年前患颈椎病，吃过很多药（具体不详），无明显效果。全身关节酸痛，曾到多家医院就诊，未发现器质性疾病。医生诊断为骨质疏松，吃"钙片"，症状无明显缓解。

经询问，李某述最近几年一直觉得疲劳，心情烦躁，有时觉得生活太乏味、单调，没有意思。了解李某的家庭情况，女儿正准备考大学，李某担心她考不上。李某的父亲 1 年前患了偏瘫，主要靠李某照顾。李某的婆婆有糖尿病，血糖控制得不好，也需要照顾。李某的丈夫是单位的一把手，整天忙于开会，很少回家吃饭，家里的事一点指望不上，近段时间李某听说丈夫有外遇。李某没什么知心朋友，晚上主要靠电视来打发时间。

病例分析

综合李某的情况可以确认李某目前处于围绝经期。李某明显的精神紧张、心慌等反应可能是该期一种表现。绝经过渡期，也称围绝经期，是每个妇女都会经历的生理时期，指正常女性 45 岁左右从卵巢功能开始衰退直至绝经后 1 年内的时期。这个时期女性机体会出现一系列的生理和心理变化，如月经紊乱、潮红、出汗、心悸、易激动、失落感、抑郁和注意力不集中等症状。围绝经期症状受社会环境和个性特征的影响，个体差异很大。大多数妇女能很好地适应这种变化并保持良好的健康状况，顺利地渡过此期。少数妇女在此阶段会出现比较明显的生理和心理症状，甚至影响正常的工作和生活。因此围绝经期妇女尤其需要加强健康管理和必要的医疗干预。

针对李某的情况，除了进行必要的常规检查外，还可以进行心理测试。经检查，李某的血压、血糖均无异常。全科医生围绕其家庭和工作进行开放式和封闭式问诊，未发现器质性疾病，心理测试也无明显异常。全科医生结合李某的年龄、性别、必要的检查结果及家庭状况综合分析，认为李某的问题主要是围绝经期和家庭导致的轻度紧张和焦虑，心律不齐是围绝经期问题的表现之一。

全科医生针对李某的情况，针对其面临的女儿考大学问题和丈夫工作忙的问题进行心理疏导和指导，针对父亲的偏瘫和婆婆的糖尿病防治和康复进行健康教育，使其对自己和家人的健康问题有正确的评价，缓解患者的焦虑，指导其改变行为和生活方式，并在医生的指导下适当补充激素缓解围绝经期症状。

作为全科医生除解决患者的现有问题外，还需要根据患者的情况为其选择适当的筛查项目对患者易患的疾病进行筛查，提供预防为导向的健康照顾。

针对个人制订的有针对性的疾病筛查方案也称为周期性健康检查。周期性健康检查是全科医生根据来就诊患者的年龄、性别、职业等健康危险因素设计的，有针对性的疾病筛查计划。全科医生设计周期性健康检查的主要依据包括：①本年龄阶段易发的慢性病，如中老年人高血压、糖尿病等应列入首选；②所筛查的疾病在无症状期诊治可以大大减少发病率和死亡率，如宫颈癌等；③所筛查的疾病在无症状期治疗可以取得更好的效果，如乳腺癌等；④受检者是所筛查疾病的高危人群；⑤尽可能采用经济的无创性检查方法，如通过大便隐血筛查结肠癌。因此，要制订个性化的疾病筛查计划首先要了解所在地区人群疾病的流行病学特点和个人的疾病危险因素。

个体筛查的实施过程如下。

首先询问个人健康史。询问个人健康史的主要目的是筛查疾病危险因素或潜在的健康问题。询问的主要内容围绕位于我国人群死因谱和疾病谱前列的疾病，如心脑血管疾病、恶性肿瘤等的危险因素。此外，还包括吸烟、酗酒、运动情况、日常饮食、卫生习惯、职业环境状况、生活环境状况、精神卫生状态、家庭疾病史和近期的体格检查结果情况等。

根据询问个人健康史，制订个性化的疾病筛查方案。针对该患者，根据其性别年龄特点及个人目前健康状况，可选择以下筛查项目。

①测量血压：高血压是我国人群患病率最高的心血管疾病，不仅患病率高，而且可引起严重的心、脑、肾并发症，是脑卒中和冠心病的主要危险因素。且该患者的父母有脑卒中，因此该该患者是高血压等心脑血管疾病的高危人群，应加强对其血压的监测。

②测量身高和体重：体重和身高的测量是为了发现超重和肥胖。超重和肥胖是糖尿病、高血压、冠心病、高脂血症、胆囊炎、胆石症、脂肪肝等慢性病的危险因素。

③测量血糖：糖尿病是初级保健门诊最常遇到的内分泌代谢性疾病，是心脑血管疾病、高血压的主要原因。糖尿病患者中发生冠心病、脑卒中、失明等严重并发症者比非糖尿病人群高 2~3 倍以上。

④乳腺检查：早期发现的乳腺癌治疗效果好，生存率高，对患者生活质量影响小，此患者为 47 岁的女性，乳腺增生、乳腺癌等乳腺疾病是该年龄人群的常见病，可考虑进行乳腺放射检查。

⑤宫颈涂片：子宫颈癌是常见的女性恶性肿瘤之一，发病率占女性生殖器恶性肿瘤的第一位。宫颈癌早期发现、早期诊断、早期治疗可以大大降低死亡率。该患者为 47 岁

女性，是宫颈癌的高危人群，因此应定期进行宫颈涂片检查。

⑥甲状腺功能检查：绝经期妇女是甲状腺功能减退的高危人群。该患者需定期进行甲状腺功能检查。

⑦必要时可对患者进行心理测试。

九、综合性照顾与临终关怀

（一）教学目标

掌握综合性照顾的含义，临终关怀的工作内容；熟悉临终关怀的原则；了解临终关怀的目的。

（二）教学内容

1. 综合性照顾　全科医生的服务对象包括全体人群，不分年龄、性别、疾病；服务内容融医疗、预防、保健、康复、计划生育技术服务、健康教育与健康促进于一体；服务层面涉及生理、心理和社会文化等；服务范围涵盖个人、家庭和社区；服务手段包括对服务对象有利的各种方式，如现代医学、传统医学、替代医学等。患者的健康问题往往不是单一的，可能既有急性问题、又有慢性问题，既有生理性问题、也有社会心理性问题，既可能是单个组织器官受损、也可能有多个组织器官受损，因此，全科医生需要把患者看成一个整合，在全面了解患者的基础上，提供综合性照顾。综合性照顾是全科医疗的基本特征之一，是全科医学全方位、立体性的体现。

综合性照顾要求全科医生不仅具备扎实的生物医学知识技能，也需具备极强的人文精神和相关人文社会学知识技能。首先，全科医生需要树立生物－心理－社会医学模式观，在生物－心理－社会医学模式的指导下，综合评估患者生理、心理和社会三方面的健康问题，为患者提供全方位健康照顾服务。其次，全科医生要具备预防为主的观念，不仅处理患者现有的问题，还要对患者的健康状况进行全面评估和管理，为患者及其家庭提供预防服务，减少健康问题的发生。需要对患者进行健康教育和健康咨询，改变居民的健康观念，让居民为维护和促进自己和他人的健康承担应有的责任。再次，全科医生要能进行有效的医患沟通，建立良好的医患关系，改善居民的就医和遵医行为。此外，全科医生还需要具备终身学习的精神，医学是不断发展的学科，医学知识在不断地更新，要为居民提供优质的全科医疗服务，全科医生必须不断更新知识，掌握医学发展的前沿，利用医学科学的新进展为居民提供最适宜的综合性健康照顾。

2. 临终关怀　临终关怀是全科医生提供综合性照顾的体现，是近代医学领域中新兴的边缘性交叉学科，是社会的需求和人类文明发展的标志。临终关怀也称善终服务、临终照顾等，是指对临终的患者及其家属提供生理、心理、社会的全方位支持和照顾，以提高患者临终阶段的生活质量。临终关怀是以提高患者生命最后阶段的生活质量为目标，通过消除或减轻患者疼痛等生理症状，排解心理和精神问题，使患者能够宁静地面对死亡。同时，临终关怀还能够帮助病患家人减轻压力。临终关怀强调患者和其家属的情感、心理、社会、经济和精神需要。临终关怀的目的既不是治疗疾病或延长生命，也不是加速死亡，而是通过对症治疗、家庭护理、缓解症状、控制疼痛、减轻或消除患者的心理负担和消极情绪，改善个人临终阶段的生活质量，患者的尊严是临终关怀最为关心的问题。临终关怀常由医生、护士、社会工作者、家属、志愿者及营养学和心理学工作者等人员共同参与实施。

（1）临终关怀的目的：①为临终患者提供选择死亡的地方，给予最舒适的服务和照顾，减少肉体的疼痛；②提供姑息照顾，辅助患者接纳临终的事实，安详地走完人生最后一程；③给予患者身心关怀，身体方面关怀包括增进舒适，减轻痛苦；心理方面关怀包括协助患者与家属渡过濒死的过程，接受疾病与死亡、家人有效互动，正确面对死亡；遗嘱的辅导支持等。

（2）临终关怀的基本原则：①护理为主的原则。临床关怀的服务对象主要是生命即将结束，疾病治愈无望的患者。临终关怀应采取以对症治疗为主的照护，而不是以康复为目的的治疗。通过对患者身心照护，减轻患者的病痛，提高临终阶段的生活质量，维护患者的尊严。②适度治疗的原则。临终关怀主张以控制症状、减轻患者痛苦为目标的支持性、姑息性治疗，而不主张采用以延长患者的生命为目的的昂贵的治疗，给患者带来身体和心理的痛苦，给家属增加经济负担。③注重心理的原则。注重心理关怀和支持是临终关怀的重要原则。患者由于疾病的折磨，因对死亡的恐惧、对亲人的牵挂等原因，其心理状态和行为反应复杂多变，通过心理关怀和支持，帮助患者缓解或消除焦虑和恐惧，使患者能较安详、平静地接受死亡的来临。④伦理关怀的原则。随着生物医学技术的发展，现代医学可以运用多种手段维护患者的生命，甚至使其长期维持无意识生命状态，但此时患者的生命已失去了意义，这样做可能违背患者本人意愿，也给患者家属造成经济负担。因此，临床关怀应尊重患者本人的意愿，维护患者的尊严，提供符合生命伦理原则的关怀与照顾。⑤社会化原则。临终关怀是一项社会化系统工程，需要全社会共同参与，需要大力开展临终关怀的宣传教育，使大家以科学的态度正确对待死亡，理解临终关怀，动员全社会共同关心、参与和支持临终关怀。

（3）临终关怀的内容：①临终生理关怀。根据临终患者的病痛和各种症状，制订相应的护理方案，较多开展的项目是疼痛的控制和各种护理。②临终心理关怀。比起生理关怀而言，临终患者更需要心理关怀，要关注患者的情绪变化，以诚待人，耐心地劝导患者正确对待疾病，帮助患者调整情绪，帮助他们排除干扰，消除恐惧心理，使他们在最佳心态下接受临终照护，提高生活质量，在充满温情的气氛中安详、平静地离去。③临终生活关怀。保持室内空气新鲜、整洁、充满生活气息；做好日常护理；保持床铺清洁和卧位舒适；鼓励患者补充营养，少食多餐。④对临终患者家属关怀。患者家属从其生病开始直到死亡乃至死后一段相当长的时期，被焦虑、忧伤、痛苦所困扰，由于大量体力和精力的消耗，家属在生理和心理上也是极度虚弱、极易患病。因此，全科医生还需要对患者家属进行安慰和疏导，帮助其以一定的方式宣泄情绪，及时做好心理疏导，使其尽快步入正常生活。

（三）教学方法

1. 案例教学法　选择合适的慢性病病例，组织学员对病例进行充分讨论，教师引导学员对案例进行综合评估和分析，提出综合性策略和措施。

2. PBL 教学法　创设一个情景，由学员自主收集信息和资料，去发现问题、分析问题，最终提出解决问题的综合性照顾方案。

（四）教学注意事项

1. 促进学员生物 – 心理 – 社会医学模式观的建立　生物 – 心理 – 社会医学模式的建立是为居民提供综合性照顾的基础。因此，综合性照顾的教学重点是使学员树立综合医学模式观，培养学员在面对患者，关注患者生理疾病的同时也关注患者心理和社会的健康问题，综合分析患者的心理和社会状况与其生理健康之间的关系。让学员能有意识地关注患者的家庭及其所在社区影响健康的因素，采取综合性措施来解决患者的健康问题。

2. 强化预防为主观念　综合性健康照顾要求全科医生为居民提供融预防、医疗、保健、康复、计划生育技术服务、健康教育与健康促进为一体的基层卫生服务。预防是社区卫生服务工作的重要内容。当下威胁人类的主要健康问题是慢性非传染性疾病，此类疾病的病程长，并发症多，目前医学还没有找到有效方法完全治愈。要减少慢性非传染性疾病对居民健康的危害，必须要加强疾病的预防。全科医生只有树牢预防为主的观念，才能为居民提供综合性健康照顾。

（张　丹）

教学案例 4-16　综合性照顾教学实例

1. 教学目标　高血压患者的综合性照顾。

掌握高血压的连续性管理内容，熟悉高血压的治疗方法、高血压患者及家庭的健康教育。

2. 病例分析

（1）病例摘要

王某，男性，52 岁，工人。高血压病病史 10 余年，服用 2 种降压药，具体不详，但服药不规律，血压控制在 150/90mmHg 左右。吸烟 20 支 /d。近 1 年来出现过数次胸闷、心前区不适，曾多次到医院门诊和急诊就诊。心电图提示 ST 段压低，T 波倒置，提示心肌缺血。心脏超声提示左心室壁增厚。心脏专科医生诊断为冠心病，予以硝酸甘油、阿司匹林和丹参治疗。近半年来胸闷发作次数增多，血压也上升至 160/95mmHg 左右。心脏专科医生建议王某住院行冠状动脉造影，如冠状动脉狭窄需要置入支架，并增加一种降压药物。

（2）面对前来就诊的患者，全科医生的任务是什么？

作为全科医生，面对患者的首要任务是对患者现在的健康问题进行全面评估。全面评估患者的问题，首先要求全科医生树立生物－心理－社会医学模式观。生物－心理－社会医学模式是根据系统论建立起来的。在这个系统框架中，可以把健康或疾病理解为从分子、细胞、组织系统到人的个体，以及由个体、家庭、社区、人类社会构成的相互联系的复杂系统。在这个系统中，疾病的表现形式不再是简单的线性因果模型，而是互为因果、协同制约的立体化网络模型。健康反映为系统内、系统间的高水平协调。恢复健康不是回到病前状态，而是达到一种与病前不同系统的新协调。生物－心理－社会医学模式是生物医学模式的补充和发展，它不是以心理和社会因素取代生物因素，也不否定生物因素的重要作用，而是恢复了心理和社会因素在医学研究系统中应有的位置。生物－心理－社会医学模式把生物、心理和社会因素作为一个三维坐标系，在重视生物因素的前提下，把人的健康问题置于社会系统中去理解。因此，呈现在全科医生面前的不仅仅是作为健康与疾病载体的人体，而是活生生的人。人的健康与疾病离不开社会、心理因素的影响，因此需要把人置于社会关系中去考虑，把健康问题看作一个社会性问题。维护健康不能仅仅采用生物学措施，而要在经济和社会支持的前提下采取综合性措施，才能真正有效地维护个人及群体的健康。

针对此患者，作为全科医生除了要详细了解患者症状和体征等生物学信息，还应进一步了解患者的家庭和社会背景，将患者的健康问题放到家庭和社会背景中进行全面评估。经过问诊，全科医生可了解到，患者性格内向，近半年来出现睡眠差，常感觉担心、焦躁。因为妻子已下岗多年，女儿正在上大学，患者是家庭的主要经济支柱。近半年单位正在进行资产重组，患者可能面临下岗，特别担心家庭收入减少影响女儿学习。现在又听医生说患了冠心病，不仅要增加药物，还可能需要手术放置支架，费用昂贵，因而更加焦虑。该患者的主要问题是原发性高血压，由于家庭和工作的压力，患者长期处于焦虑等不良心理状态，这种心理状态不利于血压控制。由于对高血压认识不足，未坚持规范的高血压治疗。根据患者的现状，全科医生可对该患者采取如下处理措施：①向患者详细介绍高血压的危险因素及并发症，让患者坚持规律服药控制血压；②对患者进行心理疏导，让其倾诉内心感受，给予其支持鼓励，病给予适当的缓解焦虑的药物；③劝患者改变不良的行为和生活方式，帮助其戒烟，减少食盐的摄入，为患者制订运动处方，进行适当的体育锻炼。

高血压是一种慢性病，与遗传、饮食及情绪等有着密切的关系，需要长期用药物予以控制，同时还会产生心脏、血管等多种靶器官的损害。因此，全科医生除了要处理患者的现患问题外，还要对慢性健康问题进行长期管理，要与患者一起制订高血压的长期管理目标，有针对性地指导患者改变生活方式，定期随访血压、血糖、血脂，对高血压可能造成的靶器官损害进行监测，以便早发现、早处理。

现阶段人类健康的主要威胁来自慢性病，现代医学的主要任务是降低慢性病对人群健康的危害。作为一名全科医生，需要树立预防为主的观念。慢性病对健康的损害是长期的、不可逆的，目前的医疗技术尚不能彻底治愈慢性病，要真正减少慢性病的危害，提高人群健康状况，做好慢性病预防是性价比最高的方法。由于工作性质和方式的特点，全科医生是慢性病预防工作的重要承担者。人往往在生病时更关注健康信息，并作出维护自身健康的决定。因此，全科医生在应诊时不仅要处理患者现有的健康问题，还要对患者可能出现的健康问题进行预防，对患者进行常见慢性病如糖尿病、脑卒中、恶性肿瘤、呼吸系统疾病等预防的健康教育，为患者制订周期性健康检查计划，对患者的健康进行全面照顾和管理。

十、精神疾病的预防与控制

精神障碍是一类严重危害人民身心健康的疾病。据统计，中国目前有各种严重精神障碍患者约 1 600 万人，精神障碍所造成的负担在我国疾病总负担的排名中居首位，精神障碍不仅是一个重要的公共卫生问题，而且已成为一个突出的社会问题。《国家基本公共卫生服务规范（第三版）》中明确将重症精神病更名为"严重精神障碍"，并列入 13 项基本公共卫生项目，做好此类患者的"医院－社区"一体化服务与管理，使患者能够接受及时而有针对性的连续的随访治疗与康复指导是社区精神障碍防治医生义不容辞的任务。鉴于此，精神障碍带教工作也有别于其他科室带教的特点。

（一）教学目标

1. 知识目标　掌握精神障碍的概念、常见症状，严重精神障碍种类、危险因素，严重精神障碍筛查内容、分级、随访内容及常见抗精神病药物的不良反应，以及精神障碍的预防。

2. 技能目标　提高社区医生对精神障碍患者的筛查能力、管理能力、沟通能力及适时转诊能力。

（二）教学内容

1. 精神障碍的概念　精神障碍是一个临床概念，世界卫生组织推荐"精神障碍"所指的是"表现出思维、情绪、行为等方面的异常，导致个人主观痛苦或社会功能损害，并达到临床诊断标准"的任何精神方面的问题。其中严重者有精神分裂症等，轻型者如神经症（即神经官能症）、人格障碍乃至严重的失眠症等，都属于精神障碍的范畴。

2. 精神障碍的常见症状

（1）知觉障碍：知觉障碍是精神障碍患者最常见的症状之一，是许多精神障碍的主要症状，主要包括幻觉、感知综合障碍。

1）幻觉：幻觉是虚幻的知觉，是客观世界并不存在某种事物，而患者却能感知到这种事物的存在，有幻听、幻视、幻嗅、幻味、幻触、内脏性幻觉。

2）感知综合障碍：指患者对客观事物的感知从总体上说是正确的，但对这一客观事物的个别属性如大小、长短、粗细、形状、距离等感知反常；包括事物变形症、空间的知觉障碍、周围环境改变的感知综合障碍、对自身躯体结构方面的感知综合障碍。

（2）思维障碍：临床表现多种多样，一般分为思维形式障碍和思维内容障碍。

1）思维形式障碍：包括思维联想过程障碍（思维奔逸、思维迟缓、思维贫乏、思维松弛、破裂性思维、思维不连贯、思维中断、思维插入、思维云集、病例性赘述）和思维逻辑障碍（病理性象征性思维、语词新作、逻辑倒错性思维）两大部分。

2）思维内容障碍：主要为各种妄想，包括关系妄想、被害妄想、夸大妄想、特殊意义妄想、物理影响妄想等。

（3）注意、记忆与智能障碍

1）注意障碍：注意减弱，注意狭窄，注意增强。

2）记忆障碍：记忆增强，记忆减退，遗忘，错构，虚构。

3）智能障碍：精神发育迟滞，痴呆。

4）自知力丧失

（4）情感障碍：包括以程度变化为主的情感障碍，以性质改变为主的情感障碍，主要提示有脑器质损害的情感障碍。

1）以程度变化为主的情感障碍：情感高涨，情感低落，焦虑，恐怖。

2）以性质改变为主的情感障碍：情感迟钝，情感淡漠，情感倒错。

3）主要提示有脑器质损害的情感障碍：情感脆弱，激惹，强制性哭笑，欣快。

（5）意志行为障碍：意志增强、减退、缺乏，精神运动性兴奋、抑制，刻板动作，模仿动作，意向倒错，作态，强迫动作。

3. **严重精神障碍概念及危险因素**　《国家基本公共卫生服务规范（第三版）》中规定，严重精神障碍包括6大类，分别为精神分裂症、双相情感障碍、偏执性精神障碍（持久的妄想性障碍）、分裂情感性精神障碍、癫痫所致精神障碍、精神发育迟滞伴发精神障碍。其危险因素如下。

（1）既往有攻击、冲动行为或犯罪史，既往有严重自伤、自杀行为史，有药物、酒精滥用史。

（2）目前有明显的与被害有关的幻觉、妄想、猜疑、激越、兴奋等精神病性症状，有攻击性、威胁性语言或行为，有明显的社会心理刺激，有药物、酒精滥用史。

（3）缺乏较好的社会支持系统。

（4）具有冲动、判断力差、不成熟、情绪不稳、自控力差等性格特征或反社会型、冲动型人格障碍。

（5）早年不良家庭环境，遭受父母虐待。

4. **严重精神障碍的社区筛查**

（1）信息资源由患者家属、公安部门、居委会（或村委会）人员发现患者后及时报告所在各区县精神卫生中心和社区卫生服务中心、乡镇卫生院的精神病防治医生。

（2）信息资源由专网系统（包括公安部门专网、精神疾病专科医院的网报系统及基层政府网络系统）获得。

（3）教会学员利用《精神疾病筛查问卷》进行社区健康教育宣传或流行病学调查时发现目标人群。

（4）让学员知道社区精神病防治医生应充分利用本单位全科医生资源，加强对其精神障碍筛查知识的普及，收集其诊治慢性病过程中所发现的异常信息。

5. **严重精神障碍危害行为分级** 危险性评估分为 6 级。

0 级：无符合以下 1~5 级中的任何行为。

1 级：口头威胁，喊叫，但没有打砸行为。

2 级：打砸行为，局限在家里，针对财物。能被劝说制止。

3 级：明显打砸行为，不分场合，针对财物。不能接受劝说而停止。

4 级：持续的打砸行为，不分场合，针对财物或人，不能接受劝说而停止。包括自伤、自杀。

5 级：持管制性危险武器的针对人的任何暴力行为，或纵火、爆炸等行为。无论在家里还是公共场合。

6. **严重精神障碍患者随访** 纳入健康管理的患者，根据病情评估进行分类随访。随访目的是提供精神卫生、用药和家庭护理等方面的信息，督导患者按时服药，定期复查，防止复发，及时发现疾病复发或加重的征兆，给予相应处置或转诊，并进行紧急处理。

对原有病情评估，检查患者的精神状况，包括感觉、知觉、思维、情感和意志行为、自知力等；询问患者的躯体疾病、社会功能、服药情况及各项实验室检查结果等；并根据患者的精神症状是否消失，自知力是否恢复，工作、社会功能状况，以及患者是否存在药物不良反应或躯体疾病情况，对患者进行以下分类干预：

（1）病情不稳定者的随访：若危险性为 3~5 级或精神病症状明显、自知力缺乏、有急性药物不良反应或严重躯体疾病，建议对症处理后立即转诊到上级医院。必要时报告当地公安部门，协助送医院治疗。对于未住院的患者，在精神专科医生、居委会人员、民警的共同协助下，2 周内随访。

（2）病情基本稳定者的随访：若危险性为 1~2 级，或精神症状、自知力、社会功能状况至少有一方面较差，首先应判断是病情波动或药物疗效不佳，还是伴有药物不良反应或躯体症状恶化。分别采取在规定剂量范围内调整现用药物剂量和查找原因对症治疗的措施，2 周时随访，若处理后病情趋于稳定者，可维持目前治疗方案，3 个月时随访；未达到稳定者，应请精神专科医生进行技术指导，1 个月时随访。

（3）病情稳定者的随访：若危险性为 0 级，且精神症状基本消失，自知力基本恢复，社会功能处于一般或良好，无严重药物不良反应，躯体疾病稳定，无其他异常，则继续执行上级医院制订的治疗方案，3 个月时随访。

（4）每次随访根据患者病情的控制情况，对患者及其家属进行有针对性的健康教育和生活技能训练等方面的康复指导，对家属提供心理支持和帮助。建议有条件的地区增加对患者的服务次数（图 4-11）。

7. **严重精神障碍危重情况应急处置** 随访过程中，询问和检查有无出现暴力、自杀自伤等危险行为，以及急性药物不良反应和严重躯体疾病等现象。若有，对症处理后立即转诊，2 周内随访转诊情况（图 4-12）。

検査有无
危重情况发
生
・对患者进
行危险性评
估
检査患者
的精神症状
阳性症状
阴性症状
自知力
检査患者
躯体疾病
饮食情况
睡眠情况
社会功能
状况
相关实验室
检査

基本稳定 → 危险性1~2级或精神症状、自知力、社会功能至少一方面较差 → 病情波动或药物疗效不佳 → 在规定剂量范围内调整现用药物剂量2周时随访 → 稳定 → 继续现治疗方案3个月时随访

稳定 → 危险性0级且无其他异常 → 继续现治疗方案3个月时随访

不稳定 → 危险性3~5级或精神病症状明显、自知力缺乏，有急性药物不良反应或严重躯体疾病

伴有药物不良反应或躯体状态恶化 → 査找原因对症治疗2周时随访 → 无效 → 请精神专科医师进行技术指导1月时随访

対症治疗建议转诊2周内随访

指导患者和家属如何配合治疗
告诉家属出现何种异常应立即复诊
有针对性的康复指导
填写相应健康档案

如有危险休息，须立即转诊，2周内随访转诊情况

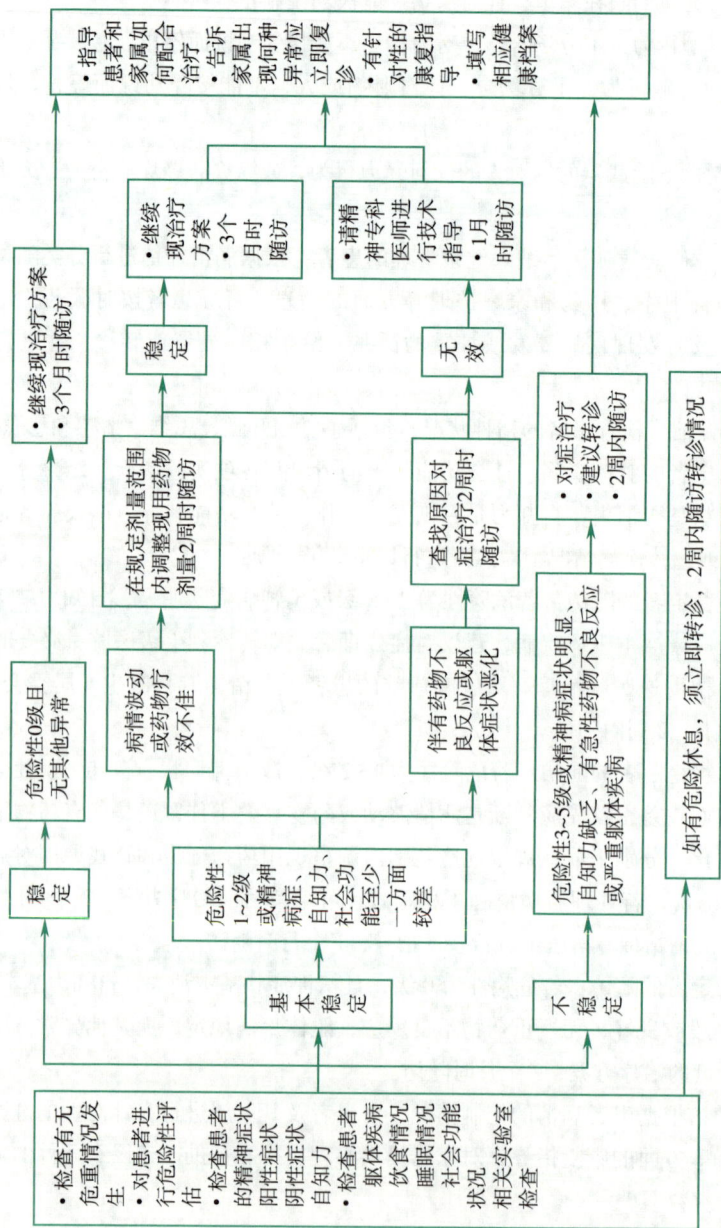

図4—11 随访流程

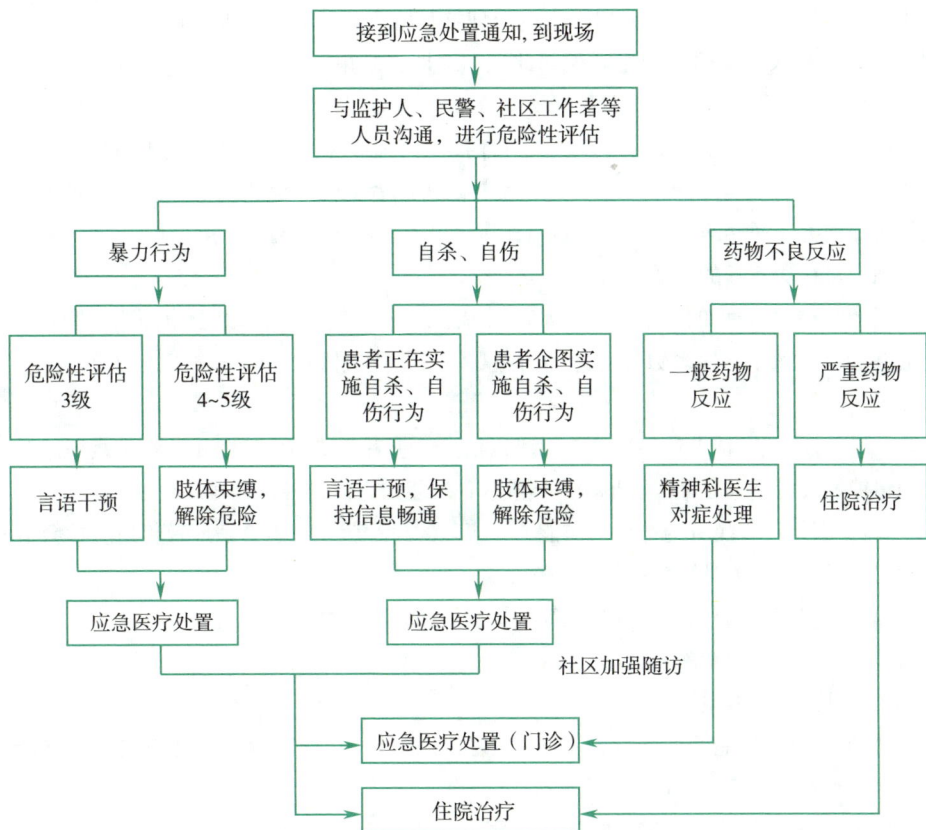

图 4-12　严重精神障碍应急处置流程

8. 提高与精神障碍患者沟通的能力　言语性沟通是指精神科专业性交谈，除此之外，非言语性沟通包括表情、姿势、动作、手势等在沟通过程中也起重要作用。与精神障碍患者沟通时要注意以下内容。

（1）环境安静，避免外界干扰，家属与亲友不宜在场。

（2）注意对患者的尊重、同情、理解、安慰及保证反应，如要注意不同性别、年龄的尊称。

（3）一般先进行开放启发式交谈，然后再针对性询问式交谈。如对严重抑郁的患者询问有关自杀的问题。

（4）讲话平和、清晰、中肯，尽量使用中性语言，避免笼统使用术语。

（5）精防医生对患者的情况选择恰当时机作出判断和给予指导，避免不良接触沟通方式，如敌意性应答。

（6）尊重精神障碍患者的隐私权，不议论对患者羞于启齿的言行或遭遇。不可任意谈论病情表现或议论患者缺陷、家事和不良预后等。

（7）当交谈完一个主题或整个交谈结束前，应与患者一起分析总结交谈的主题，复述重点、解答问题，让患者明白医生已经理解其所表达的意思，如有误解可及时澄清和纠正。并在结束交谈前应向患者说明此次沟通即将结束需填写有关记录争取患者合作，使有关项目填写得客观全面，避免遗漏。

9. **严重精神障碍患者的社区康复**　目前，由于多数精神障碍的病因不清楚，疾病的发生、发展、转归与结局不是很理想，精神障碍患者如何才能康复是摆在社区精神卫生工作者面前无法回避的大问题，也是精神障碍患者逐步回归家庭、回归社会重要步骤。

（1）社区康复目的

1）预防精神残疾的发生：早期发现患者给予及时充分治疗，结合全面康复措施，达到最好的治疗效果，使多数患者达到治愈和缓解，且巩固治疗防止复发，防止精神残疾的发生。

2）尽可能减轻精神残疾程度：对难以治愈的患者，要尽可能防止其精神衰退。对已出现精神残疾者，也应设法逐步提高其生活自理能力，以减轻精神残疾程度。

3）提高精神残疾者的社会适应能力：康复的过程就是使患者适应及再适应社会生活的过程，同时也减少对社会的不良影响。

4）恢复劳动能力：通过各种康复训练，使患者具有代偿性生活和工作技能，使其尚存的能力得以充分的发挥。

（2）社区康复相关措施

1）生活行为技能的训练：由居委会及社区医生指导，家属或监护人辅助患者进行日常生活技能如打扫卫生、做饭、购物等。

2）学习行为的技能训练：定期到精神障碍患者社区康复中心（在政府的扶持下由当地街道、乡镇负责组建）参加相应课程，学会正确表达意思和交流沟通技巧等。

3）就业行为的技能训练：针对长期病情平稳的患者，由居委会及街道负责进行相关职业培训，争取参加工作。

（3）社区康复治疗方法

1）心理治疗：是非常重要的社区康复内容，主要表现为医生用语言、表情、态度或动作来影响患者，从而调节患者的情绪和感受，改变他们对所患疾病的认识和态度。基本形式有集体治疗、个别治疗和行为治疗，均是通过现身说法，引导劝慰，解释鼓励，说服暗示，及自我调整等方法，来纠正和处理疾病继发的观念、情绪、行为的紊乱，建立正常心理和新的行为反应。

①个别心理治疗如医生在与患者交流时鼓励患者眼神接触，进行面部表情的训练，如微笑、点头等。训练患者用抑扬顿挫的声调进行流畅并有丰富词汇的语言交流。同时避免身体动作或姿势的僵硬呆板，对周围环境显示出协调的情感等。

②集体心理治疗，可以互相讨论，训练如何与人相处，提高交往的能力，有助于适应社会生活。

③行为治疗重视技能训练，鼓励患者勇于尝试，不要害怕失败，最终以就业为目标。

2）工娱治疗：阅读和影视治疗、体育活动、简单作业训练、工艺制作训练等。

3）物理治疗：激光、音乐等。

4）职业训练：评估、适应性、职业技能、庇护性就业、过渡性就业、工作安置、社会技能训练等。

（丁　静）

教学案例 4-17　精神障碍的预防与控制教学案例

（一）准备阶段

选择一份典型的精神分裂症患者病例，引导学员就此病例进行分析讨论。

病例摘要

杨某，女，30岁，身材苗条、面容姣好，毕业参加工作后，颇受单位男士们的"关注"。但近2年来，同事们渐渐发现小杨不再像以前那样梳妆打扮，穿着也不再得体，常常是邋邋遢遢的，身上也发出一阵阵浓烈的汗臭味，上班迟到早退，工作效率明显下降且总是出差错，对领导、同事与家人、朋友的关心、询问不理不睬，对年老多病的父母漠不关心，不论谁问她问题均回答极为简单。2个月前小杨开始无故摔砸东西，家人多次劝阻无效，其母亲为阻止无端砸碰，将其反锁在房间中，小杨奋力反抗破门而出，将其母亲打伤，家人无奈拨打110求助。在社区医生、居委会工作人员、民警的协助下将患者送至医院，经过1周治疗，诊断为精神分裂症。

既往史：既往体健。病前性格内向，少与人交流。家族中无精神障碍患者。

躯体检查与神经系统检查未发现异常。

精神检查：意识清楚，定向良好、仪态不整、衣脏发乱、接触被动、多痴笑。情感淡漠，无主动要求，思维贫乏，一般记忆、计算、判断及常识等尚好，自知力缺失。

诊断：精神分裂症。

治疗：利培酮（维思通）6mg q.d.。

（二）教学重点及教学难点

教学重点是让学员掌握精神分裂症的病因及临床表现，通过危险因素的判定进行危害行为分级。教学难点是精神分裂症的随访流程、随访内容，社会康复及常见的药品不良反应，提高现场自我保护和危重情况应急处置能力。

（三）教学实施

1. 展示病例

问："小杨奋力反抗破门而出，将其母打伤，家人无奈拨打110求助。"当时你作为社区精防科值班医生，接到110信息后如何处理？

答：接到应急处置后，医生应立即采取如下措施。

（1）询问事发地点，事件情况，准备相应物品，迅速出诊，必要时精防护士随同。

（2）到现场后，马上与监护人、民警、街道居委会或社区工作者等人员进行沟通，了解病情。

（3）进行危险性评估（该患者持续的打砸行为，针对财物和人，不能接受劝说而停止。危害行为分级为 4 级）。

（4）尝试语言说服，若持续打砸，可在民警配合下对其进行保护性肢体束缚，解除危险。

（5）应急医疗处置（地西泮注射液 10mg 肌内注射）

（6）送入精神病专科医院住院治疗。

（7）完善患者基础表格填写社区严重精神障碍患者健康档案，主要是记录患者自发病前后到目前的相关精神症状、心理变化、社会功能、健康状况等事件的档案，主要内容包括患者的一般情况资料、既往病史、发病诱因、诊疗情况、家族病史、目前症状、社区康复和管理等（见《转岗教材中卡 A 卡 B》）。

（8）上报新发病例。

2. 共同回顾复习精神分裂症的病因及临床表现（讲述法）

（1）病因：精神分裂症患者在病前即存在一些特殊的个性特征，如孤僻、内向、怕羞、思想缺乏逻辑性、好幻想等，称为分裂性人格。国内许多学者发现精神分裂症患者病前有 50%~60% 具有分裂性人格。自从 Rudin（1916）开始对精神分裂状的遗传学进行认真研究后，半个多世纪以来系统的家系调查证明，遗传因素在精神分裂症的发生中有一定作用。精神分裂症患者家属的患病率比一般居民高得多；且与患者的血缘关系愈近，患病率愈高，其中子女、同胞及父母分别 16.4%、11.5%~14.3%、9.2%~10.3%。但遗传在病理学上的作用是相对的而不是绝对的，临床上并不都是绝对的遗传性精神病。除遗传因素外，该病的发生还是人体生理、心理与环境体系中有关因素相互作用的结果。本患者没有家族遗传病史，考虑其发病与其分裂性人格相关。

（2）主要临床表现：知、情、意的不协调。思维障碍是精神分裂症的特征性症状之一，包括思维联想障碍、思维逻辑障碍、思维内容障碍；而情感障碍和意志行为障碍更是该疾病的常见症状。其他还有幻觉、感知综合障碍、人格解体、双重人格、多重人格等。精神分裂症患者一般无意识障碍、无智力障碍，往往自知力缺乏。一般将幻觉、妄想、思维逻辑障碍等称为阳性症状；而思维贫乏、情感淡漠、意志减退称为阴性症状。

此处教师可以只列出大纲，让学员自行展开详细解释。

3. 该患者在精神病专科治疗病情平稳后出院，社区精防科医生的随访措施

（1）社区中心精神障碍患者的信息来源：主要为公安部门的记录及居委会、各级精神专科医院的患者出院报告等线索，以杨某为例，其家庭住址为某市某区，从精神病专科医院出院后，相关信息会记录在 http: //210.75.201.207JSWS/lozin.du，社区精防科医生要定期登录该网站，摘录下与所属辖区内有关的患者信息，而后进行主动随访。

（2）掌握随访流程，患者出院后入户对其进行家访，了解其现在的精神状态、服药情况，与其监护人进行沟通，填写《严重精神障碍患者随访服务记录表》（该患者出院后病情相对平稳，危险度评估为 0 级，继续现在治疗方案，3 个月后继续随访）。

（3）注意抗精神病药物的副作用，该患者服用维思通（利培酮）6mg q.d. 治疗，其副作用为失眠、焦虑、头痛、口干；肌紧张、静坐不能、流涎等锥体外系反应；嗜睡、肥胖、疲劳、便秘、恶心、性功能障碍等。处理方式：出现焦虑失眠可酌情加用苯二氮䓬类药物。锥体外系反应可用苯海索对抗或视病情降低用量。

（4）进行社会或社区康复：康复三项基本原则为功能训练、全面康复及重返社会。六个方面的康复内容为训练心理社会功能、大力调整和改善周围环境、开展支持性心理治疗、实行家庭及社会干预、促使逐步回归社会及努力提高患者的生活质量。该患者可以由居委会及全科医生指导，家属或监护人辅助其进行日常生活技能如打扫卫生、做饭、购物等，鼓励定期户外活动，如与家属散步、逛商场、游园等增加与外界的接触，同时培养其兴趣爱好，如阅读书报、练字、养花、唱歌、下棋等。

4. 精神障碍的预防　通常可以分为三类。

（1）预防精神障碍的发病。

（2）早期发现、早期治疗，争取完全缓解与良好的预后，防止复发。

（3）做好已患病者的康复安排，减少疾病导致的能力丧失。

1）胎儿时期：首先需要预防各种感染，如风疹病毒、巨细胞病毒、弓形虫感染。其次是预防妊娠妇女所接触的有毒物质如铅、汞、锰等重金属，一氧化碳、四氯化碳和各种有毒有机溶剂及有可能导致畸形的药物。此外，还有各种创伤，如产前外伤、分娩时的产伤等。

2）婴幼儿时期：需要警惕各种中枢系统感染，此外，幼儿的心理功能同样不可忽视，需要对幼儿进行正确的示范和合理教育，既不可迁就溺爱，也不可过于严厉。

3）学龄前期及学龄期：该阶段需要全面关心儿童的德、智、体和卫生保健状况。

4）青少年期：作为儿童到成人的过渡时期，父母需要帮助孩子妥善处理好角色转变。值得注意的是，青年时期为重性精神障碍发病的第一个高峰。

5）围绝经期：此期主要以焦虑抑郁为关注对象。

6）老年期：阿尔茨海默病是老年期需要高度关注的重点。

5. 预防性干预

（1）对心理素质虚弱者进行干预：如以学校为基地，对有心理缺陷的儿童进行训练；对成人进行自控能力的干预，如建立互助小组；减少疾病复发的易感性事件，如通过干预减少患者在家庭中与亲属的情绪冲突。

（2）针对已发生的事件进行预防性干预：主要是减少刺激性事件对易感人群的不良影响。如给予必要的社会支持。

附件 4-1　精神障碍筛查问卷

指导语：为了促进公众的健康，我们需要了解您身边的人（居委会的居民，村里的人，家中的人）是否曾经出现下述情况，不论何时有过，现在好或没好，都请您回答我的提问。我们保证对您提供的信息保密，谢谢您的帮助。现在请问您有没有人发生过以下情况：

1. 曾经住精神病院，目前在家。　　　　　　　　　　　　　　　　　　有　没有
2. 因精神异常而被关锁家中。　　　　　　　　　　　　　　　　　　　有　没有
3. 经常胡言乱语，或经常说一些别人听不懂或不符合实际的话。　　　有　没有
（例如，说自己能够和神仙或看不见的人说话、自己本事特别大等）
4. 经常无故吵闹、砸东西、打人，不是因为喝醉了酒。　　　　　　　有　没有
5. 经常自言自语自笑，或表情呆滞，或者古怪。　　　　　　　　　　有　没有
6. 在公共场合行为举止古怪，衣衫不整，甚至赤身裸体　　　　　　　有　没有
7. 疑心特别大，怀疑周围的人都在议论他或者害他（如给他下毒等）。　有　没有
8. 过分话多（说个不停）、活动多、到处乱跑、多管闲事等。　　　　有　没有
9. 对人过分冷淡，寡言少语、动作慢、什么事都不做，甚至整天躺在床上。

　　　　　　　　　　　　　　　　　　　　　　　　　　　　　　　有　没有
10. 自杀或自残。　　　　　　　　　　　　　　　　　　　　　　　　有　没有
11. 无故不上学、不上班、不出家门、不和任何人接触。　　　　　　有　没有

注释：

1. 本问题清单用于精神障碍线索调查，由基层医疗机构的精防医生或经过培训的调查员（如护士等）在对知情人调查提问时填写。

2. 调查提问时逐条向知情人解释清楚，使知情人真正了解问题的含义。

3. 每个问题答为"有"或"没有"。

4. 当知情人回答有人符合任何一条中任何一点症状时，应进一步了解该人的姓名、性别、住址等情况，并通知其家属带其到精神专科医院诊断治疗。

附件 4-2　精神障碍患者电子表卡

电子表卡 A　精神障碍患者基本信息

一、个人信息		填表说明
病例编号	＿＿＿＿＿ - ＿ ＿ - ＿＿＿＿＿	6 位地区号（国家统一），中间暂为 00（系统管理用），后 5 位病例编号（项目区用），由项目区自行统一编号并填入，一旦编号即固定不变。请将编号填入该患者以后所有的技术表中编号一栏
姓名		
性别	男，女	（打勾）
出生日期	＿＿年　月　日	阳历

民族	汉族，回族，藏族，苗族，彝族，壮族，满族，侗族，瑶族，白族，蒙古族，朝鲜族，维族，哈族，其他	常用 12 个，加其他
身份证号		（15 或 18 位）
地区		
文化程度	文盲，半文盲，小学，初中，高中，中专，大专，大学，大学以上，不详	（打勾）
创建日期	＿＿年　　月　　日	系统会自动生成登录时间；纸版上则填写填表时间
创建者签名		完成此表信息采集者的姓名

二、婚姻和经济情况

婚姻状况	已婚，未婚，丧偶，离婚	（打勾）
共同居住者	父母，配偶，子女，父母配偶，配偶子女，三代同堂，兄弟姐妹，亲戚，朋友，同学，同事，无	（打勾）
医疗付款方式	社会基本医疗保险，商业保险，自费医疗，公费医疗，大病统筹，合作医疗，其他	（打勾）
职业	技术人员，公务员，军人，商业人员，服务人员，农林牧渔劳动者，工人，公司职员，学生，教师，无业，离退休，其他	（打勾）
经济状况	好，一般，较差，贫困（按当地贫困线标准）	（打勾）

三、家庭

目前有效居住详细地址，即按照此地址可找到患者。若无，填写其他，注明原因

地址		
邮编	＿＿＿＿＿＿	（六位）

电话		有效、长期的电话号码，或监护人电话
联系人姓名		家属，监护人，村居委干部
联系方式		

四、工作或学习单位

名称		1、如无工作或学习单位的，写"无"；2、职业除选择农民、无业，其他都要填写
地址		工作单位地址，具体到号，如无工作或学习单位的，写"无"
邮编	———————	单位邮编
电话		单位电话
联系人姓名		单位负责人
联系方式		手机

五、看护人情况

姓名		监护人
与患者关系	父母，配偶，子女，兄弟姐妹，亲戚，朋友，同事，同学，老师，无，其他	"无"指没有看护人
地址		有效地址，即按照此地址可找到看护人
邮编	———————	监护人地址邮编
电话		监护人电话
联系人姓名		联系人不一定是看护人，如果是同一人，就填一样的
联系方式		

电子表卡 B 精神障碍患者疾病信息

一、个人信息

病例编号	——————— - —— - ———————	同电子表卡 A
姓名		
性别	男，女	

创建日期	____年　____月　____日	系统会自动生成登录时间；纸版上则填写填表时间
创建者		

二、既往病史

初发病日期	____年　____月　____日	首次发病的时间
初诊日期	____年　____月　____日	发病后首次就诊的时间
确诊日期	____年　____月　____日	疾病得到确诊的时间（副主任医生确诊或第三次门诊）
确诊医院		全称
确诊医院病历号		就诊医院病历号
起病形式	急，亚急，慢性	
家族史	阳性（　），阴性	仅指精神障碍家族史，阳性者要注明（写明家属谁患有什么疾病）
住院次数	____次	____次（既往住院次数、现住院的不算）
末次出院日期	____年　____月　____日	阳历
确诊诊断		见《全国精神疾病信息管理系统》（网络）统一诊断名称和编码表。不管采用哪种诊断标准，这里的诊断名称一律根据本表，也就是 CCMD-3 为标准
诊断编码		见《统一诊断名称和编码表》，填写与上述诊断对应的 ICD 或 CCMD 编码。两者只能填一种。ICD 编码均以 F 开始
所用诊断标准	ICD-10，CCMD-3	在下拉列表中选择所使用的诊断标准
总病程	<1 年，≥1 年	创建日期～初发病日期
暴力	____次	起病至填表时的次数；最高或无数次则填 999
肇事	____次	起病至填表时的次数

肇祸	＿＿＿次	起病至填表时的次数
自杀	＿＿＿次	起病至填表时的次数
自伤	＿＿＿次	起病至填表时的次数
司法鉴定	无，有（结论：　　　）	结论抄写鉴定的结论。司法局主管，包括刑事和民事案件
劳动能力鉴定	无，有（结论：　　　）	结论抄写鉴定的结论。劳动局主管，丧失劳动能力的救助
伤残鉴定	无，有（结论：　　　）	结论抄写鉴定的结论。由法院委托，涉及损伤赔偿。结论：精残、智残
残疾鉴定	无，有（结论：　　　）	结论抄写鉴定的结论。由残联委托，涉及生活费补贴
关锁情况	无关锁，关锁，关锁已解除	

三、本次病情和治疗情况

病情	稳定期（缓解期），波动期，急性发作期（疾病期），慢性残留期（慢衰期）	
暴力行为	0　1　2　3　4　5	这里指暴力行为的分级，不是次数。按风险评估级别标准
就诊医院	全称（未门诊、自行购药的不选）	
就诊医院病历号	（未门诊、自行购药的不选）	
救治地点	门诊，住院	医生出诊属于门诊，未门诊、自行购药的不选
服药情况	连续，间断，未服	未服药的服药方式选空
服药方式	自行服药，他人给药自己服，强制给药，暗中投放，注射给药，多途径，未服不适用	
依从性	好，中，差	按时按量自行服药选好，不服药选差，其他选中
治疗药物及剂量	药物名称＋剂量＋服用方法	仅填精神科相关药物。未服者填"无"。口服药要注明药物名称和日剂量，如：氯丙嗪400mg/d；长效针剂要注明药物名称和用药间隔，如：哈力多50mg/15天

不良反应	按实际填写	如有不良反应，请填写症状或综合征名称；如无不良反应，填"无"
未治原因	经济条件不允许，觉得病已好/认为无病，对治疗无信心，药物不良反应，其他，空	接受治疗的人，这格跳过为"空"
治疗效果	痊愈，好转，无变化，加重，死亡，其他，未治	指目前治疗方案（药物）的效果

十一、妇女保健

社区妇女保健工作与医院妇产科以诊治妇科疾病为主的工作内容有所不同，除治疗妇科门诊常见病、多发病外，还承担人群管理、健康教育、计划生育服务等工作。作为合格的社区妇女保健师资，本身要具备相关学科领域如妇产科学、妇女保健学、预防医学、流行病学、人文社会科学及健康教育的基本知识，在带教的过程中传授给学员正确的科学知识，还应注意教会学员某些独立操作的技能，如妇产科临床操作技能、人际交流和咨询技能及调查研究技能等。

（一）教学目标

1. 知识目标　掌握社区妇女保健服务对象的界定，人群范围，熟悉各个时期工作重点。

熟悉孕产妇保健工作流程，了解妊娠早期、妊娠中期、妊娠晚期及产后访视几个阶段的工作内容；掌握围绝经期妇女健康管理内容及转诊指征、妇科常见疾病（如滴虫性阴道炎、外阴阴道念珠菌病、细菌性阴道病、年龄相关性阴道炎、盆腔炎等）的诊断和治疗方法。熟悉不同避孕方法的优缺点及适宜人群。

2. 技能目标　掌握妇女常见多发病普查中的妇科检查、白带与宫颈分泌物的采集、宫颈细胞学采样、宫颈活检及乳腺手诊等基本操作技能；通过实践，能够对围绝经妇女进行保健指导，能够为育龄妇女提供正确的计划生育指导。

（二）教学内容

1. 社区妇女保健服务对象的界定　社区妇女健康管理的对象为辖区内15岁以上、60岁以下常住女性，包括育龄期及围绝经期妇女，重点对象为社区内孕产妇。根据世界卫生组织规定，育龄期妇女年龄范围在15~49岁，围绝经期妇女年龄范围在40~60岁。鉴于两者无法截然分开，年龄有重叠，所以建议40岁以上妇女按围绝经期进行健康管理。孕前期妇女和孕产妇为育龄期妇女中特殊人群，分别按孕前期妇女和孕产妇健康管理规范进行管理。

2. 孕产妇保健　根据《国家基本公共卫生服务规范（第三版）》，孕产妇保健是国家基本公共卫生服务项目之一，社区卫生服务机构要为辖区内常住的孕产妇提供妊娠期健康管理、产后访视和产后 42 天健康检查等服务。通过实践，要求熟悉社区孕产妇管理适宜技术，如早孕诊断、预产期的计算、不同孕周产前检查相关内容、妊娠期营养指导、胎动自我监测、产后访视内容、产后 42 天健康检查内容、母乳喂养相关知识。

服务内容如下。

（1）妊娠早期健康管理：孕 13 周前为妊娠妇女建立《母子健康手册》，并进行第 1 次产前检查。注意妊娠妇女健康状况评估内容要详尽，包括一般体检、妇科检查和血常规、尿常规、血型、肝功能、肾功能、乙型肝炎，有条件的地区建议进行血糖、阴道分泌物、梅毒血清学试验、HIV 抗体检测等实验室检查。

（2）妊娠中期健康管理：孕 16~20 周、孕 21~24 周各进行 1 次健康教育和指导，对妊娠妇女的健康状况和胎儿的生长发育情况进行评估和指导。注意识别需要做产前诊断和需要转诊的高危重点妊娠妇女。

（3）妊娠晚期健康管理：督促孕产妇在孕 28~36 周、孕 37~40 周去有助产资质的医疗卫生机构各进行 1 次健康教育和指导。若发现有高危情况应及时转诊。

（4）产后访视：乡镇卫生院、村卫生室和社区卫生服务中心（站）在收到分娩医院转来的产妇分娩信息后，应于出院后 1 周内到产妇家中进行产后访视，进行产褥期健康管理，加强母乳喂养和新生儿护理指导，同时进行新生儿访视。

（5）产后 42 天健康检查：乡镇卫生院、社区卫生服务中心（站）为正常产妇做产后健康检查，对于有合并症或并发症的产妇建议到原分娩医疗卫生机构检查。通过询问、观察、一般体检和妇科检查，必要时进行辅助检查对产妇恢复情况进行评估。对产妇应进行心理保健、性保健、避孕、预防生殖道感染、纯母乳喂养 6 个月、产妇和婴幼儿营养等方面的指导（图 4-13）。

3. 围绝经期妇女保健　由于卵巢功能减退，激素水平变化，围绝经期妇女可能会出现潮热、多汗、血压波动、心悸等症状，严重者影响工作和生活，教师应让学员能够识别围绝经期常见症状，并予以保健指导（如饮食、运动、常见疾病筛查指导），了解激素替代治疗的利弊，指导学员掌握转诊指征，与妇产专科医生协同做好围绝经期妇女保健工作。

（1）服务内容

1）为围绝经期妇女建立社区妇女健康管理档案，根据检查结果完善该档案，每年进行一次健康评估。

2）通过询问主观资料和客观检查为围绝经期妇女进行健康状况初步评估：①主观资料包括妇女月经史、婚育史、既往病史和手术史及目前健康状况、生活方式，目前健康状况重点是询问有无围绝经期妇女常见疾病的典型症状，如月经周期或月经量的改变、异常阴道出血、白带异常、下腹部疼痛或包块、潮热、多汗、情绪激动、阴道干燥等。②客观检查包括一般检查、妇科专科检查（包括宫颈癌筛查）、乳腺检查、妇科超声、血生化检查、骨密度检查等。

孕12周前 → 孕16~20周 → 孕21~24周 → 孕28~36周 → 孕37~40周

询问、观察、一般体检、产科检查、实验室检查、宣传告知做产前筛查和产前诊断、评估孕妇整体状况

- 未发现异常的孕妇 →
  - 孕期保健指导
  - 落实分娩地点
  - 填写孕产妇保健手册和第1次产前随访服务记录
- 相关筛查知情选择者 →
  - 孕期保健指导
  - 将孕妇转诊或抽血样送到有资质承担产前筛查、产前诊断的医院
  - 填写有关记录
- 发现异常的孕妇 →
  - 转上级医疗卫生机构明确诊断、落实治疗
  - 2周内随访转诊结果

产妇出院后7天内

产妇：观察、询问、体检
- 正常产后 / 一般异常：母乳喂养问题、产后便秘、痔疮、会阴或腹部伤口问题等 →
  - 产褥期保健指导和相关问题的处理
  - 填写产后访视记录表
- 其他异常：产后感染、产后出血、子宫复旧不佳、产后抑郁等心理问题、妊娠合并症未恢复者 → 转至分娩医院或上级医疗卫生机构

新生儿：观察、询问、体检
- 发育正常 / 早产儿及一般异常如鹅口疮、红臀、生理性黄疸、有喂养问题和脐部问题者 → 新生儿保健指导和相关问题处理
- 其他异常：听力、视力筛查有问题等 → 落实进一步检查和治疗

产后42天

询问、观察、身体检查、妇科检查、其他检查
- 恢复正常者 →
  - 健康指导
  - 填写产后健康检查记录表并结案
- 发现异常者 产后康复欠佳 合并症症状仍明显者 产后抑郁等心理问题 → 转至分娩医院或上级医疗保健机构 → 恢复正常者 →（健康指导、填写产后健康检查记录表并结案）

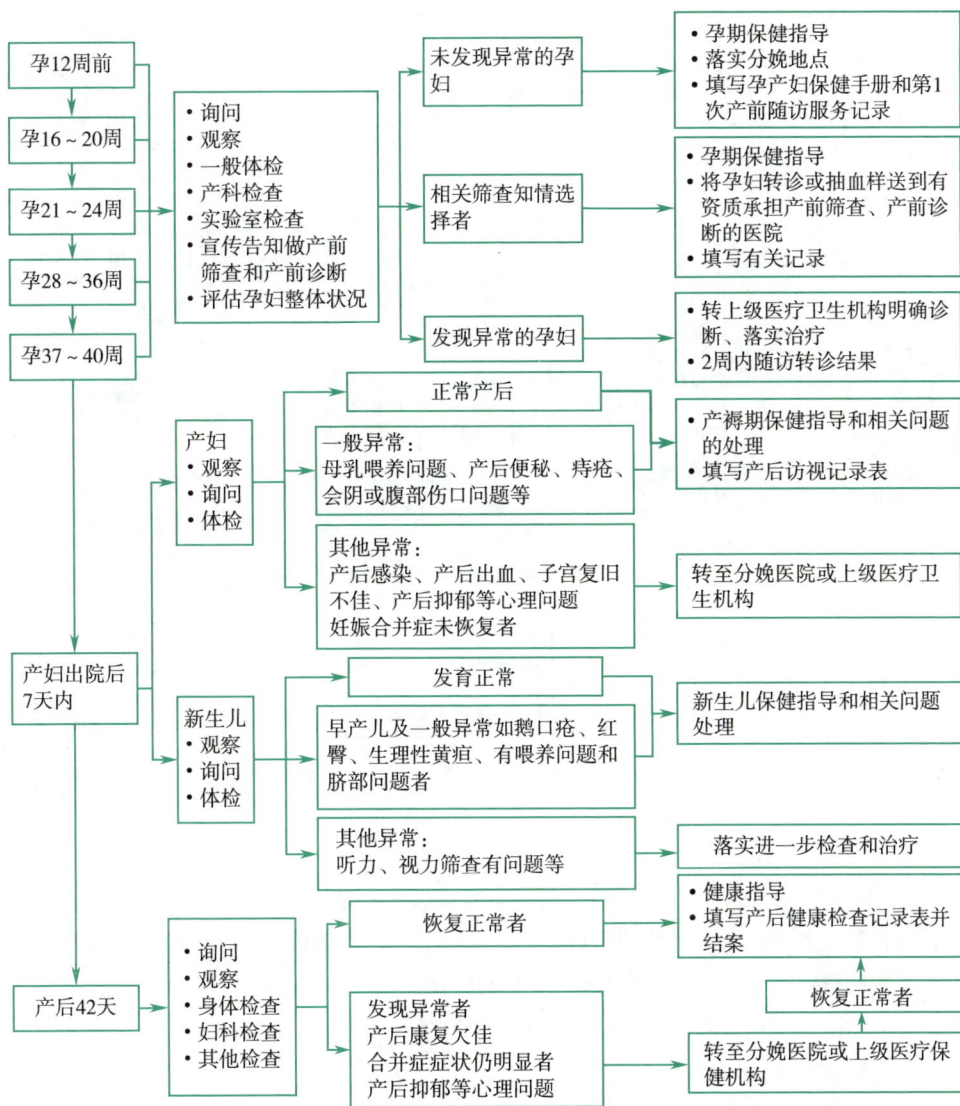

图 4-13 孕产妇健康管理流程

3）紧急转诊指征：大量阴道出血，剧烈下腹痛，内、外科相关急症等，立即转诊至综合医院，并在2周内随访转诊结果。

4）对未发现明显异常的围绝经期妇女给予一般保健指导：包括心理保健指导、饮食指导、运动指导、乳房自检指导、卫生保健指导、疾病筛查指导等。

5）对有一些疾病相关危险因素的妇女，除一般保健指导外，针对不同的危险因素制订健康促进方案。

（2）服务流程：见图4-14。

side第四章 实践教学及不同实践教学方法

155

主观资料	客观检查	评价(A)	处理计划(P)

询问：
妇女月经史
婚育史
既往病史
目前健康状况
生活方式

一般检查
乳腺检查
妇科B超
血生化检查
妇科检查
宫颈癌筛查
骨密度检查

- 大量阴道流血、剧烈下腹痛内、外科相关急诊 → 立即转诊至上级医院，并在2周内随访转诊结果
- 未发现异常的围绝经期妇女 → 建立健康档案一般保健指导心理保健指导、饮食指导、运动指导、乳房自检指导、卫生保健指导、疾病筛查指导等
- 有一些疾病相关的危险因素的存在的妇女 → 建立健康档案一般保健指导针对不同的危险因素制订健康促进方案
- 有妇科疾病症状者 → 建立健康档案一般保健指导妇科门诊就诊，全科医师记录就诊结果
- 合并慢病者 → 建立健康档案一般保健指导根据相关慢病管理规范管理

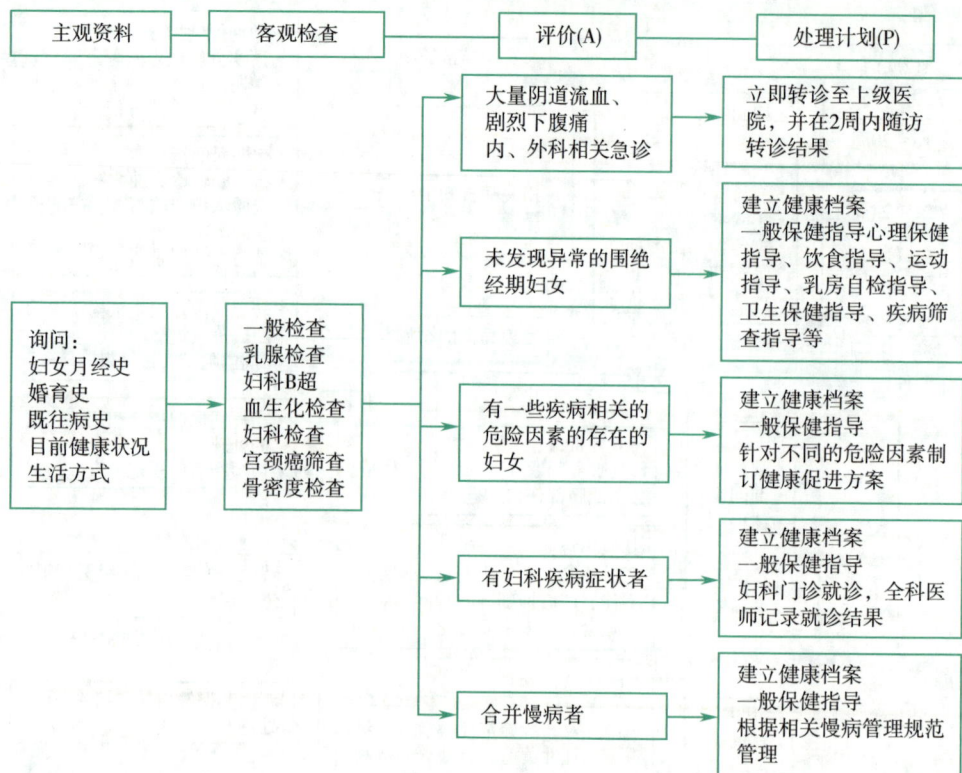

图 4-14　围绝经期妇女健康管理流程

4. 常见妇科疾病的诊断与治疗　学员应能从患者的症状、体征，结合化验室检查结果诊断出滴虫性阴道炎、外阴阴道假丝酵母菌病、细菌性阴道病、年龄相关性阴道炎及盆腔炎等妇科疾病，并能予以正规治疗，适时转诊。

5. 两癌（宫颈癌、乳腺癌）　筛查指导（见教学案例 4-17）

（1）宫颈癌筛查指导。

（2）乳腺癌筛查指导。

（三）教学方法

1. 社区门诊示教法　教师主要通过妇女保健门诊，根据遇到的实例，有针对性地为学生讲解病例，如遇到年龄相关性阴道炎的病例，可以为学生讲解年龄相关性阴道炎的病因、临床表现、治疗方法及与老年女性反复泌尿系感染的关系等。（应考虑接诊示教）

2. 讲授法　通过小讲课，将理论知识点与实际工作紧密结合，每次小讲课应围绕一个主题进行，如孕产妇社区管理适宜技术、围绝经期保健、计划生育服务、宫颈癌和乳腺癌的筛查与社区管理等，讲解时间宜控制在 45 分钟左右，每周可安排 1~2 次小讲课，讲课结束前应安排 10 分钟的互动时间。

3. 案例教学法　可以采用情景再现法，模拟妇女保健服务现场，首先由教师演示妇

女保健服务过程，之后由教师讲解知识点，接下来学生分组模拟现场练习，最后由教师总结。情景再现法案例教学适合用于避孕咨询服务、社区妇女健康管理等实践教学内容。

（郝佳佳　丁　静）

教学案例 4-18　两癌筛查指导

1. 宫颈癌筛查指导　子宫颈癌是最常见的妇科恶性肿瘤，在没有宫颈癌筛查和预防计划的国家，宫颈癌是女性所有癌症中第二常见的癌症类型和第三常见的癌症死因。2000 年后我国子宫颈癌发病率总体呈上升趋势，因此宫颈癌的防控工作形势严峻。高危型人乳头瘤病毒（human papilloma virus，HPV）的持续性感染是导致宫颈高级别病变和宫颈癌的主要原因。在 99.7% 的宫颈癌中可检出 HPV。在所有宫颈癌中，发现 70% 以上存在 HPV16 亚型和 18 亚型。从 HPV 持续性感染，发展到宫颈癌前期病变，再发展到子宫颈浸润癌，通常需要 10~20 年，但目前已有进展更迅速的病例报道。积极进行规律的子宫颈癌筛查，对发现的癌前期病变或早期浸润癌进行规范化的早诊早治，是防治子宫颈癌的有效手段。

宫颈病变规范化诊断流程为细胞学检查、阴道镜检查、组织学检查，即所谓的"三阶梯"诊断步骤。宫颈细胞学筛查是三阶梯技术中的初级筛查技术，筛查结果异常者根据异常情况可以选择阴道镜检查及宫颈活检，进行组织学检查进一步确诊。宫颈病理学（组织学）检查是"三阶梯"技术中的顶级诊断，也是确诊宫颈病变的"金标准"。

宫颈细胞学检查包括传统宫颈刮片（巴氏涂片）和液基细胞学检查（thinprep cytologic test，TCT）两种，可同时配合行高危型 HPV 的检测。中国癌症基金会提出的子宫颈癌筛检及早诊早治技术指南建议筛查使用方案如下。

最佳筛查方案：HPV 检测 + 液基细胞检测（TCT），灵敏度 98%，特异度 >80%。此种筛查方法中如细胞学或 HPV 检测阳性，应进一步检查。

一般筛查方案：HPV+ 巴氏涂片。

基本筛查方案：仅用肉眼观察 + 碘试验，灵敏度 70%，可发现 2/3 以上患者，假阳性率 25%。

筛查起始时间：经济发达地区在 25~30 岁，经济欠发达地区在 35~40 岁，高危人群均应适当提前；终止时间为 65 岁。间隔是 1 次 / 年；连续 2 次正常，延长至 3 年；连续 2 次 HPV（－），可延长间隔 5~8 年。筛查方案和方法亦可有所不同，可因地制宜。

宫颈癌的危险因素多与感染 HPV 的风险增加或对 HPV 感染的免疫应答受损有关，这些危险因素包括：性生活开始时间过早（小于 16 岁）；多个性伴侣；高危性伴侣；性传播疾病感染史；外阴或阴道鳞状上皮内瘤变 / 癌症病史；免疫抑制。口服避孕药可能与宫颈癌的风险增加有关；吸烟可能与鳞状细胞癌的风险增加有关，但与腺癌的风险无关。

调查数字还显示，我国 25 岁以上的妇女中，有超过 70% 的人从未做过宫颈防癌检查。全科医生应该发挥自身优势，对每一位接受服务的妇女进行宫颈癌防治的宣教，通过健康教育、健康指导来提高妇女保健意识，接受宫颈癌筛查，与妇科医生一起维护妇女健康。

2. 乳腺癌筛查指导 乳腺癌是女性最常见的恶性肿瘤之一。在我国占全身各种恶性肿瘤的 7%～10%，并呈逐年上升趋势。部分大城市报告乳腺癌占女性恶性肿瘤之首位。

早期乳腺癌可以没有任何临床表现，仅有影像学检查的异常。如果进一步发展可出现患侧乳房的无痛、单发小肿块。肿块质硬，表面不光滑，与周围组织分界不很清楚，在乳房内不易被推动。随着肿瘤增大，可引起乳房局部隆起。若累及乳房悬韧带，可使其缩短而致肿瘤表面皮肤凹陷，即所谓"酒窝征"。邻近乳头或乳晕的癌肿因侵入乳管使之缩短，可把乳头牵向癌肿一侧，进而可使乳头扁平、回缩、凹陷，癌块继续增大，如皮下淋巴管被癌细胞堵塞，引起淋巴回流障碍，出现真皮水肿，皮肤呈"橘皮样"改变。乳腺癌发展至晚期，可侵入胸筋膜、胸肌，以致癌块固定于胸壁而不易推动。

因为乳腺癌病因尚不清楚，目前尚难以提出确切的病因学预防（一级预防）。但重视乳腺癌的早期发现、早期诊断、早期治疗（二级预防），经普查检出病例，将提高乳腺癌的诊断与治疗效果和生存率。乳腺癌筛查方法很多，如乳腺临床检查、乳腺彩超检查、乳腺 X 线摄影检查、乳腺病理检查等。全科医生应掌握乳腺临床检查方法。现介绍如下。

乳腺检查时室内光线要充足，暴露要充分。为了方便妇女及时参加乳腺癌筛查，乳腺检查的时间不受月经周期限制，建议检查的最佳时间为月经来潮后，月经周期的第 9～11 天。

（1）视诊：视诊时让受检者双手先后下垂和上举，检查者从正面和左右两侧观察受检者乳房。重点观察以下内容。

1）外形轮廓：两侧乳腺是否对称，大小是否相似，如大小明显异常应排除先天性原因所致。乳腺外形轮廓是否浑圆，有无隆起或凹陷。

2）乳腺皮肤：有无红肿、浅表静脉扩张、局限性隆起、酒窝征、橘皮征、溃破、慢性窦道等。

3）乳头、乳晕：注意颜色、形状，有无乳头溢液、有无脱屑、糜烂、湿疹，有无水肿，有无乳头抬高、偏斜或回缩。

（2）触诊

1）目的：明确乳腺有无肿块，有无明显不对称、增厚、变硬，有无乳头溢液及溢液的性质等。

2）体位：检查者和受检者一般取坐位，面对面端坐，受检者两臂自然下垂或置于膝上，受检者若乳腺较大或明显下垂应取仰卧位检查。

3）区域划分：从乳头中心划一条纵线和一条与乳腺中心轴垂直的横线，将乳腺分为内上、内下、外上、外下四个象限和乳晕区、尾叶。

4）手法：检查者用右手检查受检者左侧乳腺，用左手检查受检者右侧乳腺。

用中间三指的末节指腹来触诊，触诊时中间三指并拢，手指伸直或稍背曲，三指指腹同时做范围约一角硬币大小的圆周运动；手指横向运动时，将示指或环指向外移开两横指距离，然后其余两指跟进；手指纵向移动时，示指先向指端或掌侧移动一指距离，其余两指随后跟进。

5）力度：对于乳腺周边腺体较薄或无腺体部位采用轻力度触诊；对于乳腺较厚腺体部位分别采用轻度和中度两种力度触诊；对于腺体最厚部位分别采用轻度、中度和较重度三种力度触诊。采用轻度力度触诊皮肤病变和表层乳腺组织；中度力度触诊中层乳腺组织；较重度力度触诊深层乳腺组织和胸壁病变。

6）范围：上至锁骨下、内到正中线、下界为乳腺下皱襞下方、外达腋中线。

7）方法：坐位触诊时，从腋中线开始做由外向内连续带状运动，至正中线处再做由内向外连续带状运动，直至触诊全整个上述范围；仰卧位触诊时，检查者站在受检者的右侧，从腋中线开始作由头侧向足侧连续带状运动，至乳腺下皱襞下缘处再做由足侧向头侧连续带状运动，直至触诊全整个上述触诊范围；最后用示指和拇指轻轻挤压乳晕，观察有无乳头溢液；触诊发现乳腺有肿块时，要记录肿块数目、大小、位置、质地、边界、表面状况、活动度、有无压痛等；触诊发现有不对称增厚时，要记录不对称增厚的位置、质地、范围、表面状况、活动度、有无压痛等；发现有乳头溢液时，要记录溢液乳孔的位置、单侧或双侧、单孔或多孔、溢液的性状及溢液量等。

8）注意事项：触诊时中间三指要并拢，不要使用除末节指腹以外的手指其他部位触诊，尤其不要用指尖触诊；不要抓捏乳腺；检查力度要适当，既要触到病变，又不要造成受检者疼痛或造成损伤；手指移动时要确保有重叠，以免遗漏病变；手指移动前要恢复轻度力度；触诊的速度一般 1 秒做一次圆周运动；乳腺临床检查时重点触诊乳腺，同时要注意腋窝和锁骨上淋巴结检查。

教学案例 4-19　避孕咨询实践教学案例

（一）准备阶段

教师事先准备一个咨询的案例，记录整个咨询的过程，案例要典型，咨询过程要遵循中国生殖健康 / 计划生育咨询的四个原则，即"以人为本""价值中立""坦诚谈性"和"综合咨询"的原则，采用 GATHER（聚焦）框架提供的指南，为服务对象提供所需要的信息。具体包括以下 6 个步骤：①问候（greeting）；②提问（asking）；③介绍一些方法（tell）；④帮助服务对象作出决定（help）；⑤做进一步解释（explain）；⑥预约随访（return）。同时，在咨询中要贯穿 5 种咨询技巧：①限制性和开放性问题结合；②有效地倾听；③释意；④使用服务对象能够理解的语言；⑤适当应用辅助材料。讲课前要把案例录制成视频资料。

（二）教学重点及教学难点

1. 掌握各种避孕方法的适应证与禁忌证。

2. 咨询的步骤和技巧。

案例：小王，女性，今年 25 岁。刚顺产生了第一个男孩，现在 5 个月大，产后一直未行经。正在母乳喂养，来社区卫生服务站咨询，目前哺乳期，是否需要避孕？可以采用哪种避孕方法？

咨询过程：

（1）问候

医生：您好，欢迎您来到 ×× 社区卫生服务中心，请问您需要什么帮助？

小王：我想咨询避孕的方法。

（2）提问

医生：您多大了？有孩子吗？

小王：我今年 25 岁，有一个 5 个月大的男孩，是顺产的，现在还在喂奶，也一直没来月经，听朋友说这时候不会妊娠，也不用避孕，医生，您说是这样吗？

医生：这种说法是错误的，在哺乳期间发生的闭经称为生理性闭经，虽然月经尚未复潮，但卵巢却有可能恢复排卵，第一次排卵就有受孕可能。所以，哺乳期并不是"安全期"，利用哺乳期闭经避孕极不可靠。

因为哺乳期内的子宫薄软而脆，此时若不采取避孕措施而导致意外妊娠，刮宫手术风险较大，特别容易发生子宫穿孔、出血。因此，必须积极采取避孕措施以免意外妊娠。

小王：哦，是这样啊！那您说我要采取什么避孕措施呢？

医生：哦，您都了解哪些避孕方法？

小王：上环、安全套、吃药等，但都不是很了解。

（3）介绍一些方法

医生：像您这种情况，已经有一个孩子，可以选择宫内节育器，也就是俗称的"上环"；这是一种长效避孕措施，还可以采用屏障避孕法，如安全套，这是一种短效避孕措施，每次性生活都需要使用的。因为在哺乳期，所以不适合用药物避孕。你对避孕方法的选择有什么想法？

（4）帮助服务对象作出决定

小王：我老公每次性生活的时候都不愿意用安全套，但是听说上环是一个手术，做不好的话会子宫穿孔，环会掉到肚子里，是这样吗？

医生：我先给你讲讲"上环"的过程吧！（拿出女性生殖器官模型和一个宫内节育器）你看，这是阴道，这是宫颈，这是子宫，医生通过这个工具把环通过宫颈送到子宫底部，在放环之前，医生要先探明宫腔的深度，之后在工具上作出标志，送环过程中，到达预定深度后，医生就停止进一步进入，把环释放在宫腔内。所以一般情况下，不会发生子宫穿孔。但是，如果子宫有炎症或位置过度前屈或后倾，也存在穿孔的可能，所以医生在上环之前会仔细检查，不适合上环的话会建议你不要上环。另外，上环手术是需要到正规医院由有资质的医生做手术，这一点很重要。

小王：哦，是这样呀，听你这么一讲我明白了，上环不像想象得那么可怕。那您这可以上环吗？

医生：我们这计划生育手术室的医生都持有计划生育技术服务合格证，您可以到我们这来上环。手术要在月经干净3~7天进行，如果哺乳期闭经的话，要避孕20天，之后检查没有妊娠就可以上环了，手术前不能有性生活，手术之前要进行妇科检查和必要的实验室检查。

小王：哦，那我就先采取避孕套避孕，20天后来检查，如果没问题就上环。

（5）做进一步解释

医生：（拿出一个避孕套和一个男性生殖器模型，一边演示一边说）使用避孕套也要注意选择型号合适的避孕套，避免过大或过小。使用前要注意看外包装的生产日期和有效期，如发现过期则不能使用；避孕套使用之前要将前端的贮精囊捏扁，把囊内的空气挤出，然后将它套在已勃起的阴茎头上，性交前戴套；射精后阴茎不要长时间留在阴道内，应在阴茎未软缩之前，用手按住套口使阴茎连同避孕套一起从阴道内抽出，以防阴茎软缩后避孕套脱落在阴道内或精液从避孕套口溢入阴道，致使避孕失败；性交结束后检查避孕套有无破裂，如有破裂应及时采取补救措施，72小时内服用紧急避孕药或5天内放置宫内节育器；避孕套避免暴露在高温、潮湿和阳光下；对乳胶过敏者，可用温水清洗后，局部涂氟轻松软膏，并改用其他方法避孕。

小王：哦，这么一个小小避孕套都有这么多讲究呀，谢谢您，医生。

（6）预约随访

医生：不客气，有问题您可以随时来咨询，没问题的话20天以后过来检查。

小王：好的，医生再见。

3. 准备教学工具　包括录制的视频资料、电脑、投影设备等。

（三）教学的评价

1. 第一步理论讲解　避孕节育相关知识，如避孕方法选择、避孕方法介绍、意外妊娠的补救措施等，四个原则及GATHER（聚焦）框架内容见前述。

具体咨询技巧：①限制性和开放性问题结合；②有效地倾听；③释意；④使用服务对象能够理解的语言；⑤适当应用辅助材料。

2. 第二步情景再现及讲解　播放咨询案例的视频资料，播放过程中有针对性地讲解GATHER（聚焦）框架具体步骤及咨询中应用到的具体咨询技巧，使学员对GATHER（聚焦）框架和咨询技巧有一个形象、直观的认识，便于学员掌握。

3. 第三步学员进行分组情景再现练习　设置特定的场景，老师模拟服务对象，学员模拟提供咨询者。

4. 教师用5分钟时间对本次授课主要内容进行总结，评价同学表现。

教学案例 4-20　围绝经期妇女保健小讲课案例

教学目的和要求
1. 掌握围绝经期、更年期综合征、绝经等概念。 2. 掌握更年期综合征临床表现。 3. 了解围绝经期内分泌变化，熟悉围绝经期症状产生的原因，了解雌激素替代疗法的依据。 4. 熟练掌握围绝经期妇女保健指导，了解围绝经期妇女月经紊乱处理方法，了解雌激素替代疗法适应证、禁忌证。
教学意义
1. 围绝经期保健指导对于提高围绝经期妇女生活质量、预防绝经相关疾病及提高妇女晚年生活质量具有重要意义。 2. 在社区卫生服务机构，很多更年期综合征妇女以心悸、血压波动等症状到全科诊室就诊，被诊为冠心病、高血压等疾病。掌握更年期综合征相关症状，可以拓宽全科医生诊疗思路，更好地作出鉴别诊断，为患者提供及时正确的诊疗及保健指导。 3. 围绝经期妇女保健是以人为中心，为围绝经期妇女提供全面、综合、系统的保健指导，通过学习围绝经期妇女保健，能够帮助全科医生更好地理解社区卫生服务以人为本、以健康为中心的服务模式。
教学重点
1. 围绝经期、更年期综合征定义。 2. 更年期综合征临床表现。 3. 围绝经期妇女保健指导。
教学方式
1. 以课堂讲授为主要手段，适当互动，帮助学生回忆《妇产科学》教材相关知识，进一步学习新知识。 2. 幻灯片中适当插入图片，使学生对抽象知识有一个具体的印象，便于理解和记忆。如可以插入卵巢组织的幻灯片，通过不同年龄卵巢组织中原始卵泡的数量变化，来讲解卵巢功能下降直至耗竭的过程。 3. 通过临床上的实例，帮助学生理解更年期综合征临床表现。 4. 通过具体案例的解决，使学生更好地掌握围绝经期妇女保健指导，为将来在工作中为围绝经期妇女提供保健指导打下基础。
教学难点及解决方法
围绝经期的内分泌变化 难点分析：围绝经期内分泌变化涉及多种激素，如雌激素、孕激素、雄激素、卵泡刺激素（FSH）、黄体生成素（LH）等，且围绝经期早期和晚期激素变化不同。该部分涉及内容较多，变化复杂多样，理解起来比较困难。 解决方法：在纷乱的头绪中抓住根本是关键。激素水平的变化根源是卵巢储备功能的改变，从卵巢功能变化入手，分析卵巢功能不同状态下激素水平的变化，同时借助组织学图片、关系图等帮助学生理解和记忆。
教材及参考书
熊庆，王临虹.妇女保健学.2版.北京：人民卫生出版社，2014.
课后思考题
1. 结合社区慢性病管理相关知识，说一说围绝经期妇女应该积极筛查哪些疾病（和社区慢性病管理相结合，突出社区卫生服务以人为本、全面呵护居民健康的理念）？ 2. 作为一名全科医生，应该为围绝经期妇女提供哪些保健指导？

教学内容	教学设计	时间分配 / min
导入（开场白） 以下是门诊咨询者的一段话：医生您好！我今年42岁，最近半年月经不规律，有时有潮热、出汗，现在脾气也不如以前好，不顺心的时候总是想哭，为什么会有这些症状，我是不是得了什么病？有没有什么办法改善？有人说服用激素可以治疗，我可不可以应用？	通过咨询者提出本节课主要解决的问题，让学生带着问题去听课，在听课过程中寻找答案。	2
围绝经期妇女保健 一、相关概念 （一）围绝经期（perimenopause） 指围绕绝经的一段时期，包括从接近绝经出现有关的内分泌、生物学和临床特征起至最后一次月经后一年。 （二）绝经（menopause） 指月经永久性停止。包括自然绝经和人工绝经。 自然绝经（natural menopause）：指由于丧失卵泡功能而导致月经永远停止。没有其他病理性和生理性原因，连续闭经12个月。 人工绝经（induced menopause）：指手术切除双侧卵巢或医源性丧失卵巢功能，比如说化疗，放疗后月经终止。	提出本节课讲述内容。 讲授 首先幻灯片辅助讲述围绝经期的概念；分析概念中的关键点：接近绝经、出现有关特征、最后一次月经后一年，说明各个关键点的含义；之后讲述该概念中最重要的成分：绝经；最后讲述围绝经期是一段时间，幻灯片以时间为轴线画图表示围绝经期，起点为接近绝经出现有关特征，终点为最后一次月经后一年。 互动： 讲述人工绝经时提问：单纯子宫切除算不算绝经？	3
（三）更年期综合征 更年期综合征是指妇女在围绝经期由于性激素减少所致的一系列躯体及精神心理症状。	讲授： 首先讲述幻灯片辅助更年期综合征概念；之后分析概念中的关键点，围绝经期和性激素减少所致的症状。最后用提问的方法让学生判断所举实例是否属于更年期综合征，达到教学目的。 互动： 提问：35岁女性，工作压力大，家庭关系不和，近半年出现抑郁、失眠等症状，但月经正常，是否可以诊断为更年期综合征？	2

教学内容	教学设计	时间分配 / min
二、更年期综合征临床表现 更年期综合征主要表现为月经紊乱及一系列雌激素下降引起的相关症状。 1. 月经紊乱表现 突然闭经 月经稀少 阴道不规则出血：应警惕子宫内膜癌的发生。 2. 雌激素下降引起的症状 早期症状： 潮热出汗、神经精神症状、失眠、心血管症状、肌肉关节疼痛等。 中晚期症状： 泌尿生殖道萎缩相关疾病， 骨质疏松：严重者可以导致骨折。对身体健康危害较大。	讲授： 首先介绍更年期综合征的临床表现为月经紊乱及一系列雌激素下降引起的相关症状，明确关键点为月经紊乱及雌激素下降引起的相关症状；之后详细介绍月经紊乱的临床表现及雌激素下降引起的相关症状的临床表现。 举例： 结合门诊遇到的患者实例，使学生了解更年期综合征临床表现，便于记忆。	8
三、围绝经期症状产生的原因及围绝经期内分泌变化 围绝经期症状产生的根本原因是卵巢功能减退。 卵巢功能衰退，卵泡对 FSH 敏感性下降，对促性腺激素刺激的抵抗性逐渐增加，然后表现为下丘脑和垂体分泌激素的改变。 1. 雌激素水平 围绝经期早期：呈波动状态，降低或升高。 晚期：下降 绝经后：处于较低水平 2. 孕酮 绝经过渡期：减少 绝经后：无 3. 雄激素：下降 4. FSH 绝经过渡期：呈波动状态 绝经后：升高	讲授 + 图片 + 提问 + 讨论 因为该部分较为复杂，教学方法以讲授为主，中间穿插提问和讨论，加深理解和记忆，最后用关系图表示激素水平变化，使复杂的内分泌变化变得有条理，便于记忆。幻灯片中插入卵巢组织学图片，使"卵巢功能衰退"这一知识点变得具体，便于理解。具体如下： 首先概括性讲述围绝经期症状产生的根本原因是卵巢功能衰退，明确关键点；讲述时利用卵巢组织学图片，通过不同年龄原始卵泡数量的不同来解释卵巢功能的衰退，形象直观，便于学生理解和记忆。 之后通过回答问题复习卵巢主要分泌的激素（雌激素、孕激素），并讲解围绝经期卵巢分泌激素水平的变化。 提问：卵巢主要分泌哪几种激素?	12

教学内容	教学设计	时间分配 / min
5. LH 绝经过渡期：正常 绝经后：升高 6. 促性腺激素释放激素（GnRH）：增加 围绝经期最重要的内分泌变化是雌激素水平变化。这是引起围绝经期症状的原因，也是目前激素替代治疗（hormone replacement therapy，HRT）的基础。	之后讨论为什么会有这些变化，加深学生对知识点的理解； 讨论：为什么围绝经期早期雌激素水平会出现波动，有时甚至高于正常卵泡期水平？ 之后复习垂体和下丘脑分泌的激素并讲解围绝经期这些激素的变化； 接下来用关系图表示这些激素变化之间的关系，便于同学理解运用。 最后讲述 HRT 的原理。	
四、围绝经期妇女保健指导 围绝经期妇女保健包括：一般保健指导，月经紊乱的治疗，药物治疗。 （一）一般保健指导 饮食指导 运动指导 心理疏导 合理补充钙剂 选择性筛查疾病 （二）围绝经期功能失调性子宫出血的治疗 重点是（早期发现）和排除子宫内膜恶性病变，以及采用药物治疗控制月经紊乱。全科医生遇到月经紊乱患者应及时转诊。 （三）药物治疗 1. 非激素治疗　中药治疗更年期综合征，如坤宝丸、更年安等。 2. 激素替代治疗（HRT） （1）HRT 适应证 1）绝经相关症状 2）泌尿生殖道萎缩相关问题 3）低骨量及绝经后骨质疏松 （2）HRT 禁忌证 1）绝对禁忌证：已知或怀疑妊娠；原因不明的阴道出血、已知或可疑患乳腺癌；已知或可疑患性激素依赖性恶	讲授 首先提出围绝经期妇女保健指导包含内容：一般保健指导，月经紊乱的治疗，药物治疗。 之后对每种方法进行介绍，重点介绍一般保健指导，因为这是全科医生在日常工作中能够运用的知识。 简单介绍月经紊乱的治疗和 HRT，强调转诊的重要性。	18

第四章　实践教学及不同实践教学方法

教学内容	教学设计	时间分配 / min
性肿瘤；最近 6 个月内患活动性静脉或动脉血栓栓塞性疾病；严重肝肾功能不全；血卟啉症、耳硬化症；现患脑膜瘤（禁用孕激素）。 2）慎用情况：子宫肌瘤；子宫内膜异位症；子宫内膜增生症；血栓形成倾向；胆囊疾病；系统性红斑狼疮；乳腺良性疾病及乳腺癌家族史；癫痫、偏头痛、哮喘。 HRT 有利有弊，应由专科医生对围绝经期妇女进行评估，制订治疗方案。		
总结： 回顾一开始门诊咨询者提出的问题，结合本节课讲述主要内容，作出回答： 您好，根据您所说的状况，我认为您现在已经处于围绝经期了，围绝经期是女性要经历的一个正常的生理过程，但是，在这个过程中，由于激素水平的变化，可能会产生一些不适的症状，您可以通过心理、饮食、运动等方法进行一些调节，同时要注意补充钙剂，积极筛查疾病；因为您有月经不规律的症状，建议您到妇产科医生门诊就诊，进一步诊治。同时进行激素治疗前的评估，确定是否可进行激素治疗及制订激素治疗方案。	带领学生一起，通过回答讲课开始咨询者的问题，对本节课内容进行回顾。	4
布置思考题	1. 结合社区慢性病管理相关知识，说一说围绝经期妇女应该积极筛查哪些疾病（和社区慢性病管理相结合，突出社区卫生服务以人为本、全面呵护居民健康的理念）？ 2. 作为一名全科医生，应该为围绝经期妇女提供哪些保健指导？	

十二、儿童保健

（一）教学目标

掌握儿童年龄分期，从胎儿到青春期儿童保健重点；熟悉不同时期儿童发育特点，儿童营养评价、指导与干预。

（二）教学内容

儿童保健的主要任务是研究儿童各年龄期生长发育的规律及其影响因素，以通过有效措施，促进有利因素，防止不利因素，保障儿童健康成长。儿童保健的内容主要包括儿童的体格生长和社会心理发育、儿童营养、儿童健康促进和儿科疾病的预防及管理等。

1. 儿童年龄分期　儿童的生长发育是一个连续渐进的动态过程，不能割裂地认识。儿童的生理、心理等方面的发育和表现出与年龄相关的规律性，为便于实际工作，通常根据年龄将儿童分为 7 个阶段：胎儿期、新生儿期、婴儿期、幼儿期、学龄前期、学龄期和青春期。

2. 不同阶段儿童生长发育特点和保健重点

（1）胎儿期保健：传统方法胎儿期是从母亲末次月经第一天算起到出生为止，共 40 周。胎儿期组织器官迅速生长，功能日趋成熟，尤其妊娠早期是器官形成的关键期，如果受不利因素影响，会影响胎儿正常分化，引起流产和各种畸形。胎儿的发育与妊娠妇女的身体健康、心理卫生、营养状况和生活环境等密切相关，胎儿期保健主要通过对妊娠妇女的保健来实现。胎儿期保健的重点是：预防遗传性疾病和先天畸形，提倡和普及婚前双方检查和遗传咨询，避免接触射线和化学性毒物，避免吸烟、酗酒，注意妊娠期用药安全等；保证充足营养，加强铁、锌、钙、维生素 D 等重要营养素的补充，同时也应注意营养过剩；预防感染，包括妊娠期和分娩时感染；保证良好的生活工作环境，避免环境污染，注意劳逸结合，减少妊娠妇女精神负担和心理压力；尽可能避免妊娠期合并症发生；加强对高危妊娠妇女管理和高危新生儿监护。

（2）新生儿期保健：新生儿期特别是出生后 1 周内的新生儿的发病率和死亡率极高，婴儿死亡中约 2/3 是新生儿，1 周以内的新生儿死亡数占新生儿期死亡数的 70% 左右。因此，新生儿保健是儿童保健的重点，1 周内新生儿保健是重中之重。新生儿访视是新生儿保健的重要措施，新生儿期一般需要进行 2 次访视，如果是高危儿或检查发现有异常者需要增加访视次数。新生儿访视的目的是协助家长做好新生儿保健，宣传科学的育儿方法，提倡母乳喂养，早期发现并指导家长处理存在的问题，减轻新生儿疾病，促进新生儿健康成长。新生儿家庭访视的主要内容包括新生儿出生情况、新生儿生活状态、新生儿喂养与护理指导、新生儿生长发育监测、新生儿常见疾病防治和免疫接种等。

（3）婴儿期保健：婴儿期儿童的体格生长十分迅速，需丰富的各种营养素满足其生长需要，但婴儿的消化功能尚未成熟，因此容易发生消化紊乱和营养缺乏性疾病。进行婴儿保健需要建立婴儿保健管理体系，对本地区婴儿建立健康管理档案。婴儿保健的主要目的是为儿童提供一个健康、愉快和安全的生活环境，以保证儿童的身心健康和生命安全。婴幼儿保健的主要内容包括合理喂养、儿童生长发育监测、生活技能培养、良好行为生活习惯养成、定期预防接种和常见疾病的防治等，尤其是消化紊乱和营养性疾病的防治。

（4）幼儿期保健：由于该期幼儿感知能力和自我意识的发展，对周围环境产生好奇、乐于模仿，幼儿期是社会心理发育最迅速的时期。该时期保健应重视与幼儿的语言交流，通过游戏、讲故事、唱歌等活动促进幼儿语言发育与运动能力的发展。同时，要培养幼儿的独立生活能力，安排规律生活，养成良好的生活习惯，如睡眠、进食、排便、沐浴、游戏和户外活动等。定期进行体格检查，及时发现肥胖及营养不良等问题，进行眼保健和口腔保健。由于该期幼儿已经具备一定的活动能力，凡事都喜欢探个究竟，因此应注意异物吸入、烫伤和跌倒等意外伤害的预防。幼儿期保健需要对幼儿定期进行健康检查，以便早期发现幼儿成长过程中的问题或疾病，进行及早干预，更好地维护和促进幼儿健康。这一阶段也是孩子心理行为发育的关键期，全科医生应教育父母正确引导孩子行为，同时还需要注意自己的言行，给孩子树立榜样。

（5）学龄前期保健：学龄前期儿童智能发展快、独立活动范围大，是性格形成的关键时期。因此，加强学龄前儿童的教育很重要。应注意培养其学习习惯、想象与思维能力，使之具有良好的心理素质。可通过游戏、体育活动增强体质，在游戏中学习遵守规则和与人交往。每年应进行1~2次体格检查，进行视力、龋齿、缺铁性贫血等常见疾病的筛查与矫治。保证充足营养，预防溺水、外伤、误服药物及食物中毒等意外伤害。

（6）学龄期保健：此阶段儿童求知欲强，是获取知识的最重要时期。该时期应提供适宜的学习条件，培养良好的学习习惯，并加强素质教育；应引导积极的体育锻炼，不仅可以增强体质，也培养儿童的毅力和意志力；加强营养，合理安排作息时间，膳食注意荤素搭配，保证优质蛋白、钙、铁等营养素摄入；合理安排作息时间，保证10小时以上的充足睡眠和每天60分钟以上的中高强度户外运动，每天屏幕用眼时间限制在2小时以内；定期体检，预防屈光不正、龋齿、缺铁性贫血、肥胖等常见健康问题的发生；尤其需要密切注意孩子的心理行为问题，进行法制教育，学习交通规则和意外伤害的防范知识。

（7）青春期保健：青春期是体格发育的第二个高峰期，第二性征开始出现，体格发育逐渐完全，直至性成熟具备生殖能力。此阶段儿童生理、心理和情感均会发生重要改变。此阶段生理成熟快，但心理、行为和社会方面的发育相对滞后，因此青春期会出现一系列健康心理问题。此期应注意合理营养，必须保证能量、优质蛋白、钙、铁等矿物质及维生素的摄入，及时发现女孩盲目追求身材的心理，正确引导，避免营养不良及厌食症发生；加强体育锻炼，保证每天累计60分钟的中高强度活动，每周至少3天高强度活动和抗阻活动，每天屏幕用眼时间限制在2小时以内；加强引导和心理咨询，青少年处于生理违拗期，即叛逆，家长及老师需要正确认识这一特点，学会理解孩子，进行积极有效的交流引导，培养孩子正确的人生观、价值观，培养青少年承受压力、应对挫折的能力，帮助青少年正确认识社会现象，提高是非辨别能力，建立良好的行为生活习惯，远离恶习；正确的性教育，帮助青少年正确认识自己生理和心理的变化，防止早恋和过早性行为。

3. 儿童常见疾病的防治与管理　如小儿腹泻、儿童呼吸道感染、营养性疾病、常见传染病、儿童生长发育问题、儿童意外伤害等疾病及健康问题的预防和管理等。

（三）教学方法

儿童保健的内容非常多，儿童保健的教学方法也应因教学内容的不同而灵活选择。

1. 讲授法　在充分了解学员需求的基础上，安排教学内容，对学员进行儿童保健基础知识和技能的讲授。

2. **示教法** 就儿童保健的基本技能向学员示教，并指导学员操作，使学员能熟练掌握儿童保健的基本技能。

3. **案例教学法** 选择典型的病例，组织学员对病例进行讨论，充分发挥学员的主观能动性，教师引导学员对案例进行综合评估和分析，提出保健策略和措施。

4. **PBL 教学法** 为学员创设一个情景，由学员充分发挥学习能动性，去发现问题、分析问题，最终提出解决问题的方案。

（四）教学注意事项

儿童保健教学的主要目的是使学员掌握儿童保健的方法和手段，在教学过程中应特别重视儿童保健技能的培养，如儿童生长发育的测量和评价、儿童生长发育的干预、儿童常见疾病的诊治技术和儿童意外伤害的预防等。

（张　丹）

教学案例 4-21　儿童保健教学实例

1. **教学目标** 儿童肥胖的综合照顾

掌握儿童肥胖的评价方法，儿童肥胖的原因。熟悉儿童肥胖的危害及防治。

2. **案例分析** 3 岁的女孩丹妮，身高 1m，体重 21kg，比正常的体重超出了 6kg 左右。丹妮的父母认为孩子就应该是"胖乎乎"的。

（1）儿童肥胖的评价：生长发育评价有助于了解儿童目前的生长发育水平，是否存在发育异常的可能及今后的发育趋势等。迄今还没有一种方法能完全满足对个体儿童的发育进行全面评价的要求，因此需要根据评价目的选择适当的方法。指数法是根据人体各部分之间的比例关系，借助数学公式获得指数，用以评价发育水平、体质或营养状态的方法，也是相对简单和常用的评价方法。BMI 是评价生长发育的常用指标之一，用个体体重［单位千克（kg）］除以身高［单位米（m）］的平方即得到该个体的 BMI。它不仅能较敏感地反映体型的胖瘦程度，而且受身高的影响相对小，与营养状况相关性较高。BMI 在童年期及青春早期随年龄增大而上升，青春中、晚期及成年期相对稳定。根据世界卫生组织推荐的身高体重比例，在丹妮的年龄阶段，BMI 在 $14\sim17kg/m^2$ 为正常，目前丹妮的 BMI 为 $21kg/m^2$，属肥胖体型。

（2）肥胖发生的影响因素：肥胖是一种常见的营养代谢性疾病，肥胖与心脑血管疾病、糖尿病等均有密切关系，对人类健康有明显危害。随着生活水平提高，高热量、高脂、高糖食物摄入大量增加，加之膳食结构不合理，体力活动减少等原因，目前我国不仅大城市儿童超重和肥胖发病率持续上升，农村儿童超重和肥胖发生率也有增加趋势，在我国部分城市学龄儿童超重和肥胖高达 10% 以上。单纯性肥胖发生的原因较复杂，影响因素可大体归纳为遗传和环境两大方面。①遗传因素：肥胖受遗传影响较大，有一定的家族倾向。双亲肥胖者后代发生肥胖者高达 70%~80%；双亲之一肥胖者，后代发生肥胖者达 40%~50%；双亲都不肥胖子女仅 10%~14% 发生肥胖。②环境因素：饮食营养、社会经济条件、家庭环境和体育活动等与儿童肥胖的发生有密切关系。能量摄入过多是肥胖的主要原因，高能量食物和含糖饮料摄入增加是导致儿童发生肥胖的重要原因之一。同时，家族环境和父母行为是一个重要的驱动因素，父系的不良饮食行为及生活习惯直接影响儿童的行为。活动量过少是发生单纯性肥胖的重要因素，活动过少，即使摄食不多也可以引起肥胖。电子产品的流行，进一步减少儿童活动。肥胖的儿童大多不喜欢运动，形成恶性循环。此外，不良饮食习惯，如吃饭速度快、晚上进食多、爱吃甜食、边吃饭边看电视等都容易发生肥胖。

通过对丹妮父母询问了解到，丹妮最爱喝汽水，饿了喜欢用炸薯条填肚子，而且她不爱动，最喜欢的游戏是坐在沙坑里不动扮菩萨。这些都是导致丹妮超重的原因。其实，很多父母也一样，没有认识到孩子超重或肥胖的健康问题，认为孩子就应该这样"胖乎乎"的。要解决丹妮的问题，首先需要让丹妮父母对超重问题有正确的认识。不喜欢运动，不健康的饮食习惯，是导致孩子发胖的主要原因，这也是全科医生应该提醒家长注意的。

（3）肥胖对儿童健康的影响：①心理影响。肥胖对儿童心理的影响甚至比生理损害更严重。肥胖发生越早，心理压抑越大，对个性、性格、气质、情绪和社会化能力发展有长久不利影响。青春期少年因对体型、形象的高度敏感，对肥胖更加苦恼；女孩往往因减肥心切而过分节食，影响健康。甚至少数青少年因心理冲突激烈而产生自杀意念和行为。②健康影响。肥胖婴儿易患呼吸道感染，重度肥胖者易患疖子、黑色棘皮症、皮肤皱褶处擦伤等。儿童、少年时期的肥胖若得不到纠正，约 60% 可带入成年。肥胖既是一种独立的疾病，同时也是多种慢性病如高血压、冠心病、糖尿病等的重要危险因素。国际上已将肥胖症的识别和干预视为成人期心血管疾病一级预防主要内容。

（4）儿童肥胖的防治：儿童肥胖最重要的措施是从小进行合理喂养，培养儿童良好的饮食习惯，纠正偏爱高糖、高脂、高热量和含糖饮料的不良习惯。肥胖儿童应限制过量进食，供给的热量、蛋白质和其他营养素要做到既保证充分生长发育，同时又能使储存脂肪逐渐减少。少年期肥胖的治疗，开始应将每日热量摄入限制在原热量摄入的 90% 左右，1 个月后如体重下降满意可继续维持该水平，同时注意补充足量维生素和矿物质。对于丹妮的情况，需要调整日常的饮食结构，用矿泉水代替汽水，用苹果代替薯条。加强体育锻炼与户外活动是预防和干预肥胖发生的最主要措施，应养成每天坚持锻炼的习惯。需要增加丹妮的运动量，如父母与丹妮一起玩球，骑三轮车、轮滑等。

最后需要对丹妮的身高、体重情况进行记录，以评估丹妮体重控制情况，及时发现问题，调整治疗方案。

十三、传染病预防与控制

随着社会经济的发展和现代科学技术的进步，传染病危害虽得到有效防控，发病率和死亡率总体呈现下降趋势，但新发传染病暴发不断，一些已控制的传染病再度流行。

因此，传染病仍是严重危害人类健康的疾病之一，严重威胁人们的健康和生存，严重影响社会的安全稳定和经济发展。积极开展传染病疫情的风险管理、规范信息报送和传染病处理，是预防和控制传染病危害的有效措施，也是基层医疗卫生机构及工作人员的重要任务。

（一）教学目标

1. **知识目标**　掌握传染病流行的三个环节和两个影响因素，传染病的预防控制措施，传染病防治相关政策与法规，传染病预防与控制工作规范；熟悉传染病的报告病种、报告程序、报告方式、报告时限、计划免疫，传染病防治的基层工作方法和工作内容；了解传染病的流行状况、特征、基本要素。

2. **技能目标**　在巩固传染病相关理论知识、强化传染病预防与控制的专业知识基础上，通过参与传染病预防控制相关信息的收集与报告、现场调查和资料分析处理等实践工作，培养预防和控制传染病的正确思维方式，提升自我防护能力，具备独立分析问题与解决问题的能力；通过模拟训练、现场实践等方式，掌握法定传染病预防、监测、报告、控制与管理主要方法，提高流行病学现场调查基本能力和传染病预防控制问题的处置能力；通过实践操作，掌握传染病基本诊疗操作技能、消毒隔离及采样方法，学会传染病预防等宣传教育方法，具备一定的医患沟通、人际沟通和媒体应对的能力。

（二）教学内容

1. **传染病概念**　是指由传染性病原微生物或它们的毒性产物所引起的能在人与人、动物与动物、人与动物之间相互传播的一类疾病。

2. **传染病的流行过程**　人群中发生传染病流行的过程需要三个环节，即传染源、传播途径和易感人群，缺少任何一个环节，传染病的流行则不发生。三个环节的连接会受到自然因素和社会因素的影响，呈现出抑制或促进传染病流行的双向作用，其中社会因素影响更大。

3. **传染病预防控制策略**　为预防、控制和消除传染病的发生与流行，保障人体健康和公共卫生，我国传染病防控工作坚持预防为主、防治结合的方针，坚持政府主导、依法防控、科学防控、联防联控、群防群控的原则。

4. **传染病预防控制体系**　坚持中国共产党对传染病防治工作的领导，县级以上人民政府制订传染病防治规划并组织实施。国家建立重大突发传染病疫情联防联控机制，县级以上地方人民政府建立本级重大突发传染病疫情联防联控机制。国务院卫生健康主管部门牵头负责全国传染病防治及其监督管理工作，县级以上地方人民政府卫生健康主管部门负责本行政区域内的传染病防治及其监督管理工作，县级以上人民政府发展改革、教育、科技等部门在各自的职责范围内负责传染病防治及其监督管理工作。各级疾病预防控制机构负责实施传染病预防规划，制订和组织实施防控技术方案、监测方案，承担传染病监测、预测、流行病学调查、疫情报告及其他预防、控制工作。医疗机构承担本单位及责任区域内的传染病预防、控制工作，承担医疗活动中与医疗机构感染有关的危险因素监测、安全防护、消毒、隔离和医疗废物处置工作。基层医疗机构承担责任范围内的传染病健康教育、预防接种、疫情报告，以及传染病患者分诊转诊、隔离医学观察、健康监测和社区防控指导等工作。

5. 传染病预防控制措施

（1）预防接种：预防接种是预防、控制及消灭传染病的重要措施，包括人工自动免疫、人工被动免疫和被动自动免疫。由于各国的社会经济发展水平不同、传染病的流行特征差异及获得有效疫苗的可能性不一，所采取的计划免疫方案也不同。我国对儿童实行预防接种证制度，免费向居民提供免疫规划疫苗。国家的计划免疫工作主要是儿童基础免疫，最近的国家预防接种服务规范将0~6岁儿童和其他重点人群作为服务对象，并制订了预防接种服务流程（图4-15）。

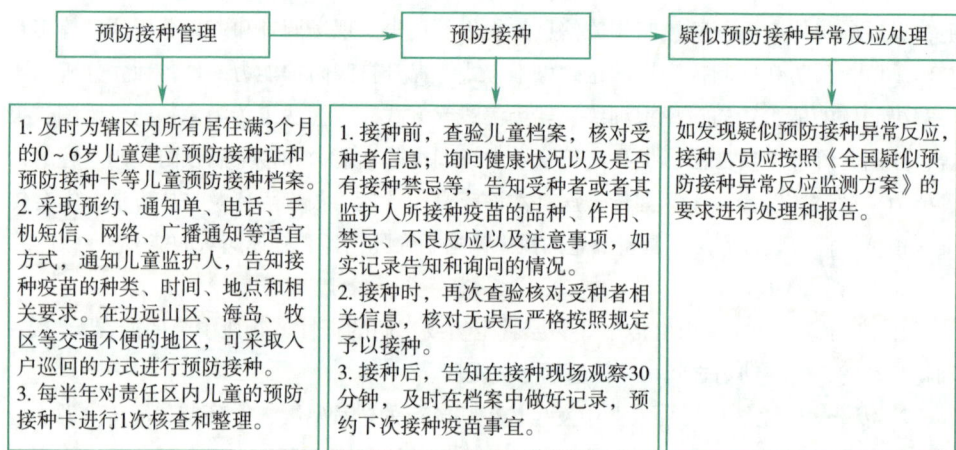

预防接种管理	预防接种	疑似预防接种异常反应处理
1. 及时为辖区内所有居住满3个月的0~6岁儿童建立预防接种证和预防接种卡等儿童预防接种档案。 2. 采取预约、通知单、电话、手机短信、网络、广播通知等适宜方式，通知儿童监护人，告知接种疫苗的种类、时间、地点和相关要求。在边远山区、海岛、牧区等交通不便的地区，可采取入户巡回的方式进行预防接种。 3. 每半年对责任区内儿童的预防接种卡进行1次核查和整理。	1. 接种前，查验儿童档案，核对受种者信息；询问健康状况以及是否有接种禁忌等，告知受种者或者其监护人所接种疫苗的品种、作用、禁忌、不良反应以及注意事项，如实记录告知和询问的情况。 2. 接种时，再次查验核对受种者相关信息，核对无误后严格按照规定予以接种。 3. 接种后，告知在接种现场观察30分钟，及时在档案中做好记录，预约下次接种疫苗事宜。	如发现疑似预防接种异常反应，接种人员应按照《全国疑似预防接种异常反应监测方案》的要求进行处理和报告。

图4-15　预防接种服务流程

预防接种单位应当具备下列条件：取得医疗机构执业许可证；具有经过县级人民政府卫生健康主管部门组织的预防接种专业培训并考核合格的医生、护士或乡村医生；具有符合疫苗储存、运输管理规范的冷藏设施、设备和冷藏保管制度。

县级以上地方人民政府卫生健康主管部门指定符合条件的医疗机构承担责任区域内免疫规划疫苗接种工作。符合条件的医疗机构可以承担非免疫规划疫苗接种工作，并应当报颁发其医疗机构执业许可证的卫生健康主管部门备案。基层医疗卫生机构应按照《疫苗流通和预防接种管理条例》《预防接种工作规范》《全国疑似预防接种异常反应监测方案》等相关规定做好预防接种服务工作。承担预防接种的人员应当具备执业医生、执业助理医生、执业护士或乡村医生资格，并经过县级或以上卫生行政部门组织的预防接种专业培训，考核合格后持证方可上岗。

医疗卫生人员在实施接种前，应当按照预防接种工作规范的要求，检查受种者健康状况、核查接种禁忌，查对预防接种证，检查疫苗、注射器的外观、批号、有效期，核对受种者的姓名、年龄和疫苗的品名、规格、剂量、接种部位、接种途径，做到受种者、预防接种证和疫苗信息相一致，确认无误后方可实施接种。医疗卫生人员应当按照国务院卫生健康主管部门的规定，真实、准确、完整记录疫苗的品种、上市许可持有人、最小包装单位的识别信息、有效期、接种时间、实施接种的医疗卫生人员、受种者等接种信息，确保接种信息可追溯、可查询。接种记录应当保存至疫苗有效期满后不少于五年备查。

预防接种异常反应的处理。预防接种异常反应是指合格的疫苗在实施规范接种过程中或者实施规范接种后造成受种者机体组织器官、功能损害，相关各方均无过错的药品不良反应。接种单位、医疗机构等发现疑似预防接种异常反应的，应当按照规定向疾病预防控制机构报告。因预防接种导致受种者死亡、严重残疾，或者群体性疑似预防接种异常反应等对社会有重大影响的疑似预防接种异常反应，由设区的市级以上人民政府卫生健康主管部门、药品监督管理部门按照各自职责组织调查、处理。实施接种过程中或者实施接种后出现受种者死亡、严重残疾、器官组织损伤等损害，属于预防接种异常反应或者不能排除的，应当给予补偿。补偿范围实行目录管理，并根据实际情况进行动态调整。预防接种异常反应的鉴定参照《医疗事故处理条例》执行。

（2）疫情控制

1）控制传染源：传染源包括患者、病原携带者、接触者、动物传染源。对患者应做到"五早"，即早发现、早诊断、早报告、早隔离、早治疗，患者一经确诊为传染病或可疑传染病即按规定实行分级管理。对病原携带者做好登记、管理和定期随访直至其病原体检查 2～3 次阴性后。对接触者采取隔离观察、医学观察、应急接种和药物预防等措施。对动物传染源酌情采取捕杀、隔离治疗等措施。

2）切断传播途径：常见的传播途径有经空气传播、经水传播、经食物传播、经接触传播、经节肢动物传播、经土壤传播、医源性传播、血液传播、母婴传播等。有效措施包括疫点消毒、应急接种、预防性服药等。

3）保护易感人群：易感人群是指有可能发生传染病感染的人群。人群易感性的高低取决于该人群中易感个体所占的比例。针对性的措施包括免疫预防、药物预防和个人防护。

（3）疫情报告

1）疫情报告规定：传染病疫情报告包括法定传染病疫情报告、具备传染病流行特征的不明原因聚集性疾病疫情报告和其传染病疫情暴发、流行报告。疾病预防控制机构、医疗机构和采供血机构及其执行职务的人员发现法律规定的传染病疫情、具备传染病流行特征的不明原因聚集性疾病或者发现其他传染病暴发、流行时，应当遵循疫情报告属地管理原则，按照国务院或者国务院卫生健康主管部门规定的内容、程序进行报告。

发现甲类传染病患者或者疑似患者，具备传染病流行特征的不明原因聚集性疾病及其他传染病暴发、流行时，应当于 2 小时内进行网络报告。对乙类传染病患者、疑似患者和规定报告的传染病病原携带者在诊断后，应当于 24 小时内进行网络报告。丙类传染病实行监测报告管理，监测哨点医院和网络实验室发现丙类传染病患者或者疑似患者，按照国务院卫生健康主管部门规定的内容、程序进行报告。

国家对发现并报告具备传染病流行特征的不明原因聚集性疾病、新发传染病疫情的单位和个人按照国家有关规定予以奖励；对经确认排除传染病疫情的，不予追究相关单位和个人责任。

2）责任报告单位及报告人：任何单位和个人发现传染病患者或者疑似传染病患者时，应当及时向附近的疾病预防控制机构或者医疗机构报告。各级各类医疗卫生机构为责任报告单位，其执行职务的人员和乡村医生、个体开业医生均为责任疫情报告人。责任疫情报告人应按照传染病诊断标准及时对传染病患者或疑似患者进行诊断。根据不同传染病诊断分类，分为疑似病例、临床诊断病例、确诊病例和病原携带者四类。

3）报告病种：按《中华人民共和国传染病防治法》规定管理的传染病按甲、乙、丙三类进行管理，甲类传染病实行强制性管理，乙类传染病实行严格管理，丙类传染病实行监测管理。根据最新传染病发病情况，国家适时对纳入法定传染病的病种进行调整。

4）报告程序与方式：传染病报告首诊负责制。首诊医生在诊疗过程中发现传染病患者、疑似患者和规定报告的病原携带者后应按照要求填写《中华人民共和国传染病报告卡》或通过电子病历、电子健康档案自动抽取符合交换文档标准的电子传染病报告卡。具备网络直报条件的机构，在规定时间内进行传染病和／或突发公共卫生事件相关信息的网络直报；不具备网络直报条件的，按相关要求通过电话、传真等方式进行报告，同时向辖区县级疾病预防控制机构报送《中华人民共和国传染病报告卡》。基层医疗卫生机构传染病报告与处理服务流程见图4-16。

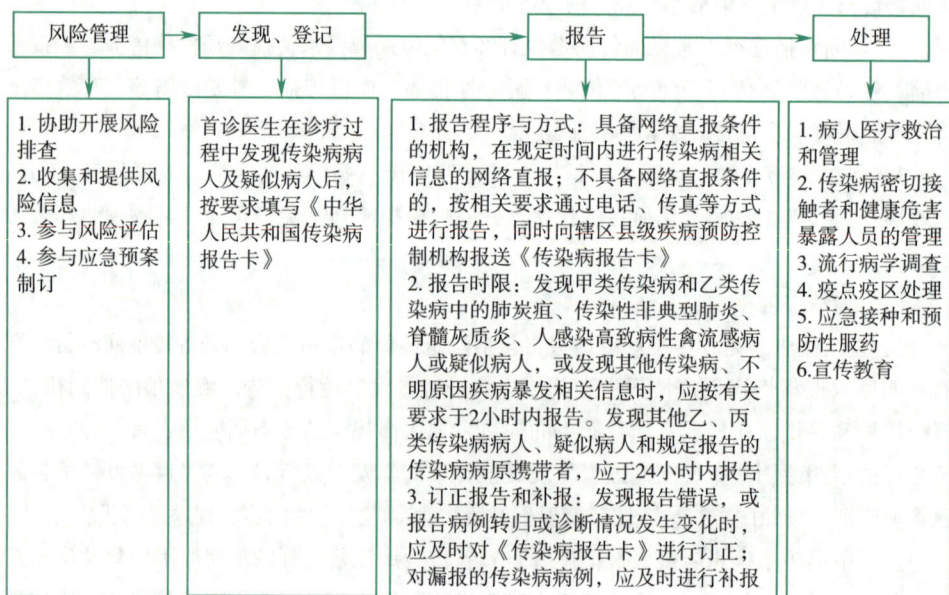

风险管理	发现、登记	报告	处理
1.协助开展风险排查 2.收集和提供风险信息 3.参与风险评估 4.参与应急预案制订	首诊医生在诊疗过程中发现传染病人及疑似病人后，按要求填写《中华人民共和国传染病报告卡》	1.报告程序与方式：具备网络直报条件的机构，在规定时间内进行传染病相关信息的网络直报；不具备网络直报条件的，按相关要求通过电话、传真等方式进行报告，同时向辖区县级疾病预防控制机构报送《传染病报告卡》 2.报告时限：发现甲类传染病和乙类传染病中的肺炭疽、传染性非典型肺炎、脊髓灰质炎、人感染高致病性禽流感病人或疑似病人，或发现其他传染病、不明原因疾病暴发相关信息时，应按有关要求于2小时内报告。发现其他乙、丙类传染病病人、疑似病人和规定报告的传染病病原携带者，应于24小时内报告 3.订正报告和补报：发现报告错误，或报告病例转归或诊断情况发生变化时，应及时对《传染病报告卡》进行订正；对漏报的传染病病例，应及时进行补报	1.病人医疗救治和管理 2.传染病密切接触者和健康危害暴露人员的管理 3.流行病学调查 4.疫点疫区处理 5.应急接种和预防性服药 6.宣传教育

图4-16 基层医疗卫生机构传染病报告与处理服务流程

（4）疫情风险管理：在疾病预防控制机构和其他专业机构指导下，各有关机构包括乡镇卫生院、村卫生室和社区卫生服务中心协助开展传染病疫情的风险排查、收集和提供风险信息，参与风险评估和应急预案制（修）订。对于新发传染病、具备传染病流行特征的不明原因聚集性疾病，在病原体、传染力、致病力等情况尚不明确时，县级以上人民政府经评估认为确有必要的，可预先采取甲类传染病预防、控制措施，同时立即上报上级人民政府。

（5）疫情处理

1）患者医疗救治和管理：按照有关规范要求，对传染病患者、疑似患者采取隔离、医学观察等措施，及时转诊，书写医学记录及其他有关资料并妥善保管。

2）传染病密切接触者和健康危害暴露人员的管理：对传染病接触者或其他健康危害暴露人员开展追踪、查找，对集中或居家医学观察者提供必要的基本医疗和预防服务。

3）流行病学调查：对本辖区患者、疑似患者开展流行病学调查，收集和提供患者、密切接触者、其他健康危害暴露人员的相关信息。

4）疫点疫区处理：做好医疗机构内现场控制、消毒隔离、个人防护、医疗垃圾和污水的处理工作。对被污染的场所进行卫生处理，开展杀虫、灭鼠等工作。

5）应急接种和预防性服药：开展应急接种、预防性服药、应急药品和防护用品分发等工作，并提供指导。

6）宣传教育：根据辖区传染病和突发公共卫生事件的性质和特点，开展相关知识技能和法律法规的宣传教育。

（三）教学方法

1. 教学设计　基于最新版《国家基本公共卫生服务规范》，按照教学目标和教学要求，撰写传染病预防与控制实践教学的教学方案，确定教学内容、教学方法和教学评价。教学内容包括理论知识、专业知识、操作技能、实践能力；教学方法包括小讲课、案例教学、演示教学、实践性教学；教学评价的内容包括教学过程和教学结果，对象为参与教学活动的教师和学生。

2. 教学准备　教师需了解学生的学业背景，熟悉教学目标和教学要求，选用适宜的教学方法，准备好教材、教学课件、教学讲义、参考文献、评价表等资料。具备条件，可开展集体备课和教学试讲活动。学生应了解教学大纲，预习教学内容，查阅相关文件和文献，做好自主学习。此外，还需与教学管理人员确定教学时间、教学场地、教学用具和实践现场。

3. 教学实施

（1）小讲课：以理论结合基层实践为基本原则，以一个学习内容为要点，注重通过对理论知识的综合归纳，启发和培养学生的基层实践思维和能力。小讲课适用于传染病预防与控制基础知识讲授，讲授内容和知识点应根据基层实际工作的需要，选取实用且有针对性的内容，如传染病流行过程、传染病预防控制体系、预防接种、疫情控制策略、传染病报告病种、服务流程等。授课教师准备小讲课内容时可征求学生的意见，共同确定授课题目。小讲课一般安排在案例教学、实践操作前，每次小讲课时间控制在30分钟内，讲课结束前应安排互动时间。

（2）案例教学：在理论学习基础上，以真实案例为素材进行教学设计，引导学生针对案例进行讨论和分析，培养学生正确的思维方法，提高发现、分析和解决某一具体问题的能力。按照主题突出、客观真实、难易适度等选编基层预防与控制传染病的典型案例如结核病、病毒性肝炎、细菌性痢疾等，预先设计一系列问题和讨论引导计划。课前组建4~6人的学习小组并布置案例，促使学生主动参与教学过程。教师在教学过程中主要起到主持人的作用，负责引导讨论和归纳总结。学生是课堂讨论的主角，应鼓励学生充分发表见解，在经讨论得出结论后，引出下一步案例分析情景。案例讨论结束后，学生汇报讨论结果，最后由教师总结意见，解释和分析问题，形成最终结论，并对整个案例分析过程进行小结。

（3）演示教学：教师可通过呈现教具、实物、示范操作、模拟训练等教学方式传授传染病预防与控制的操作性实践技能，如体格检查、个人防护、消杀设备使用、传染病报告填写、流行病现场调查过程演练、语言沟通技巧训练、现场急救等。教学前，教师应按教学内容选择适合的演示教学方式，设计好教学过程中演示内容。教学中，教师应将操作步骤和注意事项详细讲解，边演示边强调要领和重点，确保所有的学生都能看到演示，必要时进行重复演示。教师演示后，在学生确保其已理解和记忆的基础上，让学生重复教师的演示过程。学生在练习中可互相借鉴和指正，教师最后给予评议，指出错误。

（4）实践性教学：在教师的指导和辅助下，通过以个体的形式安排学生承担现场传染病预防与控制的相关实践或服务工作如流行病学个案调查、预防接种、传染病疫情报告、资料汇总与分析、撰写报告等，可培养和巩固学生的实践思维、基本技能、操作技巧、沟通能力等，有助于学生独立、主动和创造性地开展工作。实践性教学前，教师应紧密结合基层工作合理安排学生参加现场实践，要求学生掌握有关的服务规范、工作流程和工作要求。实践过程中，教师应注重指导和鼓励学生，督导实践过程和做好突发情况的应急准备。实践后，由教师组织进行总结，讨论分析存在的主要问题，提出改进之处。

4. 教学评价

（1）教师评价：采用相应的评价表或问卷，可通过审阅教案、查阅个人或集体备课记录、观摩试讲、现场听课、课后教学对象调查等方式对教师的教学态度、技能、水平与效果进行评价。

（2）学生评价：基层实践学业评价包括形成性评价和终结性评价。各科室应根据基层医疗卫生服务机构传染病防控的实践教学要求，结合教学目标对学生实践的教学效果进行评估，内容包括职业态度、现场工作能力、研究能力等方面。

1）职业态度评价：可通过360°观察评价、问卷调查、出勤考核等多种方式，对学生的工作责任心、人际沟通、团队协作、劳动纪律、职业素养等方面进行全面评价。

2）现场工作能力测评：可采用审阅学习记录、实践操作技能抽查考试、口试、理论考试等方式，测试学生对常见传染病的诊疗、疫情判断、疫情报告、疫情处置等知识与技能的掌握状况。

3）研究能力评价：可采取案例分析考试等形式，测试学生在传染病预防控制实践过程中应具备的现场观察能力、判断能力、综合分析能力、知识综合应用能力及流行病调查技术运用能力。

（李伟明）

教学案例 4-22　传染病预防与控制教学示例

（一）教学要求

掌握传染病首诊医生和报告人的职责，传染病报告和处理规范，预防接种服务规范；熟悉传染病预防控制体系，常见传染病的检测方法和基层用药原则，传染病患者的基层管理。基本具备独立完成传染病风险管理、传染病发现登记、传染病报告和常规处理的能力。

（二）教学准备

1. 认真研读全科医生规范化培训内容与标准细则，基于全科医生规范化培训教材内容制作小讲课多媒体课件。

2. 教学案例　从基层常见传染病中选择一个具有典型代表性的传染病预防与控制教学案例。

3. 准备法定传染病报告卡，传染病流行病学个案调查表。确定传染病网络直报系统运行正常。

4. 课前布置自主学习任务，发放案例资料，推荐参考文献。

5. 联系确定教学地点和实践现场。

6. 教学参考案例

某年 6 月 12 日上午 9 点，某区某街道社区卫生服务中心接诊到来自郊区的一位中年男性居民。自述于半个月前无明显诱因感乏力，食欲减退，无恶心、呕吐。6 天前渐感胸痛、咳嗽、咳痰，偶有痰中带血，色红，每日 4~5 口，伴发热，以午后为甚，夜间盗汗。既往身体健康，无类似病史。无外伤手术史，无传染病史，无药物过敏史，家人无结核病史。体检：体温 38℃，脉搏 100 次 /min，呼吸 24 次 /min，血压 105/75mmHg。急性病容，神清，全身淋巴结无肿大；右上肺呼吸音稍增粗，锁骨上下区有细湿啰音，心率 100 次 /min，心律齐，无杂音。其余检查正常。血常规：红细胞计数 4.5×10^{12}/L，血红蛋白 115g/L，白细胞计数 11×10^9/L，中性粒细胞百分比 54%，淋巴细胞百分比 44%，单核细胞百分比 2%；痰结核菌涂片检查（＋）。X 线胸片：右上肺野有斑片状阴影，密度欠均匀，边缘模糊，其余肺及心、膈显示正常。据区疾病预防控制机构通报，近年来辖区内肺结核病流行强度为散发，不时发现肺结核患者。

（三）教学实施

1. 小讲课

（1）安排 2~3 次，每次 20~30 分钟。

（2）授课题目：可重点围绕传染病预防与控制基层实践工作职责和要求确定授课题目，如传染病预防与控制概述，传染病报告与处理规范，预防接种服务规范等。

（3）授课内容：①传染病预防与控制概述，包括传染病的概念，传染病的流行过程及影响因素，传染病的诊断，传染病预防控制策略、预防控制体系，疫情控制措施等。②传染病报告与处理规范，包括疫情报告规定，责任报告单位及报告人，报告病种，报告程序与方式，传染病报告与处理服务流程等。③预防接种服务规范，包括预防接种概述，我国儿童基础免疫程序，预防接种管理，预防接种的工作要求，异常反应的处理，预防接种服务流程等。

（4）教学手段：幻灯片课件、板书等。

（5）注意事项：要以解决基层实际问题为中心，将散乱的知识贯穿联系；设置一个或多个问题，调动学生的参与性和主动性；幻灯片课件需图文并茂。

2. 案例讨论

（1）提前发放案例资料，要求学生完成案例课前学习。

（2）按 3~5 人预分小组，布置案例讨论教室。

（3）教师组织案例分组讨论，根据教学案例设置一系列问题，引导学生对案例进行分析讨论。

基层医疗卫生服务机构首诊医生要做好哪些个人防护？

参考答案：①所处的接诊地点通风换气，保持室内空气流通；②规范穿戴工作服、口罩；③接触患者体液等物质及被污染的物品时应戴手套；④每次接触患者后立即对手进行消洗和消毒。

基层医疗卫生服务机构在结核病防治工作中需履行哪些职责？

参考答案：①负责对辖区内前来就诊的肺结核可疑者进行筛查及推荐转诊；②负责肺结核患者居家治疗期间的督导管理；③负责追踪肺结核或者疑似肺结核患者及有可疑症状的密切接触者；④对辖区内居民开展结核病防治知识宣传。

基层首诊医生发现疑似肺结核患者如何处理？

参考答案：①发现疑似患者后，应在 24 小时内按要求使用钢笔或签字笔填报《中华人民共和国传染病报告卡》，字迹清楚，内容完整、准确，填报人签名。传染病报告卡中须填报患者有效证件或居民健康卡、社会保障卡、新农合医疗卡等身份识别号码；患者为学生或幼托儿童须填报其所在学校/幼托机构全称及班级名称。②在全科门诊日志中做好登记，及时通知基层医疗卫生机构预防保健部门核实登记，并在规定时间内网络直报。③开展流行病学个案调查，要特别重视患者信息的准确性和完整性。④规定时间内向辖区县级疾病预防控制机构报告。⑤及时联系转诊定点医疗机构，填写"双向转诊单"，推荐和督促疑似患者到结核病定点医疗机构进行检查。肺结核患者筛查与推介转诊流程见图 4-17。

```
┌──────────┐    ┌────────────────────────────┐    ┌────────────────────────────┐
│辖区内前来 │    │如发现以下症状或体征：       │    │• 推介转诊至结核病定点医疗机构进│
│就诊的居民 │───▶│1. 慢性咳嗽、咳痰≥2周       │───▶│  行结核病检查                │
│或患者    │    │2. 咯血、血痰               │    │• 填写"双向转诊单"           │
└──────────┘    │3. 其他：发热、盗汗、胸痛或不明原因│    │• 1周内进行电话随访，看是否前去 │
                │  消瘦≥2周                 │    │  就诊，督促其及时就医        │
                └────────────────────────────┘    └────────────────────────────┘
```

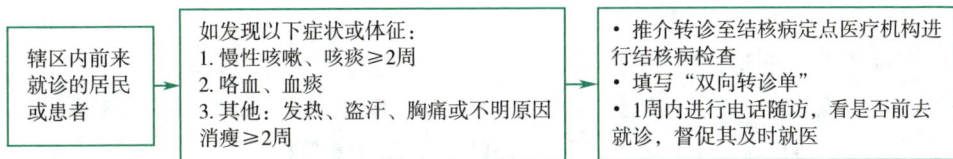

图 4-17 肺结核患者筛查与推介转诊流程

若该疑似肺结核患者被定点医疗机构确诊，全科医生如何开展后续工作？

参考答案：①接到上级专业机构管理肺结核患者的通知后，要在 72 小时内访视患者（图 4-18）；②督导服药（图 4-19）；③随访管理。

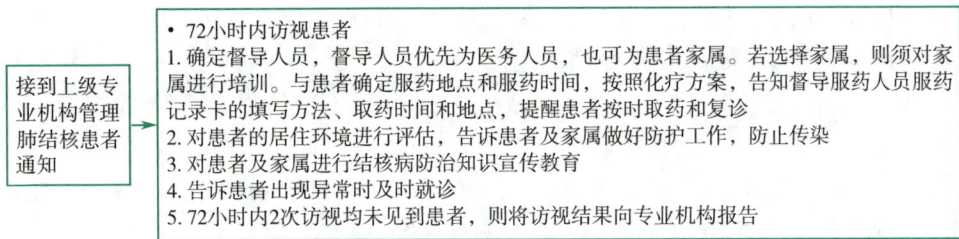

```
┌──────────┐    ┌──────────────────────────────────────────────────────────┐
│接到上级专 │    │• 72小时内访视患者                                         │
│业机构管理 │    │1. 确定督导人员，督导人员优先为医务人员，也可为患者家属。若选择家属，则须对家│
│肺结核患者 │───▶│属进行培训。与患者确定服药地点和服药时间，按照化疗方案，告知督导服药人员服药│
│通知      │    │记录卡的填写方法、取药时间和地点，提醒患者按时取药和复诊        │
└──────────┘    │2. 对患者的居住环境进行评估，告诉患者及家属做好防护工作，防止传染│
                │3. 对患者及家属进行结核病防治知识宣传教育                   │
                │4. 告诉患者出现异常时及时就诊                             │
                │5. 72小时内2次访视均未见到患者，则将访视结果向专业机构报告    │
                └──────────────────────────────────────────────────────────┘
```

图 4-18 肺结核患者第一次入户随访流程

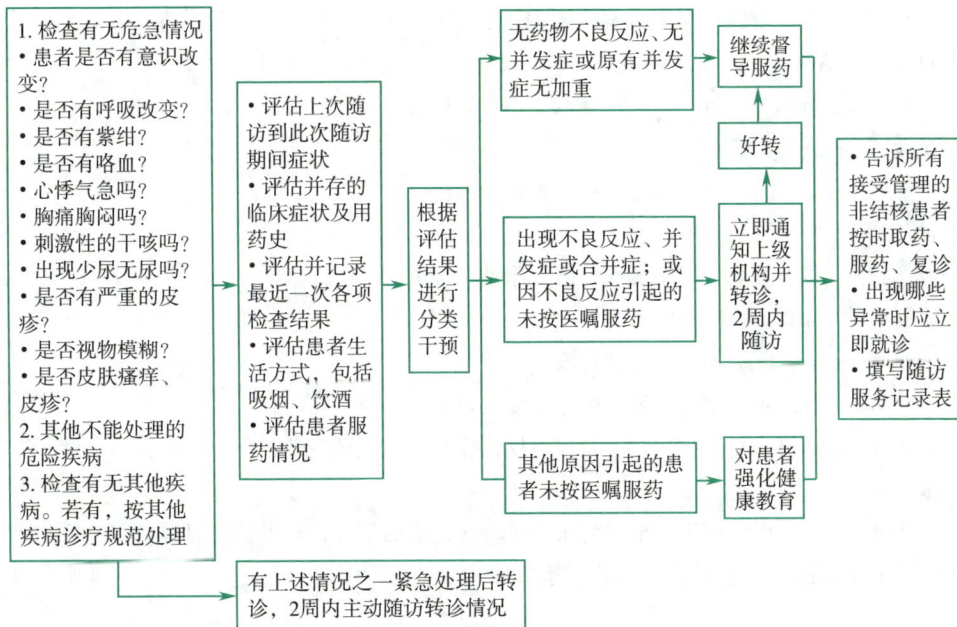

图 4-19 肺结核患者督导服药与随访管理流程

（4）分组汇报小组讨论结果。

（5）教师点评和总结。

（6）注意事项：教师要营造轻松气氛，使讨论不偏离主题，鼓励学生充分阐述观点，重视分析的思维过程，控制发言时间，点评要重点突出并解答疑惑。

3. 演示教学

（1）演示内容：个人防护技能，预防接种技能，填写《中华人民共和国传染病报告卡》，填写双向转诊单，操作传染病网络直报系统，流行病个案调查等。

（2）演示的方式：采取教师实际操作、视频、幻灯片等方式。可根据演示内容的难易情况，确定先讲解、后演示，或先演示、后讲解的方法，提高思维和技能训练的效果。

（3）演示的操作步骤：介绍主题，说明目标，操作演示，练习强化。

（4）示例：穿戴防护用品技能演示

1）介绍主题：介绍正确穿戴防护用品在传染病预防与控制中的重要性和必要性，让学生尽快进入参与演示教学的状态。

2）说明目标：教师要说明穿戴防护用品演示要达到的目标，讲解演示中涉及的相关知识，强调观察时的注意事项，以便学生在观察时能把握重点。

3）操作演示：在讲解说明的基础上，将演示技能分成几个组成部分，逐一分解并详细演示。如果有必要的话，可以进行第二次或第三次演示。

穿戴防护用品步骤如下。

步骤1：戴口罩，一只手托着口罩，扣于面部适当的部位，另一只手将口罩戴在合适的部位，压紧鼻夹，紧贴于鼻梁处。在此过程中，双手不接触面部任何部位。

步骤2：戴帽子，戴帽子时注意双手不接触面部。

步骤3：穿防护服。

步骤4：戴上防护眼镜，注意双手不接触面部。

步骤5：穿上鞋套或胶鞋。

步骤6：戴上手套，将手套套在防护服袖口外面。

脱防护用品步骤如下。

步骤1：摘下防护镜，放入消毒液中。

步骤2：脱掉防护服，将反面朝外，放入黄色塑料袋。

步骤3：摘掉手套，一次性手套应将反面朝外，放入黄色塑料袋中，橡胶手套放入消毒液。

步骤4：将手指反掏进帽子，将帽子轻轻摘，反面朝外，放入黄色塑料袋。

步骤5：脱下鞋套或胶鞋，将鞋套反面朝外，放入黄色塑料袋中，将胶鞋放入消毒液。

步骤6：摘口罩，一手按住口罩，另一只手将口罩带摘下，放入黄色塑料袋，注意双手不接触面部。

4）练习强化：教师可以让学生围绕穿戴防护用品需注意的问题和要领演示主题作进一步思考，把演示中看到的现象进行归纳。按照教师演示的步骤进行练习，让学生自己动手操作或角色扮演练习。通过这一环节的教学，使演示教学的效果得到进一步强化。

5）注意事项：注意避免为了演示而演示，演示内容要贴近基层实践，难度不宜太大，控制演示时间，注意学生反应。

4. 实践操作

（1）实践内容：安排学生以个体或小组的形式承担完成预防接种，填写传染病报告卡，填写双向转诊单，操作传染病网络直报系统，流行病个案调查，传染病疫情报告、资料汇总与分析、撰写报告等工作。

（2）实践形式：确定基层实践工作任务，在基层带教医生的指导下学生进行现场实践。

（3）注意事项：现场实践前，学生应掌握有关的服务规范、工作流程和工作要求。实践过程中，教师应注重指导和鼓励学生，督导实践过程和做好突发情况的应急准备。实践后，由教师组织进行总结，讨论分析存在的主要问题，提出改进之处。

（四）教学效果评价

采用出勤考核、360°观察评价、实践操作技能、口试、测试试卷等对学生的职业态度、理论知识、工作能力进行评价。基层实践带教及教学管理教师对考核结果进行总结反馈，讨论分析存在的问题，进一步完善实践教学。

十四、突发公共卫生事件应急处置

随着社会和自然环境的变化，威胁人群健康安全的突发性事件层出不穷。我国地域辽阔，区域间经济社会发展差异大，自然灾害和重大安全事故时常出现，突发急性传染病疫情、群体性不明原因疾病、突发中毒事件、社会安全事件等不断发生，是各类突发公共卫生事件最严重的国家之一。基层医疗卫生服务机构是突发公共卫生事件应急处置的最基层组织，全科医生在突发公共卫生事件应急处置中起着重要的基础作用，其所具备的处理突发事件能力是应急体系能否快速、准确、有效、有序应对突发公共卫生事件的重要前提。

（一）教学目标

1. 知识目标　掌握突发公共卫生事件的分类，突发公共卫生事件分级，突发公共卫生事件报告和处理规范；熟悉突发公共事件医疗卫生紧急救援分级，突发公共卫生事件的相关政策和法规，突发公共卫生事件应急准备、监测、风险评估、应急响应，突发公共卫生实践报告内容、报告程序、报告时限和报告方式；了解突发公共卫生事件特征，我国突发公共卫生事件趋势。

2. 技能目标　在巩固突发公共卫生事件相关理论知识、强化突发公共卫生事件处置的专业知识基础上，培养正确的应急处置思维，通过实践操作、培训演练等方式，掌握突发公共卫生事件早期识别评判、信息报告、现场应急处理、流行病学调查、监测、现场紧急医疗救治等专业技能，掌握常规应急技术如个人防护、标本采集、消毒隔离、现场急救、事件现场控制方法与评价等技术，《突发公共卫生事件相关信息报告卡》填报方法；具备一定的公众心理危机干预和公众媒体的应对能力。

（二）教学内容

1. 突发公共卫生事件概念 突发公共卫生事件是指突然发生，造成或可能造成社会公众健康严重损害的重大传染病疫情、群体性不明原因疾病、重大食物和职业中毒及其他严重影响公众健康的事件，具有突发性、多样性、危害性、公共性等特征。

2. 突发公共卫生事件分类

（1）根据事件的表现形式可将突发公共卫生事件分为以下两类：①在一定时间、一定范围、一定人群中，当病例数累计达到规定预警值时所形成的事件。例如，传染病、不明原因疾病、中毒（食物中毒、职业中毒）。②在一定时间、一定范围，当环境危害因素达到规定预警值时形成的事件，病例为事后发生，也可能无病例。例如，生物、化学、核辐射事件。

（2）根据事件的成因和性质，突发公共卫生事件可分为：重大传染病疫情、群体性不明原因疾病、重大食物中毒和职业中毒、新发传染性疾病、群体性预防接种反应和群体性药物反应，重大环境污染事故、核事故和放射事故、生物、化学、核辐射恐怖事件、自然灾害导致的人员伤亡和疾病流行，以及其他影响公众健康的事件。

3. 突发公共卫生事件分级 根据突发公共卫生事件的性质、危害程度、涉及范围，划分为特别重大（Ⅰ级）、重大（Ⅱ级）、较大（Ⅲ级）和一般（Ⅳ级）四级。特别重大事件（Ⅰ级）：①一次事件伤亡100人以上，且危重人员多，或核事故和突发放射事件、化学品泄漏事故导致大量人员伤亡，事件发生地省级人民政府或有关部门请求国家在医疗卫生救援工作上给予支持的突发公共事件；②跨省（区、市）的有特别严重人员伤亡的突发公共事件；③国务院及其有关部门确定的其他需要开展医疗卫生救援工作的特别重大突发公共事件。重大事件（Ⅱ级）：①一次事件伤亡50人以上、99人以下，其中，死亡和危重病例超过5例的突发公共事件；②跨市（地）的有严重人员伤亡的突发公共事件；③省级人民政府及其有关部门确定的其他需要开展医疗卫生救援工作的重大突发公共事件。较大事件（Ⅲ级）：①一次事件伤亡30人以上、49人以下，其中，死亡和危重病例超过3例的突发公共事件；②市（地）级人民政府及其有关部门确定的其他需要开展医疗卫生救援工作的较大突发公共事件。一般事件（Ⅳ级）：①一次事件伤亡10人以上、29人以下，其中，死亡和危重病例超过1例的突发公共事件；②县级人民政府及其有关部门确定的其他需要开展医疗卫生救援工作的一般突发公共事件。

4. 突发公共事件医疗卫生紧急救援分级 根据突发公共事件导致人员伤亡和健康危害情况将医疗卫生救援事件分为特别重大（Ⅰ级）、重大（Ⅱ级）、较大（Ⅲ级）和一般（Ⅳ级）四级。

5. 突发公共卫生事件基层应急组织体系 突发公共卫生事件基层应急组织体系包括社区（乡镇）突发公共卫生事件应急指挥机构、社区（乡镇）应急处理日常管理机构、社区（乡镇）卫生应急技术机构、社区（乡镇）内其他相关机构。

社区卫生服务中心（乡镇卫生院）是社区（乡镇）突发公共卫生事件应急处置的技术机构，承担的职责包括：①能力建设。负责本单位专业人员的技术培训，提高医务人员应对突发公共卫生事件的能力；②技术支撑。参与制订《社区预案》，承担技术方案的编制工作，技术方案应与现有的技术规范、方案保持一致；指导、协助驻社区（乡镇）各单位、居委会（或村委会）制订突发公共卫生事件应急预案；开展"社区卫生诊断"，分析社区（乡镇）内各类公共卫生安全隐患，提出改进意见；开展社区（乡镇）居民的健康教育工作，普及突发公共卫生事件应急知识和技能；③信息收集。建立突发公共卫生事件相关信息管理组织，指定专人负责突发公共卫生事件相关信息管理，按照相关法律、法规规定的报告程序，及时报告本社区（乡镇）内突发公共卫生事件相关信息；④措施落实。配合属地县（区）级卫生健康行政部门和专业防控机构，落实社区（乡镇）突发公共卫生事件的应急处置措施；协助社区（乡镇）突发公共卫生事件应急领导小组，监督、检查各项防控措施的落实情况；协助上级医疗卫生机构，开展患者的初诊、转诊和应急医疗救治工作；配合相关部门，做好社区（乡镇）突发公共卫生事件应急培训和演练。

6. 突发公共卫生事件基层应急措施

（1）开展患者初诊、救治和转诊工作。

（2）指定专人负责突发公共卫生事件相关信息的报告与管理工作，按照相关法律法规规定的报告程序，对各类突发公共卫生事件及时报告。

（3）配合专业防治机构开展现场流行病学调查；设立传染病隔离留观室，对传染病患者、疑似患者采取隔离、医学观察等措施，对密切接触者根据情况采取集中或居家医学观察，对隔离者进行定期随访；协助相关部门做好辖区内疫点、疫区的封锁管理；指导患者家庭消毒。

（4）按专业机构要求，对本社区（乡镇）患者、疑似患者、密切接触者及其家庭成员进行造册登记，为专业防控机构提供基本信息。

（5）做好医疗机构内现场控制、消毒隔离、个人防护、医疗垃圾和污水的处理工作。

（6）开设咨询热线，解答相关问题。为集中避难的群众提供基本医疗服务。

（7）在专业防治机构的指导下，具体实施应急接种、预防性服药、现场消毒、杀虫、灭鼠等工作；分配发放应急药品和防护用品，并指导社区（乡镇）居民正确使用。

（8）做好出院患者的随访与医疗服务工作，落实康复期患者的各项防控措施。

（9）根据本社区（乡镇）突发公共卫生事件的性质和特点，对居民进行《突发公共卫生事件应急条例》等相关法律法规知识的宣传；开展针对性的健康教育和自救、互救、避险、逃生等个人防护技能的培训。

（10）指导驻社区（乡镇）各单位突发公共卫生事件防控措施的制订与落实，协助做好对社区（乡镇）各单位突发公共卫生事件防控工作的监督、检查。

7. 突发公共卫生事件基层监测与风险管理　社区卫生服务中心（乡镇卫生院）是突

发公共卫生事件监测网络的网底，社区卫生服务中心（乡镇卫生院）应做好和协助上级部门做好以下工作：按照国家有关法律、法规的规定，建立、运行、维护好突发公共卫生事件相关信息监测报告网络；开展突发公共卫生事件相关信息的日常监测；接受上级卫生健康行政部门的监督管理和专业防治机构的业务指导，保证监测质量。

在上级部门和其他专业机构指导下，各有关机构包括社区卫生服务中心（站）、乡镇卫生院、村卫生室协助开展突发公共卫生事件的风险排查、收集和提供风险信息，参与风险评估和应急预案制（修）订。执行首诊负责制，严格门诊工作日志制度及突发公共卫生事件报告制度，负责突发公共卫生事件监测信息报告工作。

8. **突发公共卫生事件报告**　作为突发公共卫生事件报告网络的网底，社区卫生服务中心（乡镇卫生院）为责任报告单位，责任报告人包括社区（乡镇）内执行职务的各级各类医疗卫生机构的医疗卫生人员、个体开业医生等。突发公共卫生事件相关信息报告范围，包括可能构成或已发生的突发公共卫生事件相关信息。

（1）报告内容：包括事件名称、事件类别、发生时间、地点、涉及的地域范围、人数、主要症状与体征、可能的原因、已经采取的措施、事件的发展趋势、下步工作计划等。可分为初次报告、进程报告、结案报告。

1）初次报告：报告内容包括事件名称、初步判定的事件类别和性质、发生地点、发生时间、发病患者数、死亡人数、主要的临床症状、可能原因、已采取的措施、报告单位、报告人员及通信方式等。初次报告要体现"快"。

2）进程报告：要求"及时续报"。报告事件的发展与变化、处置进程、事件的诊断和原因或可能因素、态势评估、控制措施等内容。同时，对初次报告的《突发公共卫生事件相关信息报告卡》进行补充和修正。重、特大事件和有明显扩大趋势的较大事件应及时报告上述变化情况；较大和一般事件按医疗卫生救援指挥部或卫生健康行政主管部门的要求时限报告。进程报告要体现"新"。

3）结案报告：事件结束后，应进行结案信息报告。达到《国家突发公共卫生事件应急预案》分级标准的突发公共卫生事件在相应级别卫生健康行政部门组织评估确认事件终止后 2 周内，对事件的发生和处理情况进行总结，分析其原因和影响因素，并提出今后对类似事件的防范建议。结案报告要体现"完整和准确"。

（2）报告方式：获得突发公共卫生事件相关信息的责任报告单位和责任报告人，应当在 2 小时内以电话或传真等方式向属地卫生健康行政部门指定的专业机构报告，具备网络直报条件的同时进行网络直报，直报的信息由指定的专业机构审核后进入国家数据库。不具备网络直报条件的责任报告单位和责任报告人，应采用最快的通信方式将《突发公共卫生事件相关信息报告卡》报送属地卫生健康行政部门指定的专业机构，接到《突发公共卫生事件相关信息报告卡》的专业机构，应对信息进行审核，确定真实性，2 小时内进行网络直报，同时以电话或传真等方式报告同级卫生健康行政部门。基层医疗卫生机构突发公共卫生事件报告与处理服务流程（图 4-20）。

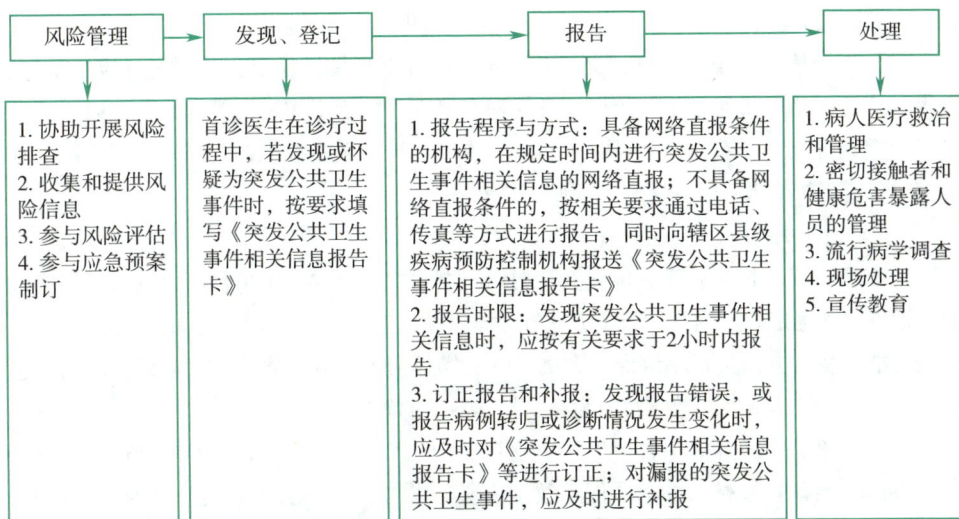

风险管理	发现、登记	报告	处理
1. 协助开展风险排查 2. 收集和提供风险信息 3. 参与风险评估 4. 参与应急预案制订	首诊医生在诊疗过程中，若发现或怀疑为突发公共卫生事件时，按要求填写《突发公共卫生事件相关信息报告卡》	1. 报告程序与方式：具备网络直报条件的机构，在规定时间内进行突发公共卫生事件相关信息的网络直报；不具备网络直报条件的，按相关要求通过电话、传真等方式进行报告，同时向辖区县级疾病预防控制机构报送《突发公共卫生事件相关信息报告卡》 2. 报告时限：发现突发公共卫生事件相关信息时，应按有关要求于2小时内报告 3. 订正报告和补报：发现报告错误，或报告病例转归或诊断情况发生变化时，应及时对《突发公共卫生事件相关信息报告卡》等进行订正；对漏报的突发公共卫生事件，应及时进行补报	1. 病人医疗救治和管理 2. 密切接触者和健康危害暴露人员的管理 3. 流行病学调查 4. 现场处理 5. 宣传教育

图 4-20　基层医疗卫生机构突发公共卫生事件报告与处理服务流程

9. 突发公共卫生事件基层应急现场工作

（1）现场工作启动：基层医疗卫生机构获悉事件相关信息后，应当立即核实，初步证实后应当立即报告上级卫生健康行政主管部门和专业机构，并迅速组织进行现场调查和实施控制措施。事件达到突发公共卫生事件相应级别时，应当向卫生健康行政主管部门提出应急响应的建议。做好与急救救治机构之间的衔接，确保信息畅通。

（2）开展现场医疗卫生救援：在初步调查的基础上根据现场情况全力开展医疗救治工作。在实施医疗卫生救援过程中，依据"先救命后治伤、先救重后救轻"的原则开展工作，既要积极开展救治，又要注重自我防护，确保安全。

按照国际统一的标准对伤病员进行初次检伤分类，分别用绿、黄、红、黑四种颜色，对轻、重、危重伤病员和死亡人员进行标记，标明在伤病员或死亡人员的手腕或脚踝等显要部位，以便后续救治辨认或采取相应的措施。危重症患者：标红色标，应优先处置、转送；重症患者：标黄色标，次优先处置、转送；轻症患者：标绿色标，可延期处置、转送；濒死或死亡者：标黑色标，可暂不做处置。认真记录检伤分类结果，以便后续进行统计汇总。

（3）转送伤员：充分做好转运前的准备，当现场环境处于危险或在伤病员情况允许时，在现场医疗救援指挥部的统一安排下，坚持先重后轻的转运原则，优先转运红标危重和黄标重伤员，绿标轻伤员可暂缓转运。认真填写伤病员转送信息并提交接纳的医疗机构，同时报现场医疗卫生应急指挥部汇总，及时通知收治伤病员的医疗机构，做好接收伤病员和救治准备。在转送时要科学搬运，避免造成二次损伤。

（4）适时开展心理救援：按照相应的实践指南，组织人员及时开展灾后心理救援工作，针对被救助者的年龄、性别、文化背景的差异提供个性化的心理救援服务。同时为救援人员提供必要的心理干预和咨询服务，必要时做好心理随访工作。

（5）现场信息收集、汇总、交流及上报：在开展现场医疗卫生救援时，应当采集、收集、统计、整理和汇总相关数据、事件调查研究、救治工作进展等信息，及时上报同级卫生健康行政主管部门、上级业务指导机构或当地救援指挥机构。同时注意现场工作结束时，应当按要求将事件资料完整归档立卷。

（三）教学方法

1. 教学设计　按照教学目标和教学要求，撰写突发公共卫生事件应急处置基层实践的教学方案，确定教学内容、教学方法和教学评价。教学内容包括理论知识、专业知识、实践技能；教学方法包括小讲课、案例教学、操作演示、应急演练；教学评价的内容包括教学过程和教学结果，教学对象为参与教学活动的教师和学生。

2. 教学准备　教师需了解学生的学业背景，熟悉教学目标和教学要求，选用适宜的教学方法，准备好教材、教学课件、教学讲义、参考文献、演练方案、报告卡等资料。学生应了解教学大纲，预习教学内容，查阅相关文件和文献，做好自主学习。此外，需与教学管理人员联系确定教学时间、教学场地、演练用具和现场。

3. 教学实施

（1）小讲课：注重通过对理论要点的归纳总结，培养学生处置突发公共卫生事件的思维和基础能力。小讲课适用于突发公共卫生事件基础知识讲授，讲授内容符合国家相关法规和政策的精神和要求。选取实用性和针对性强的内容，如突发公共卫生事件基层应急组织体系、突发公共卫生事件的分类、突发公共卫生事件分级、突发公共事件医疗卫生紧急救援分级、突发公共卫生服务基层应急措施、突发公共卫生事件报告和处理服务流程等。授课教师应结合当地突发公共卫生事件发生情况准备小讲课具体内容。小讲课安排在案例教学、操作演示、应急演练前，每次小讲课时间控制在 30 分钟内，讲课结束前安排提问互动时间。

（2）案例教学：以突发公共卫生事件真实案例为素材进行教学设计，充分调动学生针对案例进行讨论和分析，培养学生正确的思维方法，提高发现、分析和解决某一具体问题的能力。按照主题突出、客观真实、难易适度等选编基层突发公共卫生事件应急处置的典型案例，如食物中毒、职业中毒、传染病暴发等，围绕发现、报告和现场处理重点环节预先设计一系列问题和讨论引导计划。课前组建 4~6 人的学习小组并布置案例和提出要求，激发学生主动参与教学过程。作为教学过程中的主持人，教师主要负责引导讨论和归纳总结。以学生为中心，鼓励学生充分发表见解，激发出学生的创新性思维，在经讨论获得结论后，引出下一步的案例分析情景。案例分组讨论结束后，需形成书面意见，由各组推选学生汇报讨论结果，最后由教师总结意见，解释和分析问题，形成最终结论，并对整个案例分析过程进行小结。

（3）操作演示：教师可通过展示应急设备、示范操作、模拟训练等教学方式传授突发公共卫生事件的处置技能，如个人防护、急救设备使用、报告填写、网络报告、流行病现场调查、现场急救、心理咨询等。教学前，教师应按教学内容选择适合的演示用具和方式，设计好教学过程中演示内容。教学中，教师应将操作步骤和注意事项详细讲解，边操作边强调要领和重点，确保所有的学生都能看到示范操作，必要时进行重复示范。教师示范操作后，在学生确保其已理解和记忆的基础上，让学生模拟教师的操作过程。学生在模拟练习中可互相借鉴和指正，教师最后给予评议，指出错误，提出建议。

（4）应急演练：在教师的组织和指导下，采用角色扮演的方式安排学生开展基层医疗卫生机构突发公共卫生事件模拟应急演练，通过模拟承担突发公共卫生事件处理工作如发现登记、分诊、报告、现场救援、信息收集与分析、转送伤员、心理援助等，培养和巩固学生的实践思维和操作技能，提升学生的实践处置能力。应急演练前，教师准备和编制出模拟突发公共卫生事件应急演练方案，并要求学生认真学习演练方案，掌握《突发公共卫生事件应急预案》等相关法律法规及服务规范、工作流程、工作要求，明确学生各自扮演的角色和职责。应急演练过程中，教师应做好现场指挥和统筹协调工作，督导应急演练过程和做好突发情况的应急准备。应急演练后，由教师组织学生进行总结，共同讨论分析存在的主要问题，提出改进之处。

4. 教学评价　教学评价分为教师评价和学生评价两方面。教师评价内容包括教学态度、技能、水平与效果等；学生评价内容包括职业态度、现场工作能力、研究能力等，具体方式见"十二　传染病预防与控制"。

（李伟明）

教学案例 4-23　突发公共卫生事件应急处理教学示例

（一）教学要求

掌握突发公共卫生事件首诊负责制，突发公共卫生事件的分类和分级，突发公共卫生事件报告和处理规范；熟悉突发公共事件医疗卫生紧急救援分级，突发公共卫生事件基层应急组织体系和应急措施，突发公共卫生事件基层监测与风险管理。基本具备突发公共卫生事件早期识别评判、信息报告、现场应急处理、流行病学调查、个人防护、标本采集、消毒隔离、现场急救、公众心理危机干预等能力。

（二）教学准备

1. 认真研读全科住院医师规范化培训内容与标准细则，基于全科医师规范化培训教材内容制作小讲课多媒体课件。

2. 教学案例　选择一个具有典型代表性的基层常见突发公共卫生事件为教学案例。

3. 应急演练方案　选择一个具有代表性的基层突发公共卫生事件处置为例，制订应急演练教学方案，可安排学员参与编制。

4. 准备突发公共卫生事件报告卡、流行病学个案调查表，确定突发公共卫生事件网络直报系统运行正常。

5. 课前布置自主学习任务，发放案例资料，推荐参考文献。

6. 联系确定教学地点、现场、应急演练用具和设备。

7. 教学参考案例　某日下午 2 点左右，某县一所私立幼儿园新学期开学第一天，老师陆续发现多名学生午餐后出现呕吐现象，老师和家长将孩子们送到就近的某镇卫生院接受治疗。据该镇卫生院工作人员介绍，从当天下午 3 点半开始，3 小时内卫生院陆续接到该幼儿园 70 多名学生来就诊，多名学生有严重呕吐症状，经医生初步诊断为食物中毒，其中 34 名病情较重的学生被留院观察，其余病情较轻的学生由家长接回家。

（三）教学实施

1. 小讲课

（1）安排 1~2 次，每次 20~30 分钟。

（2）授课题目：围绕突发公共卫生事件基层应急处置的职责拟订授课题目，如突发公共卫生事件概述、突发公共卫生事件报告与处理规范等。

（3）授课内容

1）突发公共卫生事件概述：突发公共卫生事件概念，突发公共卫生事件分类，突发公共卫生事件分级，突发公共事件医疗卫生紧急救援分级，突发公共卫生事件基层应急组织体系和运行机制，突发公共卫生事件基层应急措施，突发事件常用法律法规及规范性文件等。

2）突发公共卫生事件报告和应急处理规范：报告单位职责，责任报告单位及报告人，报告内容，报告方式，突发公共卫生事件报告与处理服务流程等。

（4）教学手段：幻灯片课件、板书等。

（5）注意事项：以问题为导向将知识点贯穿联系起来；设置一个或多个问题，调动学生的参与性和主动性；幻灯片课件需图文并茂。

2. 案例讨论

（1）提前发放案例资料，要求学生完成案例课前学习。

（2）按 3~5 人预分小组，课前布置案例讨论教室。

（3）教师组织案例分组讨论，根据教学案例设置一系列问题，引导学生对案例进行分析讨论。

基层医疗卫生服务机构在突发公共卫生事件应急处置工作中需履行哪些职责？

参考答案：①开展患者初诊、救治和转诊工作；②负责突发公共卫生事件相关信息的报告与管理工作，按照相关法律法规规定的报告程序，对各类突发公共卫生事件及时报告；③配合专业防治机构开展现场流行病学调查；设立传染病隔离留观室，对传染病患者、疑似患者采取隔离、医学观察等措施，对密切接触者根据情况采取集中或居家医学观察，对隔离者进行定期随访；协助相关部门做好辖区内疫点、疫区的封锁管理；指导患者家庭消毒；④按专业机构要求，对本社区（乡镇）患者、疑似患者、密切接触者及其家庭成员进行造册登记，为专业防控机构提供基本信息；⑤做好医疗机构内现场控制、消毒隔离、个人防护、医疗垃圾和污水的处理工作；⑥开设咨询热线，解答相关问题；⑦在专业防治机构的指导下，具体实施应急接种、预防性服药、现场消毒、杀虫、灭鼠等工作；分配发放应急药品和防护用品，并指导社区（乡镇）居民正确使用；⑧做好出院患者的随访与医疗服务工作，落实康复期患者的各项防控措施；⑨根据本社区（乡镇）突发公共卫生事件的性质和特点，对居民进行相关法律法规知识的宣传；开展针对性的健康教育和个人防护技能的培训；⑩指导驻社区（乡镇）各单位突发公共卫生事件防控措施的制订与落实，协助做好对社区（乡镇）各单位突发公共卫生事件防控工作的监督、检查。

突发公共卫生事件如何分级？教学参考案例可确定为几级？

参考答案：根据事件的性质、危害程度、涉及范围，突发公共卫生事件划分为特别重大（级）、重大（级）、较大（级）和一般（级）四级。教学参考案例初步诊断为食物中毒，中毒人数为 70 多名，可确定为一般（级）突发公共卫生事件。

突发公共卫生事件的责任报告单位和责任人有哪些？

参考答案：①各级各类医疗机构、疾病预防控制机构、采供血机构均为责任报告单位；②责任报告单位执行职务的人员和乡村医生、个体开业医生均为责任疫情报告人。

基层首诊医生发现突发公共卫生事件如何报告？

参考答案：①获得突发公共卫生事件相关信息的责任报告单位和责任报告人，应当在 2 小时内以电话或传真等方式向属地卫生行政部门指定的专业机构报告，具备网络直报条件的同时进行网络直报，直报的信息由指定的专业机构审核后进入国家数据库。②不具备网络直报条件的责任报告单位和责任报告人，应采用最快的通信方式将《突发公共卫生事件相关信息报告卡》报送属地卫生行政部门指定的专业机构。

基层医疗卫生机构如何组织开展突发公共卫生事件基层应急现场工作？

参考答案：①启动现场工作。获悉事件相关信息经证实后应当立即报告上级卫生健康行政主管部门和专业机构，并迅速组织进行现场调查和实施控制措施，做好与急救救治机构之间的衔接，确保信息畅通。②开展现场医疗卫生救援。按照"先救命后治伤、先救重后救轻"的原则开展救援工作，根据国际统一的标准对伤病员进行初次检伤分类，认真记录检伤分类结果。③转送伤员。在现场环境处于危险或在伤病员情况允许时，按照现场医疗救援指挥部的统一安排参与转运伤员。在转送时要科学搬运，避免造成二次损伤。④开展心理救援和心理咨询。⑤现场信息收集、汇总、交流及上报。

（4）分组汇报小组讨论结果。

（5）教师点评和总结。

（6）注意事项：教师要使讨论不偏离主题，重视学生讨论分析的思辨过程，控制发言时间，点评突出要点。

3. 操作演示

（1）演示内容：个人防护、急救设备使用、报告填写、网络报告、流行病现场调查、现场急救、心理咨询等。

（2）演示的方式：采取教师实际操作、视频、幻灯片等方式。教学活动按先讲解、后演示、再操作的顺序进行安排，注重提高思维和技能训练的效果。

（3）演示的操作步骤：介绍主题，说明目标，操作演示，练习强化。

（4）示例：填报《突发公共卫生事件相关信息报告卡》和网络直报。

1）介绍主题：介绍信息报告在突发公共卫生事件应急处置中的重要性，让学生进入参与操作演示的状态。

2）说明目标：教师要说明填报信息报告卡和网络直报操作演示要达到的教学目标，讲解操作演示中涉及的相关知识，布置在观摩学习时要注意的关键环节和重点。

3）操作演示：在讲解说明基础上，先演示信息报告卡的填写操作，报告卡信息经核定无误后演示网络直报操作。

填报信息报告卡：步骤1，介绍《突发公共卫生事件相关信息报告卡》的结构和内容；步骤2，选取某一实例信息或角色扮演，按报告卡具体内容逐项填写并讲解填报注意事项；步骤3，向专业机构报送《突发公共卫生事件相关信息报告卡》。

网络直报：步骤1，介绍《突发公共卫生事件网络直报操作系统》；步骤2，登录网络直报系统，讲解操作界面，分段演示新建报告、添加附件、进程报告、结案报告、事件修改、事件删除、个案归并等操作技能；步骤3，选取某一实例信息报告卡，完整演示将信息录入直报系统。

4）练习强化：让学生围绕突发公共卫生事件信息报告卡填写和网络直报的要点进行总结分析，对演示中看到的情况进行归纳。要求学生按照教师操作演示的内容和程序，独自完成报告卡填写、采用测试网络练习网络直报，并相互审核。

5）注意事项：注意操作演示内容要来自基层实践，控制操作演示时间，注意学生反应。

4. 应急演练

（1）演练背景案例：患者杨××，女，23岁。于2021年6月20日早上开始出现发热，伴咽痒、咳嗽、流涕，自行服药，未缓解，遂到住宿小区旁的某社区卫生服务中心就诊。患者自诉于2021年6月13日到外地出差并于6月17日返回居住小区，在出差期间乘坐公共交通出行并多次参加社交活动。据国家疾病预防控制部门通报，该地6月18日确诊1名新型冠状病毒肺炎本土病例。

（2）制订模拟突发公共卫生事件应急演练实施方案：应急演练的目的主要是通过模拟实践，培养学生现场应急处置突发公共卫生事件的能力，促使学生掌握应急处置相关工作流程、程序和技术要求。演练方案由基层实践基地预先制订，或在带教教师指导下由师生共同制订。方案内容包括演练目的、组织机构和职责、演练要求、演练人员和分工、演练物资、场景和程序设计、演练总结等。

背景案例场景设计如下。

场景1：普通门诊。首诊医生发热预检、分诊流程演练。

场景2：发热门诊与隔离。发热门诊接诊流程演练（另含传染病患者登记与传染病报告卡填写），病例转送隔离病房隔离治疗，七步洗手法流程演示，个人防护（着装、卸装）。

场景3：现场处理：布置警戒线，划分清洁区、污染区、疫点。

场景 4：突发公共卫生事件报告。突发公共卫生事件的发现与报告流程演练，报告方式（电话报告和网络直报），报告时限（自发现病例 2 小时内报告），报告的主要内容（事件名称、事件类别、发生时间、地点、涉及的地域范围、人数、主要症状与体征、可能的原因、已经采取的措施、事件的发展趋势、下步工作计划等）。

场景 5：协助县 / 区疾控中心开展流行病学调查与采集样品送检（注：学生必须熟悉流行病学调查与采集样品送检相关内容及程序，演练时可省略）。

场景 6：消毒演练（注：初始消毒与终末消毒合并进行，消毒演练只进行一次）。

场景 7：突发事件进展报告。每日向县 / 区疾控中心报告事件最新进展情况一次，如有特殊情况随时报告（注：学生必须熟悉突发公共卫生事件进展报告相关内容及程序，演练时可省略）。

（3）演练方式：演练采用角色扮演的方式，根据场景设计安排学生分别扮演首诊医生、就诊患者、报告人员、流行病学调查人员、消杀人员等应急处置角色，明确各人员角色的职责和任务。

（4）演练准备：演练前要求学生认真学习应急演练实施方案，深入理解所扮演角色职责和要求，充分做好各项准备，教师进行督促检查。根据应急演练需要，准备物品。

（5）演练实施：在老师组织和指导下，要求学生按照应急演练场景和程序环节完成演练内容。

（6）演练总结：对学生的表现进行点评分析，纠正不规范情况，针对薄弱环节提出整改意见。

（7）注意事项：注意安全，避免发生意外。

第七节　实践教学的其他问题

一、临床带教教师制

1. 临床带教教师制基本概念　在临床实践教学阶段的全部或部分时间内，以一名临床医生作为带教教师，指导一名或多名学生通过观察、参与临床实际工作来进行学习的教学模式，称为临床带教教师制。这种教学模式，学生通过近距离全程观察与不同程度互动参与，既可以学习带教教师所展示的专业知识技能与职业道德操守，也可以了解临床一线医患关系及医护关系的建立定位、沟通互动和危机处理等工作环节，非常有利于学生在知识、技能和素质三个领域得到全面进步与发展。长期以来的实践教学表明，临床带教教师制是临床医学实践教学不可替代的重要教学模式。

2. 临床带教教师制工作规范

（1）临床带教教师资质：根据《医学教育临床实践管理暂行规定》（卫科教发

〔2008〕45号），临床带教教师是指经临床教学基地和相关院校核准，承担临床教学和人才培养任务的执业医生。为树立良好的"模范"与"标杆"，必须从临床医生中认真考察，严格遴选，形成能胜任"传道解惑、授业树人"重任的带教教师队伍。优秀的带教教师必须具备以下条件。

1）医德高尚、热爱教学：带教教师是学生直接观察、模仿、学习的对象，其品德操守、仪表言行在临床实践教学活动中的重要性不言而喻。只有医德高尚的临床医生才能做到"身正为师、德高为范"，培养出道德风尚良好，专业水平精湛，全心服务患者的临床医学人才。

由于带教教师需要在完成自身临床工作任务的同时指导学生，从某种角度看，临床实践教学任务对带教教师而言其实是所谓的"额外负担"。这种"额外负担"不仅意味着带教教师个人必须付出更多的脑力与体力劳动，还可表现为学生在学习过程中带来的临床工作效率降低，风险增高。事实上，更令带教教师担心的是学生参与临床工作可能造成医疗差错与事故，引发医患纠纷。唯有热爱教学的临床医生才能甘愿承担起这一"额外负担"，而教学意识淡漠者即便专业水平再高也不宜承担带教教师的重任。

2）学识丰富、业务过硬：通常认为，作为带教教师具有的学历学位，应高于其指导下学生结束此阶段学习后预期获得的学历学位。知识全面、技术精湛的带教教师能更准确地解答临床疑难问题，能更规范地示教指导临床技能，能让学生获得更多动手动脑参与临床工作的机会。在具有良好教学传统的大学附属医院和教学医院，一般都由高年主治医生及以上资历的临床医生担任带教教师。

3）精于教学、善于沟通：带教教师还应具备相应教学能力。教学工作既是一门技术，更是一门艺术，绝非是无师自通、一蹴而就的低水平简单劳动。优秀的临床医生未必是优秀的带教教师，实际工作中业务水平突出的临床医生不一定都能做好教学查房、主持好病案分析、指导好学生训练。合格的带教教师应该接受过系统规范的教学能力培训，掌握教学基本原理，能熟练运用主流教学方法，以取得较好的教学效果。尤其是大学附属医院的带教教师应通过高校教师职业技能培训，获得《高校教师资格证》。此外，带教教师在临床实践教学中处于主导地位，是师生关系、医患关系、医护关系等的核心所在，具有良好沟通能力是建立师生互动，医患互信，医护和谐，推动教学工作顺利开展的重要保障。

（2）临床带教"导师制"："导师制"是15世纪初起源于英国牛津大学的一种教育方法和人才培养模式，其特点就是在师生之间建立"导学"关系，以"一对一"的方式因材施教。在临床实践教学中，带教教师肩负"传道解惑、授业树人"重任，可谓学生阶段性的人生与职业导师，故临床带教"导师制"能更好地贯彻全员育人、全过程育人、全方位育人的现代教育理念，更好地适应素质教育的要求和人才培养目标的转变。也就是说"导师制"需要带教教师改革传统的"教学"模式为现代"导学"模式，善于以问题为基础学习（PBL）、案例为基础学习（CBL）、团队工作学习等方式，最大限度地激发学生主观能动性，培养其独立思考与解决问题的能力，从而真正体现临床带教教师制的重要性与优越性。在大学附属医院与教学医院等单位，临床带教教师制应严格控制师生比例，应大于等于1∶11；教学条件相对欠佳的地方，师生比也不应小于1∶12，否则临床带教教师制的价值则难于体现。

3. 临床带教教师工作内容　临床带教教师制的本质就是带教教师在日常临床工作中对学生的言传身教与潜移默化。为培养德才兼备的医务工作者，带教教师对学生的指导主要包括三个方面。

（1）专业知识教学

1）贯穿临床诊疗过程中的教学：带教教师以具体工作为切入点，如门诊接诊及入院收治过程中的采集病史、体格检查、病历书写、入院后的诊疗处置及预后判断等，通过亲身示范，指导学生运用前阶段学习中掌握的基本原理、基本知识、基本技能来解决临床问题，同时不断积累、强化专业知识与技能。

2）以特定形式组织的教学：带教教师以教学查房、病例讨论、专家会诊、临床小讲课、专题讲座、模拟教学等形式，为学生集中复习巩固知识要点，传授医学新知，培养临床思维与批判性思维能力。

（2）人文精神熏陶：带教教师自身在临床工作中展现的良好医德医风和敬业爱岗精神，可以培育学生形成正确的职业道德和稳固的职业信念，使其坚定不移地选择临床医学职业生涯。带教教师营造的良好医患关系与医护关系，既是学生得以顺利进行临床实践学习的重要保障，更是助其不断提高沟通能力，增强团队精神的榜样与动力。可以说，只有兼备人文精神与精湛医术，才能造就杰出临床医学人才。

（3）法规行规教育：临床医生直接面对社会大众的生、老、病、死，有时甚至处于各种社会矛盾的交汇点，这就要求临床医生日常工作的言行与决策必须严格遵循国家有关法律法规与行业规范，否则既会危及自身职业生涯，又可能影响社会和谐安定。因此，临床带教教师一方面在日常临床工作中要以身作则，成为依法依规执业行医的表率，另一方面更要结合实际指导学生认真学习领会《中华人民共和国基本医疗卫生与健康促进法》《中华人民共和国执业医师法》（中华人民共和国主席令第5号）、《医疗机构从业人员行为规范》《加强医疗卫生行风建设"九不准"》（国卫办发〔2013〕49号）、《中国医师宣言》等法规行规，让学生知晓医事法规，遵守医疗行规，安全健康地成长为临床医学事业的接班人。

二、临床实践教学中的伦理与法律问题

凡有人类活动的领域，都需要以伦理与法律来规范人们的行为和关系。伦理是指在处理人与人，人与社会相互关系时应遵循的道理和准则，是对道德现象的哲学思考。法律是由国家制订并强制实施，以规定权利和义务为内容的普遍性社会规范。临床实践教学亦不例外，因其所处环境、教学内容、教学对象的特殊性，带教教师、学生与患者之间及他们与外部环境之间的伦理和法律问题，必须高度重视和认真研究。

1. 现状与对策　临床实践教学中的伦理与法律问题主要存在于医患之间，其根源在

于带教教师、学生与患者在需求和权益上的差异甚至冲突。现实状况是：带教教师首先是临床医生，其职责是全力为患者提供优质高效的医疗服务，但作为带教教师，他们又必须分出精力来指导学生，这可能会降低工作效率，可能会减少医患沟通，可能会泄露患者隐私，还可能因为所指导的学生参与实际工作而带来工作失误，进而引发医疗纠纷。学生必须通过临床实践来获得知识与技能、积累经验，但他们的实践学习过程可能并不一定会受到患者的欢迎，因为患者来到医院的首要主观期望是获得优质高效的医疗服务，尽快解除病痛折磨，恢复健康状态，而不是成为医学教育的客体——临床教学资源。同时，随着社会经济文化水平的不断提高，患者日益注重在就医过程中自身是否得到尊重并保有隐私，诊疗处置是否准确及时、费用合理。

除此之外，这种伦理与法律问题还存在于师生关系、医护关系、医际关系、学术诚信等方面。例如，带教教师是否在教学过程中平等对待、公平指导每一名学生？是否与医疗同事建立起和谐关系？是否尊重临床护理团队？学生是否做到了独立而诚实地学习与工作？

作为教学主体，带教教师与学生在面对和处置临床实践教学中的伦理与法律问题时，相比患者担负有更大责任。带教教师首先要加强学习，提高自身素养，在临床实践教学工作的每一细微之处体现出正确的伦理价值观与法律严谨性，以之引导学生；同时转变观念，化风险为机遇，针对当前国内医学院校医学伦理课程设置尚不规范，法律法制教育更未普及这一现实，真正把临床实践教学的各个环节建设成医学伦理和法律法规教育的第二课堂。学生则应该在带教教师指导下，严格遵循医学伦理道德与相关法律法规，通过积极沟通和团队协作，避免在学习过程中产生伦理与法律过失。

2. 临床实践教学相关伦理准则　古老的希波克拉底誓言，现代的西方教育者誓词，以及我国医学生誓言、中国医师宣言，实际上就是对临床实践教学伦理准则的朴素凝练，值得我们牢牢谨记，事事践行，时时警醒。部分名言摘录如下，以备师生共勉。

医学生誓词："我志愿献身医学，热爱祖国，忠于人民，恪守医德，尊师守纪，刻苦钻研，孜孜不倦，精益求精，全面发展。我决心竭尽全力除人类之病痛，助健康之完美，维护医术的圣洁和荣誉。"

中国医师宣言："关爱患者，无论患者民族、性别、贫富、宗教信仰和社会地位如何，一视同仁"……"尊重患者的权利，维护患者的利益。尊重患者及其家属在充分知情条件下对诊疗决策的决定权"……"有效沟通，使患者知晓医疗风险，不因其他因素隐瞒或诱导患者，保守患者私密"……"严格遵循临床诊疗规范，审慎行医，避免疏忽和草率。"

综上所述，在实际工作中，带教教师与学生作为教学主体都应该严格遵循以下准则。

（1）行善：无论临床医疗服务还是医学实践教学，所有活动都需发自善念，表现出善意，收止于善果。

（2）尊重：尊重生命，尊重患者；尊重科学，尊重事实；尊师重教，师生互敬；尊重同僚，医护和谐。

（3）最优：努力做到最优的诊疗服务，最优的医患沟通，最优的教学案例，最优的教学方法，最优的教学效果。

（4）公平：同等对待纳入教学与未纳入教学的患者，同等指导所有学生，同等尊重所有带教教师。

（5）保密：注意保护患者隐私，包括但不限于患者的个人资料、身体部位及病历资料、诊断、治疗等医疗秘密。

3. 临床实践教学相关法律法规　如果说伦理是人们对道德的追求，那么法律则是人们行为的底线。带教教师与学生应当了解医疗和临床实践教学相关法律法规，树立法律意识，遵循法律法规，既有利于保障患者正当权益，也有助于师生顺利开展教学工作，构建和谐医患关系。需要重点关注以下几个方面。

（1）患者权利

1）知情同意权：知情同意权包含了两方面内容，一方面是指患者有知情并作出判断、选择的权利，但同时也表明，另一方面医生有对患者说明的义务。

《医疗机构管理条例实施细则》（中华人民共和国卫生部令第35号）第六十二条规定："医疗机构应当尊重患者对自己的病情、诊断、治疗的知情权利。"

《中华人民共和国执业医师法》第二十六条规定："医师应当如实向患者或其家属介绍病情，但应注意避免对患者产生不利后果。"

《中华人民共和国侵权责任法》第五十五条规定："医务人员在诊疗活动中应当向患者说明病情和医疗措施。需要实施手术、特殊检查、特殊治疗的，医务人员应当及时向患者说明医疗风险、替代医疗方案等情况，并取得其书面同意；不宜向患者说明的，应当向患者的近亲属说明，并取得其书面同意。"

《医学教育临床实践管理暂行规定》第十一条规定："在安排和指导临床实践活动之前，应尽到告知义务并得到相关患者的同意。"

如在危及生命等紧急情况下无法做到知情同意，则可根据《中华人民共和国侵权责任法》第五十六条规定："因抢救生命垂危的患者等紧急情况，不能取得患者或者其近亲属意见的，经医疗机构负责人或者授权的负责人批准，可以立即实施相应的医疗措施。"

2）隐私权：英国《牛津法律辞典》认为，隐私权是不受他人干扰的权利，关于人的私生活不受侵犯或不得将人的私生活非法公开的权利要求。我国法学专家有的认为"隐私权也称为私生活的秘密权，是指公民以自己的个人生活秘密和个人生活自由为内容，禁止他人干涉的一种人格权"，也有定义为"所谓隐私权，也就是公民个人隐瞒纯属个人私事和秘密，未经本人允许不得公开的权利"。最高人民法院关于贯彻执行《中华人民共和国民法通则》若干问题的意见（试行）》（法〔办〕发〔1988〕6号）第一百四十条规定："以书面形式、口头形式宣扬他人的隐私或者捏造事实公然丑化他人人格，以及用侮辱、诽谤等方式损害他人名誉，造成一定影响的，应当认定侵害公民名誉权的行为。"

《中华人民共和国执业医师法》第二十二条规定："医师在执业活动中应关心、爱护、尊重患者，保护患者的隐私。"

《中华人民共和国侵权责任法》第六十二条规定："医疗机构及其医务人员应当对患者的隐私保密。泄露患者隐私或者未经患者同意公开其病历资料，造成患者损害的，应当承担侵权责任。"

《医学教育临床实践管理暂行规定》第七条规定："临床教学基地及相关医疗机构应采取有效措施保护医学教育临床教学实践活动中患者的知情同意权、隐私权和其他相关权益。"

因此，带教教师和学生需要特别注意依法进行临床实践教学，保护患者知情同意权和隐私权。切实做到无论是病史体征，还是诊疗方案，在运用于临床实践教学活动前都应明确告知患者并征得同意；切实做到绝不在教学之外任何情况下泄露患者的疾病诊断、诊疗计划、体貌特征、社会地位、经济收入等个人隐私。

（2）临床教学基地开展实践教学的合法性：《医学教育临床实践管理暂行规定》第四条指出"临床教学基地是指院校的附属医院以及与举办医学教育的院校建立教学合作关系、承担教学任务的医疗机构，包括教学医院、实习医院和社区卫生服务机构等"。在第五条也要求"临床教学基地负责组织医学生的临床教学实践活动，为实施临床教学实践活动和完成教学任务提供必要的条件，维护临床教学实践过程中相关参与者的合法权益"。这说明，大学附属医院与教学医院等临床教学基地依法进行实践教学活动是完全正当并受法律保护的行为。

（3）带教教师与学生权利：根据《医学教育临床实践管理暂行规定》，临床带教教师是指经临床教学基地和相关院校核准，承担临床教学和人才培养任务的执业医生，拥有为医学事业培养接班人的权利，有学者称之为"医学诊疗带教权"。带教教师的医疗行为受《中华人民共和国执业医师法》约束与保护，教学行为受《中华人民共和国高等教育法》（中华人民共和国主席令第7号）约束与保护。

《中华人民共和国宪法》第四十六条"中华人民共和国公民有受教育的权利和义务"，以及《中华人民共和国高等教育法》第五十三条规定"高等学校学生的合法权益，受法律保护"，这表明医学生有要求通过临床实践学习成为临床医学人才的权利。

然而，医学生在实践教学中的法律身份问题是我国长期以来的敏感话题。尽管《医学教育临床实践管理暂行规定》第十二条说明"医学生在临床带教教师的监督、指导下，可以接触观察患者、询问患者病史、检查患者体征、查阅患者有关资料、参与分析讨论患者病情、书写病历及住院患者病程记录、填写各类检查和处置单、医嘱和处方，对患者实施有关诊疗操作、参加有关的手术"，但《中华人民共和国执业医师法》第十四条规定"未经医师注册取得执业证书，不得从事医师执业活动"。因此，对上述法规的具体临床执行与司法解释仍是目前的难点与热点问题，学生应牢记须在临床带教教师的监督、指导下完成规定范围内的医疗活动。

2012年，《教育部卫生部关于实施临床医学教育综合改革的若干意见》（教高

〔2012〕6号）明确提出要"探索建立医学生实习资格认定制度。逐步形成临床医学教育分阶段质量监控机制，确保医学生临床实习阶段的实践能力培养质量。探索建立医学生实习执照制度，为医学生临床实践教学活动提供制度保障"，这无疑是可以促进临床实践教学健康发展的重要举措。

三、临床思维与批判性思维能力训练

1. 临床思维能力训练　实践教学是促使医学生向临床医生转化的重要手段，不仅着眼于帮助学生积累临床知识，训练操作技能，更重视培养学生的临床思维能力。临床思维能力是指临床医生运用已有知识与原理，结合患者临床信息，通过科学的临床推理与综合分析，建立诊断与鉴别诊断，作出临床决策的能力，它决定着临床医生实际工作水平的高低，是临床医生必须具备的基本素质。

虽学说纷纭，但临床思维的基本过程大致可以表述为收集临床资料、组织诊断信息、产生诊断假设、核实诊断假设这四个步骤的周而复始，螺旋上升，最终达到或者接近正确诊断。收集临床资料是指通过问诊、查体收集与疾病相关的信息、体征、辅助检查结果等资料。组织诊断信息是指在医生已有的知识和经验基础上，将大量的临床资料串联成有意义的组合。产生诊断假设是指通过组织临床资料和推理，形成多个诊断假设。核实诊断假设是指将病例资料与诊断假设的疾病之间进行比较，若二者契合，则不排除诊断，若二者存在差异，则需要进一步核实。因此，传统的临床思维能力训练就是对上述过程的针对性教学，如巩固基础医学与临床医学知识，提高采集病史体征的能力，增强综合分析与逻辑推理能力等。

随着现代医学不断发展，生物－心理－社会医学模式在赋予临床思维能力新内涵与外延的同时，也对临床思维能力训练提出了新的要求。我们需要在实践教学中更加重视以下方面的工作。

（1）以医学道德教育为核心提升学生的人文素养：道德水准决定思维方向，而所谓的"人文素养"，即"人文科学的研究能力、知识水平和人文科学体现出来的以人为对象、以人为中心的精神——人的内在品质"。临床医学事业的接班人应该明白：只有用高尚医德和人文关怀建立与患者的良好沟通，才能收集到真实可靠的临床信息；只有以患者为中心，一切从患者利益出发，才能作出符合实际的临床决策。

（2）在强化医学知识的同时优化学生的知识结构：①帮助学生在实践学习中以患者为中心，将既往学习的按学科编书，按系统成章，按课表讲授，条块分割的知识片段融会贯通，灵活应用；②鼓励学生学习医学相关的生命科学、材料科学及信息科学知识，构建立体的知识平台，更好地研究、理解不断变化发展的疾病谱、日益复杂的病因病理；更好地学习、掌握先进的理化和生物诊疗手段。

（3）引导学生建立循证医学思维与批判性思维：循证医学思维的核心内容是强调任何临床决策的确定都应建立在当前最好的研究证据、医生的临床专业知识和患者利益相结合的基础上。批判性思维的特质则是勇于质疑和善于创新，是审视与磨炼思维的思维。

在实践学习中，循证医学思维和批判性思维能帮助学生在大量的临床资料、医学新知、教师经验、同学建议等信息中正确把握最新、客观、可靠、前瞻的依据，作出科学推理与决策。

2. 批判性思维能力训练 所谓批判性思维，就是审慎地用推理去判明一个断言是否为真。它一方面指善于反思，敢于质疑，以及联想、创新、客观等思维习惯；一方面指推理、归纳、演绎、评价和自控等思维技能。批判性思维因具有勇于批判和善于批判的科学特质，被公认是创新的核心动力。与批判性思维相对应的是思维定式，它是人们思维活动时所呈现出来的一种准备状态，使人的思维活动从既定的角度、起点出发，只关注思维对象的特定方面，而无视思维的其他方面。思维定式有多种表现形式，如唯权威、唯经验、唯书本、非理性与自我为中心等。

为帮助破除思维定式，提升创新能力，美国教育界自20世纪70年代起掀起了"批判性思维运动"。批判性思维被认为是医学生的重要核心能力之一，要求医学生具备"批判性评价现有临床经验和技术的能力、不断自我学习和评估的能力、求知创新意识及进一步发展的潜力"。在医学教育领域，批判性思维教育被列入全球医学教育最基本要求（global minimum essential requirements，GMER）。但令人遗憾的是，针对我国医学教育现状的研究表明：课程设置、教学内容和教学方法等诸多领域都是我国医学生批判性思维能力培养的薄弱环节。

为培养与提升学生批判性思维能力，可以开设专门思维训练课程进行批判性思维教学，也可以在现有课程体系中潜移默化地养成批判性思维素质，还可以将两者有机结合运用。在教学中引导学生进行批判性学习，批判性思考，指导学生写反思日记等，都是有益于培养批判性思维能力的具体训练手段。但无论何种方式与方法，在批判性思维能力训练中需重视以下三方面工作。

（1）营造有利于批判性思维能力训练的教学环境：临床医学教学素有严肃、严谨、严格的优良传统，却也需防止"医道尊严"与"师道尊严"的叠加效应令学生唯唯诺诺地"人云亦云"。如果完全丧失反思与质疑的能力，更遑论挑战与批判勇气。为培养学生的批判性思维能力，应该努力创造与之相适应的师生平等民主教学环境，以具体行动促进批判与质疑精神的萌发与壮大，譬如开设专门的批判性思维训练课程或者讲座，在教学活动中专门预留评价批判的时间，或特别设置缺陷与不足引导学生质疑和争论等。

（2）运用有利于批判性思维能力训练的教学方法：长期以来，我国医学教育确有理念落后、手段单一的不足。临床实践教学中也难免有教师流于"填鸭式"教学的积弊，令学生受限于书本知识，习惯于机械记忆，缺乏主动思考和质疑精神。为培养学生的批判性思维能力，应该大胆引入与之相适宜的新型教学方法。医学教学的研究与实践都表明，采用PBL和CBL等教学方法，能在开放式探究和引导式探究中提升学生的批判性思维能力。

（3）建立自身具有批判性思维能力的教师队伍：学生批判性思维能力训练得以成功

进行的关键，在于建立自身具有批判性思维能力的教师队伍。只有作为教学主体与主导的教师具有批判精神，富于想象，勇于创新，敢于对教学活动进行自我剖析、自我批判与自我创新，才会在教学中有民主平等的新环境，有师生互动的新方法，才会有批判性思维的大发展。

（周　舟）

第五章　教学方法

第一节　教学方法概述

一、教学方法的概念

教学方法，是指为实现教学目标，使学生增强学习兴趣、掌握知识和技能，在教与学的师生相互作用过程中所采取的教学策略、教学方式和途径，即教师如何传授教学内容、教材，学生如何接受教学内容、教材的方法体系。教学方法是引导、调节教学过程的重要手段，旨在实现学科课程所计划的教学目标。

不同国家、不同社会历史文化背景的学者对"教学方法"的解说也不同：巴班斯基（苏联教育家）认为"教学方法是在教学过程中为使学生掌握知识、技能、技巧而对之进行教育，促进其全面发展的师生相互联系的活动方式"；克拉克和斯塔尔（美国教育家）把教学方法定义为"教师为达到教学目的而组织和使用教学技术、教材、教具和教学辅助材料的方法，分为教学策略和教学手段两部分"；王道俊等（中国教育家）对教学方法的诠释是"为完成教学任务而采用的方法，包括教师教的方法和学生学的方法，是教师引导学生掌握知识技能、取得身心发展而共同活动的方法"；《教育大辞典》（上海教育出版社）定义教学方法为"师生为完成一定教学任务在共同活动中所采用的教学方式、途径和手段"。中外教育学家分别从各自的理解层面和视角对"教学方法"作了解释，它们之中有相似的地方，也有所差异。在不同的解释中，我们可以领会到对"教学方法"这一概念的各种界定之间的共性及其本质：

1. 遵循特定的教育教学原则和规律，体现特定的教育教学思想。
2. 指向特定的教学目标。
3. 教学活动中所采取的各种策略和行为方式的总称。
4. 教学活动中师生双方均需要参与和遵循的方法体系。
5. 关系到教学效果和教学质量的重要因素。

二、教学方法的基本特点

教学方法的特点是由其本质所决定，一般认为具有如下基本特点：

1. **实践性**　教学方法与教学实践紧密相连，其工具性质显而易见。教学方法的基本精神、影响媒介、作用方式、具体步骤、详细要求等，都是可以操作的。

2. **耦合性**　亦称双边性，是指任何一种教学方法都是教师指导学生学习这一双边活动的方法，由教师教和学生学耦合而成的操作策略。

3. **多样性** 教学方法是多种多样的，组成丰富博大的"方法库"，以供教师教学时优选使用。因为每种方法都有其独特功能，适用于所有教学条件的万能方法是不存在的。不同的教学目的和教学内容、不同的教学条件可能使用不同的教学方法。

4. **整体性** 不同的教学方法共同构成一个完整的方法体系，各种具体方法彼此联系、密切配合、互相补充、不可分割，综合地发挥着整体效能。

5. **继承性** 教学方法也和其他教育现象一样，具有历史继承性。古今中外教育家在长期的教学实践中，为了提高教学实效，不断探索新的教学方法，形成了一定的理论体系和丰富实践经验。

6. **发展性** 教学有法，但无定法，任何教学方法体系都不是永远固定不变的。在具体教学实践中，教师必须根据变化的时代精神、内容性质和对象特点等客观条件，勇于开拓，推陈出新，使教学方法更能适应教学的实际要求。

三、医学教学方法的概念

医学教学方法属于医学学科教学的范畴，既有教学方法的普遍共性，也有属于医学教学领域的特殊性。基于上述对"教学方法"这一概念的定义和解释，医学教学方法就是在医学教学过程中，为实现医学教学目标，激发医学生学习兴趣，使医学生掌握医学知识、技能所采取的教学策略、教学方式和途径。医学教学方法亦是来源于实践，是在长期的医学教学实践中，由无数的从事医学教学的工作者逐步积累和发展起来的。

四、医学教学方法的发展及趋势

现代教学方法强调将"教"建立在"学"的基础上，重在学法研究和学法指导，尤其注重发展学生智能，培养学生的创造力。现代教学方法的发展趋势将是追求教学方法主体间相互作用的和谐，追求教学方法发展职能与教育职能的实现，追求教学方法的相互融合以及追求教学方法的认知因素与非认知因素发展协调。总体来说，教学方法的发展体现以下几个趋势。

1. **互动方式的多边性** 多边性主要是指现代教学方法不再局限于传统的单向、双向活动论，而是强调教学是一种多边活动，提倡师师、师生、生生之间的多边互动。

2. **学习情境的合作性** 合作性主要是指现代教学方法越来越强调教学中各动态因素之间密切合作的重要性。这种合作，不仅是为了集思广益，相互切磋，提高学生成绩，而且也是为了培养学生的合作意识与行为，形成良好的非智力品质，从而顺应教育社会化的需求，培养现代社会所需的人才。

3. **价值趋向的个体性** 个体性主要是指现代教学方法更加趋向于个别适应，因材施教，更加注意增加个体学习的参与度，更加注意发展学生潜能。学生禀赋因人而异，如他们对不同学科的兴趣不尽相同，学习的能量大小有别，学习的速度快慢不一。

4. **目标达成的全面性** 全面性是指现代教学方法越来越重视认知、情感、技能等各种目标的协同达成，强调知、情、意、行的有机统一。任何一种教学方法总是与特定的教学目标相对应的，而教学目标又是教育目的在教学中的体现，因而它具有很强的时代性。

5. **选择使用的综合性**　综合性是指现代教学方法在被选用时，人们开始注重多法结合，互相配合使用，以期达到最优化的教学效果。教学过程复杂，教学内容非常丰富，所要完成的任务又是多方面的，因此教学过程应当有多种多样的教学方法与之相应。

在人类与疾病的长期斗争中逐渐形成了医学，随着人类社会的进步，医学在发展，医学教育也应运而生。自从有了医学教育，也就有了医学教学方法。从原始社会的口耳相传、观察模仿的朴素"教学方法"，到奴隶社会、封建社会的师徒式教学、讲授教学，及至19世纪西方医学传入中国，医学教学方法的发展在我国经历了几千年漫长的历程。20世纪后，随着教育理念的转变，涌现出了很多新的教学方法，医学教学的方法体系也日臻完善。

医学是关于生命的科学，它融汇了生物科学、心理行为科学、社会科学等多门学科知识，并随着基础科学和科学技术的发展而发展；医学更是一门实践的科学，医学的理论必须与实践相结合，并在实践中应用才得以实现医学的价值。当今社会已步入了高科技、信息化的时代，医学知识和信息不断增加及医疗技术手段的快速更新令人目不暇接。纵观医学这门学科，无论是基于其特性还是变化发展，都要求医学教育能培养出实践能力强，并富有创造力、开拓力及自主学习能力的终身学习者。

20世纪"生物－心理－社会"的新医学模式的诞生要求临床医生不再只是从生物学的层面来看待患者，更要从生物、心理、社会的多维角度去思考问题和处理问题，临床医生不单要有整体的临床思维能力和高超的诊疗技术，更应当具备良好的人际交流和医患沟通的技能。

显而易见，医学的发展和变革对医学教育提出了巨大的挑战，传统的填鸭式、灌输式的教学方式已愈来愈显示其局限性。20世纪50年代初，马尔科姆·诺尔斯提出了"以学生为中心"的教学模式，之后各种现代的医学教学方法不断出现，包括小组学习、讨论式教学、基于问题的学习、学导式教学、模拟教学等。这些方法虽有着各自的组织形式、策略和教学功能，但均体现了以学习者为主体的启发式、引导式的现代教学观，也无一不着重于对医学学习者综合能力和素质的培养。

五、教学方法的分类

教学方法的分类就是将各种各样的教学方法，依照一定的属性、规则或标准，分别归入有内在联系的体系内。

教育学中有着多种教学方法的分类模式。国外有依据人的认识活动规律的巴班斯基教学法分类、威斯顿和格兰顿的依据教师与学生交流媒介或手段的分类；国内如李秉德教授按照教学方法的表现形式及相应的学生认识活动特点分类、黄甫全教授的层次构成分类模式等。由于学术领域的差异，医学教学方法的分类不能照搬照抄一般教育学或其他学科领域的教学分类方法，而必须体现出医学学科及其医学教学的特殊性。然而，迄今为止，尚没有统一规范的医学教学方法的分类系统，现有的一些医学教学方法的分类是在一般教学方法分类原则的基础上，结合医学教学的特点进行的。以下是主要的、较为常见的分类方法：

（一）按教师、学生和教材相互关系的分类

1. 提示型教学方法　教师提示的方式，教师处于教学活动的中心，由教师作讲授、演示，这种条件下，学生是以被动接受性学习方式为主。

2. 自主型教学方法　学生为主体的生产性学习，在教师的引导下，学生借助教材、参考文献、计算机、网络等技术进行自学，也可以是就某一主题或问题进行的讨论学习、研究学习。

3. 共同解决型教学方法　介于上述两种之间，基本的形态是教学对话和课堂讨论（集体讨论），此种情况下，学生的学习兼有受纳性与生产性的特点。

（二）按教学功能的分类

1. 阐释型教学法　即单方面向学生传递或展现知识和信息，如传统的讲授法、演示法等，学生在教学活动中是处于被动的学习地位。

2. 扩展型教学法　包括讨论、问答等教学法，医学教学中基于案例的学习和基于问题的学习均属于这种方法。扩展型教学法鼓励学习者主动学习，并通过互动开拓思路、发现问题、解决问题。

3. 模仿型教学法　这一教学法主要是使学生在安全且仿真的环境中学习技能，如模拟教学，包括角色扮演、标准化病人教学。

（三）按教学目标的分类

1. 系统传授医学知识的方法　如讲授法、学导式教学法等。

2. 教授基本技能的方法　如演示法、模拟教学法、实践教学法等。

3. 锻炼临床思维、培养综合能力和素质的方法　如案例教学（包括床旁教学）、PBL教学等。

（四）按教学条件或技术手段的分类

1. 以语言为主要手段传授知识技能的方法　如讲授法、问答法等。

2. 以直观教具或现场场景传授知识、技能的方法　如演示法、实践教学法等。

3. 以现代化科学技术或手段为特征的方法　如多媒体技术教学、模拟教学、网络教学等。

以上几种教学方法的分类，虽各自依循一定的分类原则，却也不无交叉之处。无论是哪一种方法，其共同的目的都在于通过对不同教学方法的整理和归纳以形成系统的教学方法分类系统，从而帮助教师能更好地、更有效地去学习和认识教学方法，并在实际教学中合理地选择和应用教学方法。

（王亚军）

第二节　常用医学教学方法介绍

一、讲授法

（一）什么是讲授法

讲授法是指教师以口头语言直接向学生系统、连贯地传授知识的方法。在这一教学活动中，教师是主体，通过系统讲授和分析促使学生理解和掌握教材内容；学生是知识信息的接受者，以听讲的方式学习教材内容。

按其性质和功能的差别，讲授法又可细分为讲述、讲解、讲读和讲演4种基本方式。

1. **讲述**　即是教师运用语言对事物或事件进行系统的叙述或描述的讲授方式。讲述能在较短的时间内为学生认识事物提供广泛材料，促进学生对事物的理解。

2. **讲解**　即是运用阐释、分析、解答等方式讲授知识内容，揭示事物本质特点、构成要素、发展过程及其规律的讲授方式。讲解是发展学生的理解能力、分析问题和解决问题能力的重要方法。

3. **讲读**　即是边讲边读，讲读结合、相辅相成的一种讲授方式，主要应用于语言类教学或讲授教材中的某些重点段。

4. **讲演**　即教师用自己的语言对教学内容作系统地讲述、分析、论证和结论的一种讲授方式，主要有专题讲座和系统复习两种方式。专题讲座就是教师就学科领域的某一重要问题，系统全面地阐述学术知识、最新动态及个人见解和观点。系统复习包括阶段复习和总复习，可以帮助学生进一步巩固所学，并使知识有序化。

上述四种基本方式可以融会贯通地应用于教学，每种方式的选择都要根据其特点和优势。

在讲授法教学中，最为普遍和常见的形式是大课讲授，其教学组织、教学原则和要求请见本书第三章第一节"课堂教学"部分。

（二）教学功能和优势

1. 运用讲授法，教师能在相对短的时间内向众多的学生传授大量的、系统的科学文化知识，其简捷、高效的特点是其他教学方法难以媲美的。

2. 系统地讲授有利于学生全面、深刻、准确地把握教材。讲授法是采取定论的形式向学生传递知识，借助讲授，教师把深奥、抽象的书本知识变得具体形象、浅显易懂，避免了学生在学习认识过程中走不必要的弯路。学生通过听讲不但学到了系统的学科知识，而且还能够学习蕴藏其中的逻辑结构和思维方式，进而领会教材的深邃内涵及学科的思想观点。

3. 讲授法是以教师为主导的教学活动，其良好的组织性给予教师对教学的可控感。

4. 讲授法对教学手段或条件的要求较低，与其他教学方法相比，讲授所使用的物质资源和人力资源是最少的，便于广泛运用。

5. 讲授法是各种教学方法的基础。几乎所有的教学方法都需要用到"讲"的形式，同时，讲授法也可以培养学生的听讲能力，学生要学会"善于听讲"，这是有效学习的一种基本模式。

（三）局限性和注意点

1. 在讲授法中，由于教师占据主导地位，学生处于被动的、不活跃的状态，从而抑制了学生的主动思维，不利于其独立思考和解决问题能力的培养。因此，讲授法在实际应用中可以根据教学内容适当安排与讨论法、案例教学等其他教学方法相结合，弥补其在开发学生的学习主动性、独立性和解决问题能力等方面的不足。

2. 讲授法可能使学生陷入"假知"状态。一堂大课下来，经由教师清晰透辟的讲授，学生可能满以为自己都懂了，但殊不知知识的真正掌握还必须通过独立、主动的思考和实践应用。为了解决"假知"的情况，教师一方面可以在讲授中多采用启发性的方式，促进学生的主动思考；另一方面也可以结合其他以知识的实践应用为特色的教学法。

3. 讲授法是采用教师单向传递知识的方式，虽然可以同时适于众多的学生，但也使师生的课堂对话与交流受到了限制。由于学生和学生间难免存在已有知识水平、接受能力等方面的差异，如果缺乏沟通，就无法及时了解学生对知识的掌握情况和个体需要，进而可能影响到教学的实际效果，所以，教师应尽量注意讲授过程中与学生的交流和互动。

4. 教师的口头语言表达能力直接关系到讲课的效果，故而希望教师能通过不断磨炼，力求达到语言的简练准确、条理分明、生动幽默、情真词切。另外，除口头表达外，教师还应当善于运用肢体语言，如眼神、表情、手势或移动位置等来吸引学生的注意，激发他们的学习兴趣。

（四）教学应用

讲授法作为一种历史悠久的传统教学方法，因其在传授知识方面的系统、全面、简捷和高效等独到的优势，千百年来经久不衰。从其特质和功能来看，讲授法适用于系统的已成定论的学科知识的传授。在医学教学领域，它广泛应用于医学院校的课堂、各种专题讲座或研讨会；同时，讲授法也可以与其他教学方法配合应用于医学教学中。

二、小组讨论法

（一）什么是小组讨论教学法

小组讨论教学法（以下简称"小组讨论法"）即是以小组的形式，针对某个主题进行讨论、彼此交换意见以实现教学目标的一种教学方法，它蕴含了小组学习和讨论法学习两种概念，属自主型或扩展型教学法。

小组是小组讨论法的组织形式，是由数个学习者组成的集合，他们互相交流、共同学习。每一个小组的形成和进步都可能经历适应、冲突、达成一致及终止辩论的动态的过程。

所谓讨论法，不同于一般的谈话，它是围绕某个主题展开的，是组内成员知识、技能或观念的分享、交换和拓展；讨论主要通过语言交流进行，也借助倾听、观察或肢体语言的方式。

小组讨论法是以学生为中心的教学模式的体现，是在教师辅导下的小组成员间的合作学习，它能锻炼、培养学生自主学习、思考和交流等多方面的能力，下面就其教学组织和流程、教学原则、教学功能及局限性等作介绍。

（二）教学组织和流程

一场小组讨论课能否取得良好的教学效果与教学的组织密切相关。一般情况下，小组讨论教学分为讨论前准备、讨论中及讨论后评价等三个阶段。

1. 讨论前准备

（1）讨论主题和问题的设计：课前，教师应认真研究并根据教学内容设计讨论主题及相应的问题。主题要具体、明确，符合学生的能力和兴趣；问题要有程序性和启发性，能刺激学生批判性思维。

（2）学生准备：学生应按照教师布置的讨论主题和问题预先复习教材，查阅相关的文献资料。

（3）建立小组：可从学生的知识能力水平、意愿、性别等方面考虑，尽量使各小组力量均衡；小组人数以 5~8 人为宜，人数过少会缺乏讨论的气氛，减少意见的多元性并可能增加组员的压力；人数太多则不能保证人人都有机会发表自己的意见。

（4）选择组长：组长是小组的核心，组长应在知识和能力方面有较好的基础，并具有一定的组织能力。

（5）座位布置：以小组内各成员的视线均能互相接触为原则。

2. 讨论中

讨论开始，教师可先向学生重申讨论的主题和问题，并对讨论时间及规则作相关说明。讨论过程中，教师应促进学生发表个人见解，适时引导、启发；并需关注讨论进展，维持讨论围绕主题进行而不偏题。讨论结束时，小组需对讨论作归纳。

3. 讨论后评价

由各小组长提呈本组的讨论结果和意见，并由教师进行总结和评价，说明讨论解决的问题及存留的疑问，澄清学生模糊或错误的概念，并对学生的积极参与给予赞扬，也需指出有待改进的地方。

（三）教学原则和要求

小组讨论法是一项集体的学习活动，鼓励学生以互动的方法开拓思路，发现问题，它的成功实施有赖于遵循一定的原则。

1. 小组讨论的主题是基于教学内容（教材）的，应遵循课程内容的进展。

2. 讨论是有目标、有计划的，课前教师和学生都应做好充分的准备。

3. 为使小组讨论顺利进行，应预先制订清楚和明确的作业规则。

4. 小组讨论是平等参与的教学活动，是一种合作性的集体学习，教师应鼓励小组的每个成员发表自己的见解、观念和感受。

5. 小组讨论中，教师的主要作用是促进、指导、总结和评价。

6. 教师应始终观察小组讨论活动，并加以督导。

（四）教学功能和优势

由于小组讨论法是小组学习和讨论法学习的结合，因此它兼有两者的优势：

1. 可使学生加深对所学知识和技能的理解、掌握。

2. 可增加学生间的互动，彼此分享知识、经验和感受，有利于激发学习兴趣。

3. 可创造主动的学习环境，形成积极的学习态度。

4. 可锻炼学生分析、归纳、总结和演绎等能力，提升认知水平。

5. 可澄清观念，树立标准，形成正向的态度与价值。

6. 可发展学生批判性思维的能力。

7. 可培养学生的语言表达能力。

8. 可缩小学生彼此间的差距，增加自信心和满足感。

9. 可发展学生沟通、合作的社交技能。

10. 可通过小组间竞争增加小组的凝聚力，使小组讨论的教学效果得到更好的发挥。

（五）局限性和注意点

1. 小组讨论法比较适合于教学中一些概念、形式还没有形成正式结构、缺乏共识即存在一定争议的主题，如果用于概念明确、结构体系完整的知识点，则难于发挥其教学优势。

2. 小组讨论法是需要良好设计和准备的教学活动，如果讨论主题或问题设计欠合理，学生准备不充分，则可能会限制讨论的开展。

3. 教师应该意识到小组的循环过程，在小组成立的初期需要谨慎领导，当小组步入成熟期后，则应该给予充分的自由度，不可任意介入到讨论中，除非为解决关键性问题，尽量减少提醒或暗示。

4. 小组讨论是需要教师精心组织和督导的教学活动，如果组织不良则可能陷入较为混乱的状态。

5. 小组讨论中，学生们可以围绕主题畅所欲言，但当出现争议时，也允许保留不同的意见。

（六）教学应用

在医学教学领域，理论知识的学习、临床技能学习、案例学习、交流技能学习等均可采用小组讨论的教学方式，基于问题的学习（PBL）则是小组讨论法的衍生。

三、床旁教学法

（一）什么是床旁教学法

床旁教学法就是在真实病例床边开展教和学的活动，可归入临床实践教学方法。

床旁教学法在医学教学领域被广为采用，是训练医学生从书本理论知识逐渐过渡到临床实践的必经阶段，也是提高低年资住院医师临床能力的重要方法。

床旁教学中的教材即住院或门诊真实患者，带教老师、学生在病房中构成了一个真实的"教学环境"。床旁教学法能否有效地运行，在于教师是否对教学作出了合理的规划和安排。

（二）教学组织和流程

床旁教学是以小组的形式进行的，一般由一位教师和 2~5 名学生构成。床旁教学的流程大致可分为教学前准备、临床教学、总结和讨论三个阶段。

1. 教学前准备 为使床旁教学能顺利地进行并实现预期的教学目标，在接触患者前，需做好如下的准备工作：

（1）教师应根据教学内容、课程进展选择合适的临床病例（典型病例，患者神志清醒并愿意配合教学）。

（2）知情同意：应预先告知患者及家属并征得他们的同意，要向患者说明教学的目的、大致过程，以获得最大限度的配合。

（3）应事先告知学生将要学习的病例，使之通过复习教材或练习可以更积极地投入到床旁教学中去。

（4）接触患者前，带教老师还需要向学生简略地介绍患者的一些背景资料和医患交流中的基本注意事项。

2. 临床教学 床旁教学法的目的是通过让学生接触少数的经过挑选的病例学会或巩固临床基本技能，提高临床诊疗能力，临床教学有四种模式。

（1）演示模式：带教老师为学生示范如何采集病史、体格检查或临床操作，适合于初涉足临床的医学院见习和实习学生带教。

（2）指导模式：教师在旁指导，由学生进行病史采集、体格检查或临床操作，适合于临床实习或低年资住院医师的培训。

（3）观察模式：教师在旁观察，学生独立完成病史的采集和体格检查或临床操作，适合于已有一定临床经历和经验的实习生、低年资住院医师的培训或考核。

（4）汇报模式：学生在没有督导的情况下完成病史采集、体格检查或临床操作，然后向带教老师作具体的汇报，适合于已有一定临床经历的医学生实习或住院医师的培训。

3. 总结和讨论

（1）在完成病史采集、体格检查或临床操作后，学生需要向带教老师总结汇报患者的病史特点、体检结果或临床操作的情况。

（2）学生需根据所获得的病案资料（包括辅助检查和实验室检查的结果）作出诊断和鉴别诊断，制订临床诊疗计划。

（3）进入讨论、评价和总结的阶段。这一阶段实则是小组讨论学习的过程。讨论可就患者或临床接触中的某一个或数个问题展开。老师应鼓励小组每个学生阐述自己的见解。讨论的过程可以帮助学生强化知识点，纠正某些错误的概念，交换彼此的经验；教师在倾听的同时，也可适时参与，充分利用有限的时间向学生传授自己的临床知识和经验。另一方面，学生可以相互进行评价或自评，最后由老师对本次的床旁教学情况作总结和评价。这是床旁教学非常重要的一个阶段，可以帮助学生整理思绪，通过这个过程，学生们可以知道哪些方面做得好，哪些方面欠佳，什么是正确的或是错误的，如何改进及以后学习中需注意的问题。

（三）教学原则和要求

1. 应由经验丰富的临床医师高年资医师担任带教老师，其经验有助于正确及时地判断患者的情况及学生的理解程度，对培养和提高学生的临床实践能力很有帮助。

2. 床旁教学的带教人数不宜超过 10 人，人数太多可能会影响教学效果，也会对患者造成压力。

3. 借助典型病例深化学生对临床理论及疾病的认识，并使学生学会临床推理，达到触类旁通。

4. 遵循基础理论与临床实际相结合的原则　临床实践可加深学生对理论知识的理解和掌握，锻炼临床技能，但临床情况常是复杂多变的，因此，在床旁教学中应做到具体病例（或情况）具体分析，切忌生搬硬套、刻板教条。

5. 床旁教学关注的是患者，而不是单纯的疾病　教师应该重视对学生临床整体思维的培养，不仅要注意到患者躯体的不适，还应了解其心理的状态及有关社会背景，让学生通过教学去体会"生理－心理－社会"的新医学模式。

6. 锻炼学生的医患沟通能力，树立良好的医德医风　在床旁教学中，学生面对的是真实的患者，真实的临床环境是学生练习医患沟通并渗透医德教育最好的场所。

（四）教学功能和优势

1. 床旁教学法是教授学生病史采集、体格检查和临床操作等临床基本技能的有效手段，有利于提高学生的临床实践能力。

2. 床旁教学法可培养学生的临床思维能力，真实的病例更能够刺激学生去发现问题、分析问题和解决问题，反复的实践则可迅速提高学生的临床诊疗能力。

3. 床旁教学法能为学生提供练习医患沟通的机会。提高交流技能不是纸上谈兵，只有面对患者、接触患者，多与患者沟通才可能逐渐学会医患沟通的技巧。

4. 床旁教学法可以规范学生的专业行为，形成正确的态度和道德观念。在床旁教学过程中，带教老师可以通过示范向学生展示规范的医疗行为和态度，通过观察和指导去纠正学生的一些不恰当的观念和行为。

（五）局限性和注意点

1. 在临床真实的环境中，学生可能因为陌生、缺乏经验而感到局促、紧张，没有自信心，从而影响其表现。这可能是多数学生会遭遇的境况，这种境况的改善常需要多次床旁学习的锻炼并对每一次的学习经历做总结和反思。学生没必要为少数几次的"表现不佳"而深感内疚或不安，教师需留意学生的情绪反应，多给予鼓励和肯定。

2. 床旁教学对带教老师的要求较高，一位合格的床旁教学的带教老师不仅要具备扎实的医学理论基础、丰富的临床经验、一定的教学经历，还要擅长医患间的沟通，能随机应变地处理床旁教学时可能遇到的各种情况。

3. 选择有代表性的可供教学的病例较难。伴随着时代的变迁、社会经济的发展，疾病谱也发生了很大变化，过去常见的疾病现在变得少见，甚至罕见，上述的客观情况增加了挑选合适病例的难度。

（六）教学应用

床旁教学是基于病房的实践教学，被广泛用于临床见习、实习和教学查房等临床活动中。可以说，床旁教学是从医学理论教学过渡至临床实践教学的一座桥梁，它提供了课堂讲授等教学方法所无法提供的真实的临床环境，是让学生学习临床技能、同情与爱心的最佳方式和途径；床旁教学也可与PBL、案例讨论等现代教学方法融会贯通地使用在教学中以取得更好的教学效果。

四、模拟教学法

（一）什么是模拟教学法

模拟教学法是指通过适当的近似情境或设备，强调以学习或个体训练为目的，模拟某一情况或者过程的技术，提供更多重复的机会和随时进行过程化评价的可能，由参与者、模拟媒介或计算机控制的模拟场景或者是一个"诊疗团队"等要素组成。分为模拟设备教学和模拟情境教学两大类。模拟设备教学是以模拟设备作为支撑，规避失败风险，通过自身反馈感悟正确要领并及时改正错误。模拟情境教学是在教师指导下在一种近似于真实环境中学习的教学方法。两类方法可单独进行，也可联合应用。

医学模拟教学即是利用各种计算机程序、仿真模型、仿真病人、标准化病人（standardized patient，SP），或其他现代化、智能化的医学模拟技术，来模仿人的正常结构与功能、疾病的表现与演变、临床场景及对患者的诊疗过程等，从而进行教学实践训练或评估，其实质是将医学生置于一个模拟真实的环境中去学习医学知识和特定技能，以实现更为科学化、人性化培养医学生实践能力的目的。

医学模拟教学涵盖的内容很多，包括局部功能模拟、全方位模拟、案例学习、角色扮演等，根据Beaubien和Baker的分类理论及标准可将其按模拟教学工具分为六个层次。

0级：书面模拟，如书面病例，或心电图、检验报告等，学生为主导，可用于疾病诊断及患者管理。

1级：三维（3D）模型，如数字化或实体化的基础解剖模型、低真实度模拟工具或局部功能模拟工具等，学生或教师为主导，用于示教、技能实践。

2级：包括基于屏幕的模拟（计算机模拟、模拟软件、视频资源）、虚拟现实（visual reality，VR）或增强现实（augmented reality，AR）及专科模拟器等，以学生或教师为主导，可用于提升认知、发展技能和技巧及学习临床管理等。

3级：标准化病人（SP）、角色扮演，由学生或教师主导，主要用于病史采集、体格检查、疾病诊断等临床技能或医患沟通技能的训练。

4级：中度真实的编程模拟人，适合由教师主导，用途同3级，或可进行全方位模拟训练，多用于示范教学。

5级：交互式高仿真模拟人或高仿真模拟平台，用途同4级，但更适合由学生主导。

（二）教学组织和流程

模拟教学的教学效果与模拟场景的设置、模拟工具的选择及教师的引导密切相关，一般按以下步骤进行。

1. 授课前准备

（1）模拟教学中心的建立：完整的模拟教学中心应包括教学空间、信息网络、模拟设备、教学人员及辅助支持人员。

（2）场景设置：需根据教学内容并注意代表性和典型性，兼顾教学中心的实际配备。对每一个场景的设置，教学人员均要做好事先的讨论和演练，以便及时发现并纠正问题。在确定模拟训练工具时需注意其适用范围和使用方法及可能产生的不利影响。

（3）教师培训：模拟教学的有些内容需要学生主导（学生自主的学习和训练），有的则以教师为主导，教师均需接受事先培训以熟悉教学流程，如有可能，最好能参与模拟场景的设置与演练。

（4）学生准备：教师在授课前需将课程内容告知学生，让学生做好准备，如复习教材、查阅相关文献、线上资源学习等。

（5）分组：模拟教学一般按小组的形式进行，分组时除需注意学生的知识能力水平、意愿、性别等的均衡性，还需兼顾模拟设备的容纳性，通常每小组以 3~4 人为宜。

2. 教学实施

（1）课程导入：在模拟教学课的初始时段，教师先集中进行短时间授课，说明课程目标，介绍模拟内容、注意事项等。

（2）情境建立：通过语言、文字等方式向学生描述扮演角色、所处场景以及任务内容，必要时安排简短的实践，确保能理解所有指令并执行各自任务。

（3）分组模拟训练：根据场地条件及课程内容，可同时或轮流进行，等待组可通过单向玻璃或多媒体观摩模拟训练过程。

（4）讨论和复盘：在教学过程中，教师可以安排学生进行适当的讨论和适时的复盘。

3. 模拟工具的选择

教师可以根据教学需要确定训练层级并选择相匹配的模拟工具。较低层级（0级、1级）的基础理论知识或技能学习可以课堂教学或在线虚拟仿真教学的方式进行，而一些高层级的技能训练则需在临床技能中心完成。

按教学进程，教学内容一般首先涉及模拟技术 0~2 级，当学生掌握相关知识与技能需要较高级的认知和实践技能时便进入到 3 级以上，即使用模拟患者（包括仿真模拟人、标准化病人等）。当采用以教师主导的模式时，教师可以为学生作讲解、示范，帮助建立正确的知识框架；而学生主导时，则应由学生自己作出判断并解决问题，教师的职责是观察学生的行为和反应，适时指导并纠正错误。

4. 总结

模拟训练结束时，可由各小组讨论后进行汇报，并由教师针对模拟过程中学生存在的问题进行分析、总结。

（三）教学原则和要求

1. 基于教学内容确定模拟训练级别并选择相应的模拟工具，同时针对学生的能力设定不同程度的训练。

2. 教师应熟悉各种模型和模拟系统的操作规程。

3. 明确每次模拟教学中教师、学生各自承担的角色，即谁是主体，不能混淆不清。

4. 教师应指导学生明确学习目标，即通过模拟训练需要掌握的知识点或技能、技巧。

5. 预先做好测试评估方法及范围的设定，建立有效的反馈机制。

6. 注意成本效益因素，作出最适当、符合成本效益的投资。

（四）教学功能和优势

模拟教学是一项融入了现代教育理念及各种高科技手段的现代化的教学方法，其性质和内涵决定了它不同于其他教学方法的特殊功能和优势。

1. 可反复操作，学生在训练中能通过自身反馈感悟正确的要领，有利于加深对所学知识的理解及操作技能的掌握。

2. 提供了各种模拟病例和操作，解决了教学病例或病种不足、操作机会不足的问题。

3. 可以根据学生的不同能力情况设定不同难度的训练，即教学"个体化"的体现。

4. 可以允许学生在训练中犯错误，并了解该错误可能带来的严重后果，从而减少实践中错误的发生。

5. 可以锻炼学生的疾病诊断、临床操作和治疗、紧急情况处理、人际沟通等综合能力。

6. 过程的可控性，即根据教学需要可减缓、暂停或重复模拟训练，并可进行记录和回放。

7. 通过身临其境的感受，帮助学生迅速提高应用知识和实践的能力，有效缩短理论知识学习和临床实践的差距。

8. 通过标准化病人教学和角色扮演，有利于树立正确的临床医疗态度、规范医疗行为。

9. 借助信息化手段可在学生训练过程中客观及时地反馈和评价，有效提升教学质量。

10. 可以与其他教学方法灵活结合，提高学习兴趣和参与的积极性。

11. 符合伦理道德的要求，避免了医疗风险而使患者的安全得到保障。

（五）局限性和注意点

1. 成本费用昂贵可能是模拟教学的最大局限　模拟中心的建立、人员配备、后期模拟器件的养护等均需要投入资金，因此，在开展模拟教学前有必要对实际的教学条件作出评估并进行投资预算。

2. 无法替代临床实践教学　模拟训练常会导致学生对临床病例或情况的复杂性认识不足，真正的临床经验的积累及临床技能的培养离不开临床实践。

3. 与真实的医患交流存在差距　标准化病人、角色扮演均不能完全模拟真实患者的心态与反应，因此，医患交流及沟通的能力还是需要在与实际患者的反复接触中去磨炼和完善。

（六）教学应用

医学模拟教学是通过模拟临床真实环境或患者所进行的教学活动，它有利于开发学生的形象思维、实践能力和创新意识，可广泛地应用于医学基础理论知识的学习、案例学习、各种临床操作、临床技能及医患交流技能的培养上。

五、角色扮演教学法

（一）什么是角色扮演教学法

角色扮演教学法就是由学生扮演医生和患者，按照预先设计的脚本表演临床接诊的过程，通过表演、观摩表演及其评价使学生学习医学知识、技能，并建立正确态度和行为的一种模拟教学方法。

角色扮演教学法是基于特定教学目的的学生自主型的教学活动，它弥补了讲授法、演示法等传统教学方法在培养医学生临床实践技能、人际沟通技巧方面的缺陷，是对传统教学方法的一种补充。不论是在教学形式、教学组织，还是教学功能上，角色扮演教学法都与传统的教学方法有着较大的差别。

（二）教学组织和教学流程

1. 课前设计　首先，教师需要设计角色表演的脚本和评估反馈表。脚本的设计需符合一定的要求：①须按照教学进程和教学内容；②标明教学（角色扮演）的主题内容和预期目标；③备注标明对表演者的指导说明，包括具体角色、表演方式和重点及表演时间（一般5~10分钟）；④短小精炼，故事情节真实可信。

2. 角色扮演　通常，角色扮演需要两个学生：一个扮演患者，一个扮演医生，其余的学生和教师则是观众。

表演前，担任角色的学生须仔细阅读脚本、体会角色，其间教师要给予一定的指导。

表演开始前，教师还需向学生说明通过角色扮演期望达到的学习目标。

3. 表演后评估　表演结束后，观众根据预设的标准填写评估反馈表，并由教师组织进行讨论；最后，由教师对教学活动做总结，强调所学的内容，澄清关键的问题及有待改进之处。

（三）教学原则和要求

1. 角色扮演教学应遵循教学目标，符合教学内容。

2. 应让学生明了角色扮演的目的在于学习知识、态度和技能。

3. 应重视角色扮演后的评估和讨论，这是实现角色扮演教学目的的关键。

（四）教学功能和优势

1. 模拟临床环境，使学生有贴近实际的感受，有利于学生尽快地适应临床学习和工作。

2. 现场的模拟表演生动有趣，可以提高学生的学习兴趣和参与的积极性。

3. 身临其境的感受有助于锻炼学生的临床思维能力和掌握临床基本技能，如病史采集、体格检查等。

4. 促进所学知识的应用、理解和记忆，优化学习效果。

5. 训练医疗咨询、健康宣教、病情告知等医疗面谈技巧。

6. 培养人际交流和医患沟通的技能。

7. 模拟环境接近现实，既可以让学生充分体会临床情景，又可以免去他们对医患纠纷的担心，从而使学习更加有效。

8. 树立正确的医疗态度，规范医疗行为。

（五）局限性和注意点

1. 角色扮演是一种借助表演手段的特殊教学方法。并不是每个学生都可以在观众面前表现自如。对于在表演方面存在困难的学生，教师需多予以鼓励和指导，学生则可以通过反复练习逐渐掌握表演的技巧。

2. 角色扮演教学法在教学组织和表现形式上与传统的教学方法有着较大的差别，如果疏于计划和准备，角色扮演可能会是一场无组织的混乱活动，以致无法实现预期的教学目标。因此，教师应对角色扮演教学有周密的计划和准备以保证其顺利实施。

3. 虽然表演是角色扮演教学法的表现形式，但其主旨是通过表演及其观赏和评价，让学生学习有关的知识、技能、态度和行为，因此，不可片面要求表演的艺术性。

（六）教学应用

角色扮演可应用于学习病史采集、体格检查等临床基本技能，也可用于练习医疗咨询、健康宣教、病情告知等多种临床面谈的技巧；同时，它还是培养人际交流和医患沟通技巧的安全、有效的途径。

六、学导式教学法

学导式教学法也称自学辅导法，是指在教师指导下，学生进行自学、自练的一种方法。在学导式教学中，学生是教学活动的主体，进行自学的自我活动，教师的辅导贯穿其中。

学导式教学法的教学过程一般包括以下几项：

1. 提示　由教师提出学习的目标和内容，主要是根据课程内容提出若干问题并列出参考书目。

2. 自学　围绕课程内容，由学生自己借助教科书、参考书目、计算机多媒体或查阅相关文献进行学习。

3. 解疑　在自学的过程中，学生设法自己提出问题并进行解答，也可通过相互讨论或教师辅导解决疑问。

4. 讲解　由教师对课程内容的要点和难点作简明扼要的讲解，并介绍与课程内容有关的最新研究或发展动向。

5. 演练　学生通过与课程内容相关的反复练习，力求达到牢固地掌握知识或技能。

6. 评价　对课程学习开展自评或互评，由教师对课程学习的情况作出总体评价和小结，并提出下一步学习的目标和任务。

学导式教学法是让学生自学、自练，其优势是能够充分开发学生学习的主动性和积极性，有利于培养其自学的能力和发现问题、解决问题的能力。虽然教学中心由"教"转移到了"学"，但教师仍需要督导整个教学过程，需要精心制订教学计划，安排好学生自学、自练的内容，并向学生推荐或提供合适的学习媒体，解析重点和难点，解答学生的疑问，做好评价和总结等。除了教师所担负的作用，学生自身的学习态度、认知习惯和认知能力也可能会影响到教学的效果。

学导式教学法一般适合于单元教学，可应用于医学教学的理论知识的学习，也常被应用于临床实习阶段。

七、演示教学法

演示教学法就是教师通过呈现教具、事物或现象的经过、动作或活动等直观的方式向学生传授知识和技能的教学方法，属于提示型教学法的一种，其特征是借以视觉、听觉、触觉等多方面的刺激使学生对一些抽象的知识、原理获得直观、感性的认识，同时，它也是发展学生形象思维能力、技能和态度的有效途径。

演示教学法一般有以下几种教学形式：

1. 呈示   是借由呈现静态的教学工具（教具）传授知识信息，所用的教具可以是实物、标本、图片或模型等。

2. 展示   是将事物、现象的经过或过程直观化的一种方式，常包括演示实验和现场参观两种。

3. 示范   即由教师作出规范的动作、态度供学生学习的一种教学方式。

有时，教师也可以利用多媒体技术等现代化的教学手段来进行各种演示活动。

演示教学法通常与讲授法配合使用，教师可以根据教学内容对讲解和演示进行有机地组织。在运用该方法时，教师还需注意以下几点：①按课程内容选择适合的演示手段及演示内容；②在课程开始时向学生说明教学的主题和目标；③确保所有的学员都能清楚地看到演示；④对演示作适当的讲解以便学生能更好地领会；⑤根据需要可重复演示，注意控制演示的时间。

演示教学中，虽然是教师处于主体的位置，但学生并不是完全被动的。学生要细心地观察、感受，并对所获得的印象、信息进行分析、综合，有时还需去仿效。所以，从某种程度而言，演示教学法具有生产性学习的效果，有助于观察、分析和技术等能力的发展。演示教学法还可以调动学生学习的积极性、活跃课堂气氛、缩短理论与实践的距离。

在医学教学领域，演示教学法被普遍地应用于以基础形态学科和外科、口腔科等临床技术型学科为主的各学科的教学中，它常常贯穿于不同学段、不同层次的教学活动，通过各种直观展现的手段使教学超越了时间和空间的限制，有效地提升了教学效益。

八、实践性教学法

实践性教学法即是指在传授系统理论知识的基础上，运用实验、实习、社会调查、社会实践或服务等形式，将理论知识应用于实践活动中，并通过实践培养技能、技巧、观念和行为等学生综合素质的教学方法。在实践性教学中，学生主要是以个体的形式通过实践进行主动的学习，教师在多数情况下处于辅助和指导的地位。

理论知识教学和实践性教学共同组成了完整、有机的教学构架体系，作为其中不可或缺的一部分，实践性教学着重于对学生应用知识和实践能力的培养，它是理论教学的延伸和重要补充。

实践性教学几乎覆盖医学教学的各个方面和各个阶段，它可以应用于基础学科知识学习、医学理论专业知识学习和临床医学知识及技能的学习，具体包括基础实验课教学、临床见习、临床实习、住院医师培训和社区医学实践等多种形式。

医学实践性教学的功能在于使学生在实践中深化和巩固医学理论知识、培养临床思维、学习并掌握临床基本技能和各种专业技术操作及医患沟通技巧等，它还可以帮助学生建立正确的医学观念、培养良好的医疗服务态度并规范医疗行为；医学实践性教学有利于开发学生独立、主动和创造的学习精神，可提高学生发现问题、分析和解决问题的综合能力。

教师在医学实践性教学中可以借助演示实验、操作、技能或诊疗过程等为学生提供学习的途径和内容，但更多的是对学生的实践过程给予引领，寻找有效的方法帮助学生顺利地从理论过渡到实践，并从实践中进一步去学习理论；在临床教学中，教师更应当通过日常的医疗工作为学生树立高尚的医德医风形象，成为学生学习的典范。

就实现医学教学的最终目标来说，实践性教学具有举足轻重的意义，它在整个医学教学过程中的作用是其他任何一种教学方法都无可替代的。然而，由于病例病种等医疗资源的限制及对医疗安全的隐忧，医学实践性教学也正面临着种种挑战。

（王亚军）

第三节　医学教学方法的比较与选择

一、医学教学方法的比较

医学是一门结合了理论、实践和经验的应用科学，依据其学科的特质和现有的各种教学方法的特征，可以把医学教学方法大致划归为提示型和自主型两大类，我们就这两类作一下比较。

（一）提示型

包括讲授法、演示法等。这一类型教学法，知识或相关的技能由教师借助语言、行为或教具等传递给学生，学生处于被动接受的位置。提示型的教学法有利于发展学生系统的思维能力及受纳知识的能力，并富有教育力；然而，由于未经过讨论和实践，这种由被动的方式所获取的知识信息比较容易丢失，不利于学生产生持久的印象。而从教师的角度看，这一类型的教学方法则可以使教师充分发挥自身的优势并能够对教学过程有良好的掌控。

（二）自主型

包括学导式教学法、讨论教学法（包括案例学习、PBL 教学等）、模拟教学法和实践教学法等。这一类教学法是在学生已掌握基本理论知识并具备一定的洞察力和判断力基础上的教学拓展，自我活动（即学生能动的活动）是其特征。各种自主型教学方法的共同优势在于促使学生形成积极主动的学习动机和态度，发展学生自主思维和活动的能力，使得学习成为一项具有生产性、创造性的活动；同时，由于学生是主动参与到教学的过程中，因而此类教学方法往往能取得较为长期的记忆效果。尽管在自主型的教学活动中，教师退居于辅助的地位，但其所担负的组织和指导的角色却可直接关系到教学活动的成败。

当然，上述两大类的教学法并不是截然分开的，在很多情况下，它们之间可以有交融、有并存。

为了适应医学及其医学教学的发展，医学教学的方法也在不断地改进和变化。可以说，每一种教学方法都是教师们辛苦耕耘的结晶，无论是传统的，或是现代的，无论是以教师为中心的，还是由学生自己主导的，均有着各自独特的教学功能和优势，也难免有局限之处。表5-1列出现代医学教学中最常运用的几种教学方法的教学特征，以便更好地理解和比较各种教学方法。

二、医学教学方法的选择

对于任何学科或专业的教学，当教学目标、教学内容确定下来以后，教学方法便成为教学效果的决定性因素。因而，如何合理地选择教学方法是每一位教师需要去学习、研究和探索的课题。正如前文所述，每一种教学方法都有着独特的教学功能，也有其缺陷，很难说哪一种方法是最好的，关键是在选择教学方法时，要遵循一定的原则，依据一定的条件。

（一）遵循科学教学的原则选择教学方法

1. 以先进的教学思想理论为指导　教学方法源于一定的教学思想，随着社会的进步和科学的发展，教育教学的思想和理论也必然会发生变化，错误的落后的逐渐被摈弃，正确的先进的则留存下来并得到发展。如同其他学科，医学教学的方法也受到医学教学理论的影响，当我们在进行选择时，首要的就是要以先进的正确的教学思想和方法的理论为基础和指导。

2. 医学教学方法的选择还要符合医学教育的特殊规律及其要求　医学学科的性质要求医学教学在抓住基础和理论知识传授的同时，更要着眼于实践；要求临床医生不仅精

表5-1 医学教学中常用教学方法的特征及比较

教学特征	教学方法				
	讲授法	演示法	小组讨论法	模拟教学	实践教学
教学模式	以教师为中心	以教师为中心	以学生为中心	以教师或学生为中心	以学生为中心
知识传递方向	单向	单向	多向	单向或多向	多向
学习方式	被动	被动	主动	主动或被动	主动或被动
学习形式	集体大课学习	集体大课或小组学习	小组合作性学习	小组或个体学习	个体或小组学习
教学重点/教学功能	传授系统的理论知识，发展系统的思维能力	发展感性的认识，培养观察和操作的技能	巩固拓展知识，培养分析问题、解决问题的能力	发展技能技巧，建立正确的态度和行为	发展临床思维能力和临床技能，培养正确的态度和行为
教学应用	讲课、讲座、讲演等	辅助讲课、操作技能的演示	主题讨论（适用于较有争议的主题），PBL教学、案例讨论等	基础医学知识的学习，临床技能、医患交流沟通技巧的训练	临床见习、临床实习、住院医师培训
主要局限	不利于培养学习的主动性、独立性和创造性	限于感性的认识，缺乏实际的训练	对教学设计和组织的要求较高	成本花费高，无法完全替代真实诊疗过程的训练	受到医疗资源的限制，存在医疗安全的问题

第五章 教学方法

于所学的专业，还要具有整体思维的观念。医学是对人类、对生命的科学，因此，医学教育的目标不仅仅在于培养拥有医学科学素质的人才，更要关注其人文素质的教育。

3. 实现教学方法的整合优化 不同的教学方法，其教学功能有所不同，有些方面甚至是无法相互替代的；再从医学教育和教学的根本目标，即培养具有医学专业知识、技能和高人文素质的人才来看，显然，单凭一种教学方法也是不可能圆满实现医学教学目标的。通常，在教学活动中，针对不同的阶段目标和教学内容，需要不同的教学方法，有时可能会是几种方法的融汇并用；而即使一种教学方法运用于不同的学习阶段，其介入的程度也会有所差异。因此，为了取得最好的教学效果，在教学过程中，应力求多种教学方法的协调统一和整合优化。

（二）依据一定的条件选择教学方法

教学方法的选择一般要依据以下几个条件：

1. 依据教学目标和教学内容选择相应的教学方法 不同的学科或专业，不同层次的教学对象，以及教学进程的不同时期，教学的目标和内容都不一样。为实现教学目标，就要根据具体的课程内容采取灵活多样的教学方法。如教学的主要目的是传授系统的医学理论知识，可以采用讲授法、学导式教学法等；如为培养临床技能和技巧，则可以采用技能演示、模拟教学和实践教学的方法；如为训练临床思维、培养分析问题和解决问题的能力，则案例学习、PBL教学等讨论形式的教学法将是不错的选择。

2. 依据学生的特征选择相应的教学方法 所谓有效的、合适的教学方法还应当是个体化的，即针对不同的学生特征运用不同的教学方法，在选择教学方法时，应该习惯于把考虑和分析学生的背景特征作为一项基本条件。虽然实际情况是一个教学方案不太可能同时适合所有的学生，但应尽量去了解大多数学生的基础知识水平、学习需求、认知结构和接受能力（表5-2）。

表 5-2　依据学生的特征选择教学方法

学生特征		教学方法
学习阶段	状态和需求	
学习基础医学理论知识阶段	构建知识体系	讲授法、演示法、模拟教学法
医学理论知识尚较薄弱阶段	知识结构体系有待成熟	（在讲授法的基础上）讨论法、学导式教学法
发展临床技能和技巧阶段	模仿、操作、精确	演示法、模拟教学、实践教学、学导式教学法
应用知识、解决临床问题阶段	巩固和完善知识结构体系，协调和熟练技能	实践教学、案例教学、PBL教学、学导式教学法

3. 依据教师的生理心理特质和能力选择适合的教学方法 有时如果仅从实现教学目标或学生特征的角度看，一种教学方法非常合适，但它却可能与教师本身的生理或心理

的状态不甚相符，或是凭教师现有的经验和能力尚不能胜任。这种情况下，不要勉强为之，因为教学方法只有适应了教师的素养条件，并能为教师充分地理解和把握，才可能在教学中发挥其功能和优势，才可能保证教学活动的圆满成功。

4. 依据教学环境和教学条件选择教学方法　任何教学方法都是在一定的教学环境中，借助一定的教学手段才得以顺利实施。不同的教学方法对教学空间、教学工具或教学仪器设备等都有相应的要求，所以，教师在选择教学方法时必须要综合考虑教学环境和条件的因素，要尽可能地利用各种现有的教育技术资源。

如果把教学比喻为一门艺术，则教学方法就是通向这门艺术的桥梁。作为教学中一项活跃的因素，教学方法直接关系到教学的质量和成败。全科医学教学涉及多门学科和专业种类，知识信息量大，相应地要掌握的临床技能也很繁杂。因此，如何选择教学方法并合理地运用显得尤为重要。随着现代医学教育理念和技术的发展，以培养具有综合能力的终身学习者及提高学习者的人文素质为核心和指导思想，医学教学方法已呈现出向多样化、向优化整合发展的趋势。为了实现教学这门艺术，每一位全科医学的教师都应当在平时的教学工作中认真钻研教学方法，只有应用到教学实践中去，才能使教学方法得到不断地完善和发展。当然，为了成功实现全科医学教育的目标，还应当学会因材施教，学会运用各种现代化的教学手段和技术，更要善于评估和总结教学，从经验中去学习和发展。

（王亚军）

第四节　案例教学

一、案例教学的概念

案例教学法是在学生掌握了有关基础知识和分析技术的基础上，在指导教师的精心策划和指导下，根据教学目的和教学内容的要求，以真实案例为基本教学内容，将学生引入一个特定的真实情境中，针对教学目的开展一系列问题的案例分析，引导学生进行独立思考、自主学习和团队协作，进一步提高学生发现、分析和解决某一具体问题的能力，同时培养学生正确的思维方法、良好的工作作风、沟通能力和协作精神的教学方法。

案例教学法起源于20世纪初的美国哈佛大学法学院，经哈佛大学商学院的推广和完善，被广泛应用于医学、经济学、管理学、法学等实践性、应用性较强的学科，已成为一种成熟的教学方法。2015年，教育部发布《关于加强专业学位研究生案例教学和联合培养基地建设的意见（教研〔2015〕1号）》，指出案例教学是以学生为中心，以案例为基础，通过呈现案例情境，将理论与实践紧密结合，引导学生发现问题、分析问题、解决问题，从而掌握理论、形成观点、提高能力的一种教学方式。加强案例教学，是强化专业学位研究生实践能力培养，推进教学改革，促进教学与实践有机融合的重要途径，是推动专业学位研究生培养模式改革的重要手段。

全科医生学习课程数量多、内容庞杂、时间紧，各门课程之间相对独立又紧密联系，如何将纷繁复杂的理论应用到实践，解决患者的具体实际问题，是教学的核心所在。案例教学可以将复杂的螺旋式、网络样结构的医学知识以"病"连接起来，有利于全科医生把相关课程的知识融会贯通，更快地学会充分利用相关的理论知识指导医疗实践，再经过实践来检验理论，得到更好的总结提高。

二、案例教学基本格式与主要步骤

（一）案例选择

1. 选择好案例 一个好的案例是成功实施案例教学的前提。医学教学案例来源于日常的临床实践，需要指导教师在临床工作中善于识别、捕捉好的临床病例。真实的案例本身具有很强的感染力，往往都有一个真实的结局或结果，好的案例除了是一个"真实"的故事外，需要指导教师依据以往临床实践经验给予必要、充分的设计，既要案例简洁，又要内容丰富，在恰当时机提出具有引导性的问题，对于全科医生还应设计一些开放性的问题，有助于拓宽学员的思维。

美国尼亚加拉大学的 Cliff 等认为成功的案例应具备四个特点：①具有明确的教学目标；②案例必须简洁，但内容丰富；③依据案例提出的问题恰当，并具有教学意义；④案例所包含的知识点学员可容易地获得。

2. 案例精选及其解析

（1）××教学目标：①……②……③……

（2）××案例设计的问题：围绕案例教学目标和案例，设计问题。

（3）××案例分析：①……②……③……

（二）案例讨论前的准备

1. 案例教学前的准备工作尽量充分。包括指导教师对案例内容的熟悉程度，计划如何开始和如何推进讨论，重要内容预先准备好相关问题；对讨论中可能出现的问题应有充分的估计，并拟订好对策；指导教师应帮助和引导全科医生学习和准备案例。

2. 最好有一本适用于全科医生的指导手册，便于全科医生预先了解案例，锻炼全科医生善于抓住案例的主要内容（或问题），鼓励全科医生自由分组来准备案例，相互协作共享所获得的各种信息和知识，鼓励适当的想象和推测。

3. 要求全科医生在讨论之前阅读案例，在复习、查阅教科书及相关资料的基础上，针对围绕案例所提出的问题的回答最好以书面的形式进行。

（三）围绕案例的课堂讨论

1. 讨论前可以就案例进行小的测验，检查全科医生预习案例的情况。

2. 简要介绍案例的主要内容和主要事件（指导教师或一个全科医生均可）。

3. 鼓励全科医生（或指定）陈述他们的观点，组织全科医生展开讨论，并对全科医生提出的问题可以逐一进行相互讨论；为了避免讨论的"冷场"，指导教师要事前预先设计几个恰当的问题以备用。

4. 真实的案例，可将案例的真实结论告诉全科医生，并对这一结论展开讨论，讨论结束时，对重点问题内容进行总结。

三、案例教学的优点

1. 便于多学科知识的整合，理论和实践相结合　临床许多问题的解决需要知识的整合，进行案例讨论以及专题研究时，面对的是现实医疗实践中需要解决的实际问题，需要全科医生调动全面知识，既需要对知识的分化，又需要对知识的综合整理。案例教学中，全科医生在分析、解决来自实践的问题的同时，一方面不断形成新的理论视野，增长分析问题的技巧；另一方面在探索思考理论如何运用于实际，从而及时有效地促进了理论向实践的转化，真正达到理论与实践的结合。

2. 便于提升自我学习能力，培养团队协作精神　案例教学提供的是一个开放的学习过程，培养全科医生围绕学习的主题，主动收集、加工处理和利用信息的能力。通过案例分析、合作学习、研究性学习，帮助全科医生利用多种手段和途径获取信息，学会整理与归纳信息，学会判断和识别信息并恰当地利用信息；学会交流和分享获取的信息、创意及成果，培养乐于合作的团队精神，提高全科医生的科学研究能力。案例教学法为每个全科医生提供了一个相对个性化的、多渠道的获取知识的机会，提高了全科医生的综合素质，为全科医生的终身学习和发展奠定了基础。

3. 有利于师资队伍的建设，突出教学相长　案例教学模式要求指导教师要具有多方面的能力。首先，案例库的建立，需要指导教师研究案例的相关理论，确定案例的格式，在临床实际工作中广泛收集各种病例，并对搜集的资料进行科学整理，选编适用于全科医生培训的案例；指导教师在案例讨论前必须进行充分的准备，熟悉案例、设计问题、设计恰当的时机提出问题，指导教师指导全科医生剖析病例、解决实际问题的过程，也是指导教师再学习的过程；同时依据医学理论的不断更新和诊疗技术的发展与变化，指导教师应及时进行必要的修正、更新，从而其教学、科研水平得到不断的提高。其次，教学方法上，教学组织形式的变化对指导教师驾驭课堂的能力提出了新的要求，完成这些教学任务需要指导教师不断学习、探索提高自己的教学能力，从而使指导教师的素质在教学过程中得到了优化。

四、案例教学的应用范围及局限性

1. 案例教学适用范围

（1）全科医生临床实践学习过程中，由于时间的局限性，不可能见到所有大纲要求学习的病种，尤其是少见病种或季节性较强的病种，如破伤风、过敏性鼻炎等，案例教学可以弥补这一缺憾。指导教师可以先复习病种基本知识和基本理论，然后选择能够说明基本理论的病例，讨论病例中所包含的理论、原理，这样病例中隐含的理论和问题就变成了实际情形，使得理论情景化。案例教学可以是一个疾病的诊断，也可以是对其治疗过程中某一项治疗的选择或某一项操作的选择展开，可以涉及基础、临床相关学科的任何问题。

（2）对于全科医生培训中需要掌握的重点病种，如社区常见慢性病，高血压、糖尿病等，通过经典病例或有特定情境案例的分析，向全科医生呈现面对实际情景中，系统解决实际问题的方法，以及解决过程中出现的种种问题，强化学习效果。

2. 案例教学的局限性

（1）案例教学花费精力多，对教师要求高。指导教师要精心准备案例，课中要做到有效引导。全科医生要充分准备，课中要踊跃发言，课后要做精炼的总结。现实工作中，老师繁忙的工作可能会影响到教学活动的规范开展。

（2）案例教学的教学效果有不可控制性。案例教学的实施需要全科医生的积极参与，指导教师的有效组织，以及能说明教学中问题的案例材料。在此过程中，任何环节的疏漏都可能使教学效果受到一定程度的影响。

（3）案例教学常常是以较短篇幅来概括整个事件的发展过程，而一个完整病例，从症状、病史、查体、辅助检查，到诊断、评估、治疗、康复、随访、预后，涵盖内容多，时间跨度长。在案例教学的过程中，课中时间有限，指导教师既要让全科医生学习过程，更要掌握知识、领会技巧，很难完全达到实践操作的学习效果，指导教师需要做到统筹兼顾和重点突出。

五、案例教学的应用

1. 选编典型临床案例
精选和编写临床医疗案例是实施案例教学法的前提和基础，案例质量的高低直接影响教学效果的好坏。所以案例的选择，应依据以下原则：

①明确目标，突出主题：一个好的案例，必然表现一个明确的目标和鲜明的主题，通过讨论加强某些重点和难点的理解，可以将理论知识进行横向联系、融会贯通。如一例误诊为胆囊炎、胆囊结石而导致死亡的急性广泛前壁心肌梗死案例，它所强调的是腹痛的鉴别诊断，在分析讨论的过程中凸显急腹症与腹外疾病鉴别的重要性，临床思维由局部向整体扩展，提高全科医生分析问题和解决问题的能力。②客观真实，生动典型：所谓真实、典型即该案例应当是来源于临床实际，且具有一定的综合性，能够较为全面地反映培训内容的理论体系，并有利于启发全科医生的思维。选择代表性的临床实例，能起到举一反三、触类旁通的作用。同时选择的案例必须生动活泼、引人入胜，这样才能引起参与者的兴趣，以便展开深入的讨论。③难易适中，信息适量：案例要具有一定的难度，不可过于简单。应有意识地选择一些复杂危重、容易造成误诊的病例，激发学习兴趣，以及主动探究原因、查阅资料、深入分析的热情。

2. 精心设计场景和问题
课前准备充分是案例教学顺利实施的重要保证。①指导教师必须精通整个病例材料，明确教学要涉及的基本理论观点。②预测全科医生可能提出的思路与观点，并确定介入讨论的时机，制订周密的病例讨论引导计划。③收集与病例有关的症状、体征、辅助检查等影像、图片资料，制作多媒体课件。运用文字、图表、图像、声音等多种元素结合的多媒体教学手段，使其仿佛亲临诊疗现场，更好地吸引全科医生的注意力。

问题设计是案例教学顺利实施的关键。问题设计，可以是常识性、单一性的，如冠心病的危险因素；也可以是逻辑性、综合性的，如结合已有的症状、体征和辅助检查资料推断最可能的诊断是什么等。问题的安排顺序一般由表及里、由浅入深。案例中的最后结果可以隐去，留给学习者足够广阔的思维空间和讨论的空间。

3. 案例布置与分组讨论　布置案例的目的是让全科医生对案例有充分的了解和分析，使全科医生能更好地主动参与教学过程，应该在课前布置。可以通过局域网或纸质资料公布，一般应在教学前一周左右完成。课前建立学习小组，在彼此自觉自愿的基础上形成"学习共同体"，其规模不宜太大，一般4~6人，不超过10人。小组讨论的形式为每个学生提供了参与交流、发表自己见解和主张的机会，培养团队合作的精神，增强了案例学习的效果。

4. 课堂讨论与总结　课堂讨论由全科医生唱主角，鼓励全科医生充分发言，指导教师仅作为主持人，巧妙引导讨论，适时进行引导性讲解或归纳总结。在全科医生讨论时，指导教师应特别注意讨论中显现的问题以及思想闪光点，以便及时调整课堂教学重点，使教学更有针对性。在归纳总结时，指导教师除点评全科医生的讨论过程（如观点、论证方法、存在的问题等）外，还应注意根据教学内容的逻辑主线提出完整的分析过程和结论，特别是对病例中涉及鉴别诊断的关键临床表现的价值也应作引申讲解，以提高案例教学的实际效果。

5. 课后总结　要求全科医生将讨论内容写成书面报告，总结病例的核心问题，更深入地巩固所学、所想、所感，也可以锻炼全科医生的文字功底。对于经典的病例讨论，建议全科医生总结成论文形式，公开发表。

总之，案例教学以其独特的优势获得了迅速的发展，是现代教育中一种重要的理论与实践相结合的互动式教学方法，通过引导全科医生对案例进行剖析研究，培养全科医生认识问题、分析问题和解决问题的综合能力，从而发展自身能力，形成良好的个性品质的教学模式。

（王亚军）

第五节　基于问题的学习

一、起源与发展

基于问题的学习（problem-based learning，PBL）是一种以学生为中心的教学法。

PBL 教学方法起源于医学教育，由 40 多年前在北美推出的创新健康科学课程发展而来，20 世纪 60 年代中期由位于加拿大汉密尔顿的麦克马斯特大学首创。起初该教学法是针对刚入学的第一年医学生。他们在学习解剖学、生物化学以及生理学过程中，由于不明确这些课程与自己将来的职业有什么联系，因而缺乏学习动力。但学生真正面对患者时需要等到实习阶段。于是教师们想出一种采用临床医生需要面对的现实临床问题进行学习的教学方法，麦克马斯特大学的 Donald Woods 教授将其命名为 PBL。PBL 现已成为国际上较流行的一种教学方法，特别是在医学教育领域备受关注，并获得良好的教学效果。

传统的医学教学模式是以教师为中心，以授课为基础的教学方法。教学进度和内容均由教师决定，具有系统架构完整、教学速度快的优点。但由于知识的单向传输性，师生难以进行充分互动，学习效果有限。随着当今科学和医学的快速发展变化、医疗信息爆炸以及新技术快速更新，医学及其相关知识不断增加，医学生学习负担也随之加重。传统的医学教学模式忽略了对医学生实践能力和人文素质的培养，其缺陷越来越突显，从而促使传统医学教育从理论到实践发生改变。

PBL 是以学生为中心的，以多学科、终身学习为特点的完整课程教学模式。教师的角色从知识的提供者转变成促进学生学习者。PBL 使学生在复杂的、多面的、有意义的现实世界问题情景中展开学习，帮助学生培养灵活掌握知识的能力、分析解决复杂现实世界中问题的能力、批判性思维能力、自我导向的主动学习能力、有效的沟通协作能力以及内在的激励能力。指导教师为学习者提供适当的框架和支持过程、监控学习上的问题，树立学生解决问题的信心。Barrows 将 PBL 更确切地定义为以学生为中心，以问题和质询为基础的整合性、合作性和反复性的学习方法。以这种方法所获得的知识印象深刻，记忆长久。

在 20 世纪 80 年代和 90 年代，PBL 被北美和欧洲其他医学院校所接受并成为公认的教学方法；至 2006 年，超过 80% 的美国医学院校采用了某种形式的 PBL 教学法，其中不乏像哈佛大学医学院、加州大学伯克利分校这样的著名院校。密苏里大学医学院 10 年的研究数据表明，PBL 教学法对提升毕业后准备成为医师的学生的能力有积极的影响。一项对 20 年 PBL 评估研究的荟萃分析显示，就传统考试结果（例如执业医师考试）而言，PBL 教学方法等同于传统教学方法，但采用 PBL 学习的学生解决临床问题的能力更强。

我国香港大学医学院于 1997 年在大学 3 年级进入临床阶段的学生中开始应用 PBL 教学法进行教学，我国台湾辅仁大学医学院则采用以器官系统为基础的 PBL 教学法。1986 年上海第二医科大学和西安交通大学医学院在大陆最早引进 PBL 教学法。随后开展 PBL 的院校逐渐增多，如白求恩医科大学、浙江大学医学院、中国医科大学、北京大学医学部、首都医科大学等，这些院校分别在基础课、临床课和实验课中部分试行了 PBL，取得了良好的效果。

二、PBL 的基本特点

（一）PBL 的基本要素

1. 学生必须对自己的学习负责（自主学习）　PBL 是以学生为中心的教学方式，必须赋予学生对于自己学习和教育的责任并培养他们独立自主的精神。学生需要自我确定学习目标，通过自我学习的方法获取新知识以掌握学习的主动权。学生无论其目前知识和经验能力如何，均需要面临解决问题的方法，并通过解决问题的过程使其学习的主动性得到提升。PBL 设计的内涵在于使学习者能够将其已经具有的知识和他们需要学习的知识联系在一起。在 PBL 过程中，每个学生都要承担寻找相关信息，并将其带回小组以协助建立各种问题的解决方案的责任。

2. 教师在 PBL 教学过程中仅充当学习的促进者或引导者，参与学生讨论，并监督学习过程。

3. PBL 中的情景问题必须真实且大多是开放的　PBL 案例情景中所涉及的问题大部分是开放的或没有明确指向性的，通过 PBL 教学培养的批判性思维能力是判断问题和解决问题的关键所在。在医学上，开放性的问题往往给出的初始信息不够明确，条件不充分，解决问题的方法可以多种多样，其答案可能并不是唯一的。如问题指向明确，学习者将缺乏学习动机，也较少有热情投入到解决问题的行动中来。

4. 学习过程应整合不同的学科或科目　在 PBL 自我导向的学习期间，学生应该能够获取、研究并整合与解决问题相关的跨学科的信息。多角度观察可以使答案更加透彻，并帮助得到更理想的解决方案。

5. 团队式学习和相互协作必不可少　PBL 以小组学习为其特点，提倡团队合作及沟通。大多数学习者会发现自己需要与他人共享信息以便于高效工作。小组所有成员应讨论并确定学习目标并发挥各自的作用，收集与解决现实问题相关的信息和理论知识以指导本小组针对相关问题进行决策。所有成员对同一问题从不同角度切入进行讨论，提倡批判性思维，探索最有效的学习途径，总结并共享本组所获取的信息、所学习的知识、解决问题的过程以及最后的学习成果。

6. 学生在自主学习过程中所学到的知识必须能够用来分析和解决复杂的现实世界问题　问题应基于现实世界的真实场景，能够激发学习的热情。教学过程中可以提供包括书面的临床案例、实验室检查数据、照片、文章以及视频材料或患者（真实患者或模拟患者）等信息。问题对学习者具有挑战性，促使其形成解决问题的技能和逻辑思维能力，并能够在将来的工作和学习中解决实际问题。

7. 对解决问题过程中所获得的知识和概念进行分析和讨论　PBL 是一种具有吸引力和激励特征的体验式学习，学生应对所学知识进行汇报、分析和讨论，目的是巩固学习并确保经验得到反思，以便他们更好地了解自己了解了什么、学会了什么以及解决现实问题有效性的程度。

8. 每个阶段问题以及每个课程单元结束后应进行自我评价及互评　这些评估和反馈与 PBL 的过程密切相关，其意义在于加强对学习的自我反思以及提高对问题的处理能力。

9. PBL 中开展的活动必须针对现实世界存在价值的问题。

10. PBL 涵盖知识获取以及学习过程，必须通过考试对上述两个维度进行评估，来衡量学生是否达到了 PBL 的学习目标，并确保其从 PBL 教学方法中获益。

11. PBL 应作为教学的基础而不仅是教学课程的一部分。

（二）PBL 与其他教学方法的区别

1. 基于案例的学习（case-based learning，CBL） 起源于 20 世纪 20 年代。精心设计的案例有助于学生理解问题的重要因素，使他们更好地应对毕业后将要面临的类似情况。案例教学可以帮助学生在评估所提供信息以及确定的逻辑缺陷或错误的假设过程中提高批判性思维技能，理解案例研究中各元素间的关系。CBL 和 PBL 间的相同之处是二者的问题都是基于现实世界的真实问题。学生针对一个复杂的现实世界问题进行学习，更有利于培养解决实际临床问题的能力，同时让医学生在学习过程中感受到角色由医学生向医生的转变。二者的不同之处在于：

（1）教师角色的差异：PBL 教学的基本单元是教案，由一位学生担任教案讨论的负责人（主席）。在教学的大部分时间里，教师充当引导者的角色，主导讨论活动的是学生而不是教师。PBL 教学中的教师不一定是本领域的专业人员，但必须熟悉 PBL 流程。教师并非领导者，只是引导学生的学习内容要符合教学目标，尽量不主动参与讨论，善用信息资源，善于激励学员参与。而 CBL 教学的基本单元是案例，在案例讨论中引导课堂教学活动者通常是教师，整个讨论是在教师指导下进行的，教师必须熟悉和研究案例，并从中提炼出要点和难点，设计讨论方案，组织学生对案例进行分析、讨论，发现问题和解决问题。学生的讨论可以是自由的，但教师必须把握讨论的进程并予以引导。尤其应注意调动和启发学生讨论，指出各种观点之分歧并予以概括、评价。因此，医学案例教学要求教师必须具有扎实的理论功底和丰富的实践经验、良好的医学逻辑思维能力，CBL 的教师首先应是优秀的医学专家。

（2）教学形式上的差异：PBL 教学强调小组教学，通常 6~8 人为一个学习小组。而CBL 可以不局限于小组或小班教学，只要能达到贯彻专业思维能力培养的教育目的，发挥多角度、系统性、真实性和交互性等教学优势即可。

（3）教学目的上的差异：PBL 通过问题的提出，促使学生在学习和讨论过程中整合多学科知识。PBL 教学方法的核心价值在于培养医学生临床思维。同时，PBL 更关注于学生在未来专业角色中综合能力的构建，如自我导向的学习能力、终身学习的能力、医学生的人文关怀以及沟通能力等。CBL 过程中，案例在整个教学过程中处于中心地位，学生更容易建立基于更深入的专业知识和专家经验的医学思维方法。PBL 教学方法在本科阶段适用于临床见习阶段，在住院医师规范化培训阶段，因其症状起点的系列问题的提出和讨论模式，更适合应用于全科住院医师培训中。

2. 基于团队的学习（team-based learning，TBL） 起源于 20 世纪 70 年代，其实施基于 4 项基本要素：

①小组：小组须恰当建立，组织管理良好，注意异质分组，使得不同能力和知识水平的学生能够均匀分布；②责任：学生必须为其自身及其小组的学习质量负责；③反馈：学生必须接受经常性的及定期的反馈；④任务设计（assignment design）：小组任务的设

计必须能够促进学习和团队发展。

TBL 学习可分为三个阶段：第一阶段是课前学生自我研读的准备阶段。第二阶段学生经过个人测试和小组测试，最终得到取得共识后的答案，导师检验答案并进行讲解。该阶段的重点是讨论、探索、思考、合作、分享和总结。第三阶段则通过应用型练习进行考核和评价。

TBL 与 PBL 的相同点是都能促进学生自主学习、独立思考、协作意识以及表达能力的提高；均是以学生为中心，着重培养学生各项能力，充分调动了学生的积极性。二者的不同点：

①分组原则不同：TBL 强调必须遵循组内异质、组间同质的分组原则。②学生角色不同：PBL 模式中学生是参与者，在复杂的问题情景中努力地调查研究并解决问题；TBL 模式中学生是团队合作者，预习教师规定内容，团队间资源共享、合作分工、沟通交流。③教师角色不同：PBL 模式中教师仅仅作为引导者，设定问题情境，创造学习环境，激发学生思考，适时引导，最后进行评估；TBL 模式中教师是组织者，负责布置预习内容及相应测试，引导学生进行知识的实际运用及信息汇总，最后作出评价。④认知焦点不同：PBL 注重学生收集资料、制订方案、解决问题的过程；TBL 注重在有清楚教学目标的前提下进行课前和课上学习，学生通过合作学习、讨论学习强化所学知识。

表 5-3 总结了 PBL、CBL、TBL 的特点。

表 5-3 PBL、CBL、TBL 的特点

项目	PBL	CBL	TBL
课前准备	不需要	需要	需要
形式	基于案例	基于案例	个人阅读评价测试，团队阅读评价测试，小讲课等
学习目标	由学生完成	提供给学生	提供给学生
组织形式	小组（6~8 人）	小组（6~8 人）或多人	小组（6~8 人）
学习方法	自我导向	共同促进及自我导向	共同促进及自我导向
教师角色	有限引导	积极引导	积极引导
质询形式	开放质询	引导或结构化质询	引导或结构化质询
单元课程安排	多次	单次	单次
单元课程结束	学生汇报	教师总结	教师总结和同行评议

注：PBL. 基于问题的学习；CBL. 基于案例的学习；TBL. 基于团队的学习。

三、PBL 教学的基本过程

（一）PBL 教学的基本过程

Schmidt 等总结出 PBL 的 7 个过程：

1. 澄清不易理解的概念和术语并达成一致意见。

2. 确定需要讨论的问题以及需要进一步加深认识的概念及术语。

3. 分析问题，集思广益（脑力激荡），提出可能的假设。

4. 对提出的假设进行讨论、评价并得到初步的结果。

5. 制订学习目标，分配学习任务。指导教师确保学习目标的准确性、全面性及可行性。

6. 寻找、阅读并研究相关信息，学生针对学习目标开展自我及小组形式的学习。

7. 讨论汇报已获取的新知识，产生合理的答案和解释，分享学习成果及学习经验，导师检查学习成果并进行评估。

（二）PBL 教学的实施

1. 场地及设备　PBL 教室面积无须过大，但应配备以下设施：黑白板或电子白板、投影仪及屏幕、电脑、会议桌及 10~12 把椅子。教学单位应配有图书馆互联网等资源以方便学生搜集数据。

2. 分组　PBL 分组一般由 6~8 名学生组成，其中设 1 名主席，负责主持讨论。1 名书记员，负责记录讨论事项。当小组成员少于 5 名时，小组成员的背景知识不够充足，不利于"头脑风暴"；8 人以上时，每个人发表意见的机会过少，上述情况均会导致讨论不够深入细致，影响 PBL 教学效果。人数较多时还可以指定 1 名计时员负责时间分配。每个小组配备指导教师 1 人，负责指导、监督和评估 PBL 的教学活动。小组成员尽量不要由学生自行组合，而由指导教师分配，注意学生性格的合理搭配，以充分带动课堂讨论气氛。每学年应拆散重组，使每个同学都有较宽广的人际接触层面。组内的各个成员需要有团队的意识，要形成彼此互助互信的共同学习体，而不是各自为战。在 PBL 初期，由于学生对 PBL 尚不了解，教师可以选择组织能力、沟通能力较强，善于活跃气氛的学生担当小组主席，也可暂时由指导教师代替，随着 PBL 的开展，逐渐过渡到由学生推选及轮替担当。

3. 课程安排　PBL 应在专门的教室上课，以学生为中心，教师负责提出一个临床医学个案资料，但不提供答案，由学生自行发现问题、设定目标、自我学习，教师指导时间较少，学生准备时间多。通常一个教案分成 2~3 阶段施行，每次 2~3 小时。每个教案讨论之前，推选一名学生为主席，负责主导进行讨论。对首次接触 PBL 教学的学生，教师应首先告知学生什么是 PBL、学生的职责、如何积极参与 PBL 等。

4. 实施流程

（1）第一阶段（脑力激荡）：该阶段任务为阅读教案、整理资料、确立问题并提出假设。学生经指导教师的引导发现并整理教案中的重要信息，列举问题，提出合理的假设，确定需要的额外信息并制订学习目标。

本阶段讨论目的：①明确患者的问题；②运用已有的知识提出假说；③指出学习上的需要；④设定自己的学习目标及优先次序。

本阶段讨论实施流程：

①为学生提供临床医师首诊时会得到的信息（如主诉、现病史等）。②提出与本教案

相关的事实/问题：首先列出事实，再由事实归纳出患者的问题。注意列举的问题要基于本教案给出的事实。③提出假说：思考导致患者症状的可能问题与致病机制。例如，腹痛：内科腹痛（胃肠痉挛/心血管疾病/代谢类疾病……）、外科腹痛（腹腔感染/创伤/梗阻/肿瘤……）、妇科腹痛（黄体破裂/易位妊娠/痛经/卵巢……）；涉及器官系统：胃肠道、肝胆系统、心血管系统、泌尿生殖系统等。④讨论并提出为解决问题需要进一步了解的信息：对于假说的判断，学生需要进一步知晓的信息，如病史、体格检查、辅助检查等，提供材料时应按照病史、体检、辅助检查的顺序逐步给出。⑤提出本教案的学习议题/学习目标：列举出根据当前知识程度尚不能解释所提出假说的学习议题；将相关的学习议题组织整理成明确的学习目标；根据教案的相关性、现有知识的衔接性及知识的基础性确定学习目标的优先顺序；根据时间的可行性决定本教案学习目标的数量。

本阶段容易出现的误区是学习目标并非由学生经过集体讨论后产生，而是由指导教师直接给出。

（2）第二阶段（自我学习与讨论）：在第一、二次讨论之间，各个小组成员自行搜集整理相关议题的资料。学生可以独立收集资料，也可以小组讨论方式进行。收集资料应掌握以下几点原则：①资料来源多样化；②资料来源必须正确可靠，且具有时效性，倡导充分利用循证医学资源；③资料内容应切合学习目标及教案内容；④内容翔实深入。小组成员不仅应完成自己所分配到的学习主题，也应关注其他组员的学习议题。以便于在第三阶段展开讨论及批判性思维。小组成员间可以展开互助和讨论。

本阶段学习目的：①拓展个人的学习方法；②提高资料收集技巧；③运用不同的资源帮助学习；④增加相关知识。

实施流程：①阅读教科书及期刊、杂志；②使用互联网资源；③与其他同学进行讨论（小组学习）；④自我评估；⑤与教案作者、相关专业科室老师讨论；⑥准备好与同学分享对学习目标的认知及相关知识。

本阶段容易出现的误区是各小组成员只完成自己分配到的学习目标，导致第三阶段汇报时无法展开讨论及批判性思维，将PBL课程变成"读书报告会"。

（3）第三阶段（教案总结与分析）：本次讨论时，各小组成员将所搜集的资料带至小组中充分讨论，其目的在于完成第一次讨论时设立的学习目标，训练学生批判性思维的能力、整合组织资料的能力、逻辑思维推理能力、团队协作能力。

本次讨论实施流程：①分享所找的信息来源；②回顾教案内容和第一次列举的假说；③运用所查阅的资料和获得的信息重新评阅假说并修正假说，逐一解释患者的问题。该讨程务必以讨论方式进行，讨论过程中带出学生所学过的基础知识。学生不仅对自己分配到的学习主题进行汇报，同时也应对其他组员的汇报内容进行评论，发表自己的见解（批判性思维）；④回顾第一次讨论所列举的学习目标，并对不明确之处进一步讨论；⑤总结本教案学习心得。

本次讨论结束后，应进行总结和自评，包括每个同学就自我、同学之间、小组及指导教师进行评价，并对小组主席的工作进行评价。最后由指导教师对本次课程知识、问题解决能力、互动及沟通技巧、学习态度、课前准备、小组讨论的参与度、讨论内容的组织性、讨论深度进行点评。同时学生对资料来源、时间管理、摘要整理及笔记技巧进行分享。

本阶段讨论过程中，指导教师只作为旁观者、监督者和评估者，不要主动提供知识咨询。学生对于问题的疑惑和未知知识不应期待指导教师给予实时解答，而应自行搜集资料、互相讨论并取得共识。指导教师应注意以下几点：①避免直接传授知识；②避免直接评论资料的正确性与价值性；③以非直接性的问题刺激学生思维；④提示线索、结论或相反的论点来引发讨论；⑤指出所需要的其他更多信息。

（三）PBL 教学过程常见误区

1. 小组讨论变成小型读书报告会。

2. 小组讨论变成教学查房，指导教师成为主角，特别是当讨论方向出现偏差且讨论问题与指导教师专业相关时。

3. 没有分享资料来源或查询心得。

4. 制订的学习主题不切合实际。

5. 终结性评价仅限于口头，流于形式。

四、PBL 成员的职责

（一）学生的责任

1. 学习要求　学生在 PBL 教学过程中的角色从被动学习转变为主动学习，并掌握以下四个方面的技巧。

（1）学习技巧：学生应通过学习不断更新所掌握的知识。包括：①与主题相关问题的发掘与提出、确认已知知识；②明确学习目标，归纳出相关概念、机制和可能转机，确定解决问题所需之知识，列出学习的优先等级；③能够合理安排时间；④合理使用各种资源（教材、图书馆、网络、书籍、杂志、音视频资料网络、专家）；⑤知识的归纳、整合和总结；⑥书面或口头报告技能。

（2）批判性思维技巧：包括对研究的设计、检查、流行病学和统计学的了解，培养批判性思维的能力。善于质疑，无论是何种级别的文献资料、参考书、报刊、杂志以及知名教授的论点等，都有责任以批判性角度去寻找支持证据或推翻证据。

（3）专业技巧：充分分析讨论收集的资料、体格检查和辅助检查等，作出符合逻辑性和伦理学的诊断治疗方案。了解与患者临床问题相关的行为与心理社会需求并与患者和家属沟通，包括：①医患间的沟通技巧；②临床资料收集技巧；③假设的产生；④临床决策（涵盖伦理学）。

（4）专业者行为：工作有效率，主动性高，能适应压力。以患者为中心，注重团队合作与沟通，对同团队成员担负责任。能够对自我行为进行反思，对他人的意见持开放态度，乐于接受同僚的评价和监察。

2. 学生责任

（1）出席上课：参与上课是 PBL 课程中重要的学习策略，学生不仅要出席所有的教学活动，而且在每次活动前应积极进行准备，上课时主动参与并完成指定的作业。

（2）对同组学生负有责任：每位同学应对本小组的学习效果和其他同学的学习效果负责，在小组上课时应贡献出自己的知识与经验，摒弃不劳而获的心态，关注其他组员的学习议题，相互分享信息。

（3）注重小组互动及沟通技巧：小组互动程度及同学间沟通会影响小组的学习效果。主动并鼓励别人参与讨论。遇他人提出不同见解时既要据理力争，又不干扰教学过程。

（4）给予反馈：即刻且客观、中庸的反馈可以改进同学的学习态度及学习技巧。

（5）自我反思并乐于接受他人的意见：在主动学习的过程中，应当自省并聆听他人的意见，以提高自身学习效果。

3. 书记员责任

（1）在黑/白板上记录团队成员的意见，并将其作为共享的学习环境。

（2）清晰记录团队需要解决的学习问题。

（3）总结并综合学习议题，提出学习目标。

4. 小组主席的责任
主席并非领导者，只是让讨论过程有效地进行。主席最好由学生推选及自由轮替。称职的主席，应注意下列事项：

（1）小组讨论前的准备：①在小组讨论前与教师联络；②安排小组讨论的时间与地点；③请与会同学就讨论主题事先准备并做必要的确认。

（2）协助讨论的进行：①提前到达小组讨论教室，确定教学设备完好；②准时开始讨论；③宣读并讨论本节课程的主题；④引导并督促性格内向的学生积极发言；⑤掌握讨论方向，控制讨论流程与时间；⑥有技巧地克服讨论过程中的冲突、意见的分歧等，找出解决的办法；⑦归纳并总结学习目标；⑧分配及安排资料的收集及报告；⑨宣告本次讨论的结论及决议事项，准时结束会议；⑩组织同学填写学生自我评估表与相互评估表。

（3）激励团队协作：鼓励各成员发挥互助合作及团队精神，共同追求目标，共同承担责任和任务。

（4）寻求反馈：在讨论结束后，小组成员对当次讨论中主席的表现及成员间彼此的表现相互评估，以增加彼此间的默契，并填写学生自我评估表与相互评估表，以便于改进今后的课程。

（二）指导教师的职责

为让学习小组完成学习目标，小组指导教师需要担负若干责任，这和传统课程的教师以知识的传授为主要任务大不相同。其主要任务是引导并激励学生参与学习，维持小组讨论的正常进行，同时参与讨论的回馈与总结。虽然指导教师在 PBL 教学过程中仅作为学习的管理者和促进者，但刚接触 PBL 的学生需要指导教师基于一些基础技能支撑，如解决问题技能、自主学习技能以及团队合作技能等。因此，针对指导教师的培训显得尤为重要。

1. 指导教师的条件

（1）必备的信念：①PBL 是获得知识和培养缜密思维的有效方法；②学生必须对自

己的学习负责；③PBL 需整合不同学科、引导思考探索和讨论、提供并接受反馈。

（2）必备的知识：①知晓课程的整体目标；②熟悉课程各相关部分的学习；③了解课程各相关部分的架构和逻辑关系；④了解课程各相关部分的其他教师所担任的角色；⑤掌握各种学习资源；⑥熟悉评估学生的方法；⑦知晓如何促进小组和各组员解决问题的能力和技巧提高，如何训练缜密思维和自我引导学习以及组内互动和反馈的能力。

（3）必备的技巧：①能够通过询问非暗示性但具启发性的问题以及提供学习资源等方法促进学习；②增进小组解决问题和缜密思维的能力，帮助学生扩大视角，正确评估和组织所获得的信息证据，确定重要问题；③通过帮助小组设立初期目标和小组讨论计划，及时发现影响小组讨论的问题并协助解决，示范如何在小组中给予建设性的反馈等，最终达到充分发挥小组学习效率的目的；④掌握有效的激励与反馈技巧，避免采用单纯批评的方式；⑤能够综合评估学生的表现，包括回顾学习成果并确定每一位学生已经得到适当的反馈，帮助学生制订个人学习目标和选择适当的评估方法，与学习小组回顾和澄清课程目标，提出每一位学生的学习进展报告和全组学生的整体表现报告等；⑥能够掌控讨论中出现的异常情况，如迟到、沉默、争论和跑题。特别是当讨论偏离主题时，要正确引导学生回到正确的方向，而不是以教师的身份将讨论变为授课。

2. 小组指导教师守则

（1）准时上课。

（2）不得无故取消 PBL 课程。

（3）讨论教案时依次序将教案内容逐页发给学生；教师版的教案内容应对学生保密。

（4）PBL 强调学生自我引导学习及同组成员间共同合作，指导教师的职责在于引导学生正确的学习方向，切勿深入其中，变成小组教学或单纯传授知识。

（5）PBL 强调学生自我引导寻求所需知识的技巧，不要将已有的文献或参考数据拿给学生。

（6）指导教师需注意小组讨论的内容，勿偏离主题太远，学习内容应满足学习目标和教学大纲的要求。

（7）鼓励学生尽可能从医学学术期刊、杂志中寻找信息，充分利用互联网资源，重点收集循证医学资料，勿选用科普材料作为信息来源。

（8）协助小组主席掌控时间。

（9）每个学习模块、单元结束时，指导教师需对每位小组成员进行整体评估，给予适当的评语及分数，指导教师同时应进行自我的评估。

（10）指导教师应参加每个教案讨论前的指导教师会议，对教案有完整的认识。

图 5-1 总结了 PBL 小组成员的职责。

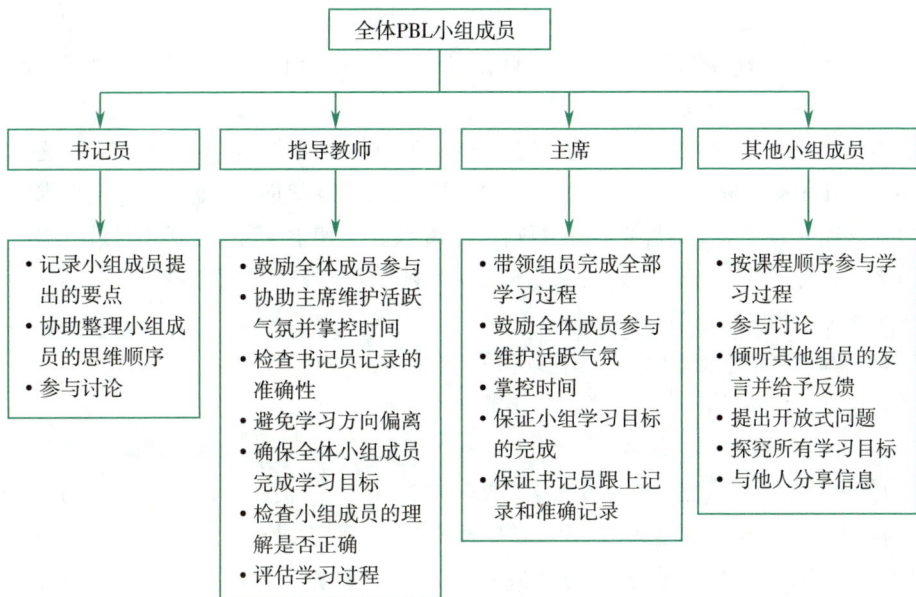

图 5-1　PBL 小组成员职责

五、PBL 教案撰写

PBL 教案是 PBL 整合课程的中心教材，以临床问题作为出发点。教材必须能够诱导出学习要点及学习目标，以教材使用者眼光来设计，剧情结构呈现"倒三角形"的结构，即随着场景逐步展开，线索逐渐从模糊变为清晰。制订的学习目标符合教学大纲要求；提出的临床问题深度应适合相应阶段课程以及学生的理解能力；现实场景应能够引起学生足够的兴趣或与其未来将要面临的临床实践具有紧密联系；临床问题中应包含基础科学内容，鼓励学生整合知识体系；应包含一定的线索以刺激学生的讨论并寻求问题的答案；临床问题应足够开放，以便能够展开充分讨论。

（一）PBL 教案的基本要求

1. 定向性　要考虑案例及问题是否立意鲜明，是否符合教学大纲内容并可以引出所学领域相关的概念和原理。因此，案例的来源和选择应满足以下要求：

（1）是该单元器官系统的常见疾病，具有典型的临床表现。

（2）可以引导出不同的鉴别诊断或是符合学生相应水平的学习项目。

（3）可以带出预期的主要学习内容。

病案可由临床经验丰富的医师提供，经过修改成为合适的 PBL 案例，再根据系统建立 PBL 病案库。

2. 限制性　要兼顾案例的广度和深度。案例应为开放和真实的，应包含社会、行为、心理等真实情景。案例的深度要考虑学生原有的基础知识和能力水平，要考虑到学生可能达到的思维结果。

3. 指导性 案例设计应该具有足够的复杂性、层次性和关联性，便于学生保持连贯的思维，帮助学生构建系统化的知识。

需要注意的是，PBL 注重的是过程中的学习，而不是案例本身的诊治结果，这与案例教学中使用的病例有明显的区别。一个好的 PBL 教案应该能够涵盖教学目标要求的内容，应该能够启发学生的思考，各学科有适当的交叉，使学生通过案例本身进行学习获得该系统较为广博的知识。每一个教案应能够带领学生学习以下方面内容：

（1）与生物医学相关的学习项目。

（2）与心理学、社会学、医学伦理相关的项目。

（3）与人口学、公共卫生学、社区医疗相关项目。

（二）PBL 教案编写流程

1. 确定主题 首先根据各系统教学需要及 PBL 特点，并根据教学大纲、教学对象的层次、教学目的，由各领域老师列出学生应掌握的知识，确定主题。每一份 PBL 教案应列出使用人群，如理论学习阶段学生、见/实习阶段学生。根据学生的层次、学习目的确定案例的复杂程度。在确定教学目标的数目、教学内容的广度和深度后，应确定病案如何开始、结尾以及病案的长度和顺序，明确需要的其他信息资源，如实验室结果、影像学资料等。所有的资料都必须与文字内容吻合，保证专业术语或缩写的准确性，尽可能使病例显得真实。对于重要的知识要点可以反复给出暗示信息。要考虑到各学科的交叉（图 5-2）。

2. 教案编写 首先，PBL 教案应由接受过 PBL 系统培训的专业人员撰写，撰写人必须是该病案涉及的主要学科的专家。其次，教案的主要内容应涵盖核心知识以及与其有关的横向和纵向的专业知识。此外，教案中故事的展开应有序进行，对于重点要求学生掌握的内容应有足够的暗示。

教案编写应采用逐步披露的教案书写方式，按照学习目标编写剧情并加以分幕，可参考如下顺序撰写：第 1 页为开场白，陈述患者姓名、年龄、性别以及如何来到医院，患者的主诉；第 2 页为现病史、过去史、家族史以及社交史，此为第一幕内容；第 3 页为体格检查；第 4 页为实验室检查、X 线及其他特殊检查结果，上述内容设定为第二幕。第三幕内容为治疗经过及治疗结果（第 5 页）。

教师手册还包括教案摘要、关键词、学习目标、指导教师指南及注意事项、时间分配、提示问题、教师参考资料、参考文献等内容。因为在 PBL 教学过程中，教师可以是非本专业人员，不要求其有深厚的专业知识背景，但在引导学生进行讨论时需要有由专业人员撰写的教师手册来协助其顺利完成 PBL 讨论。教师手册应将每一幕学习所涉及的专业基础知识罗列出来，供指导教师使用。

3. 召开教案讨论会 参与成员为教案作者、相关专业的专家（临床及基础教学经验丰富的教师）、单元组长以及教案编写小组成员。针对本教案带出的基础医学和临床医学问题提供修正意见。另应有心理及公共卫生老师对教案所带出的心理社会、伦理、行为及公共卫生等方面提出修正意见。

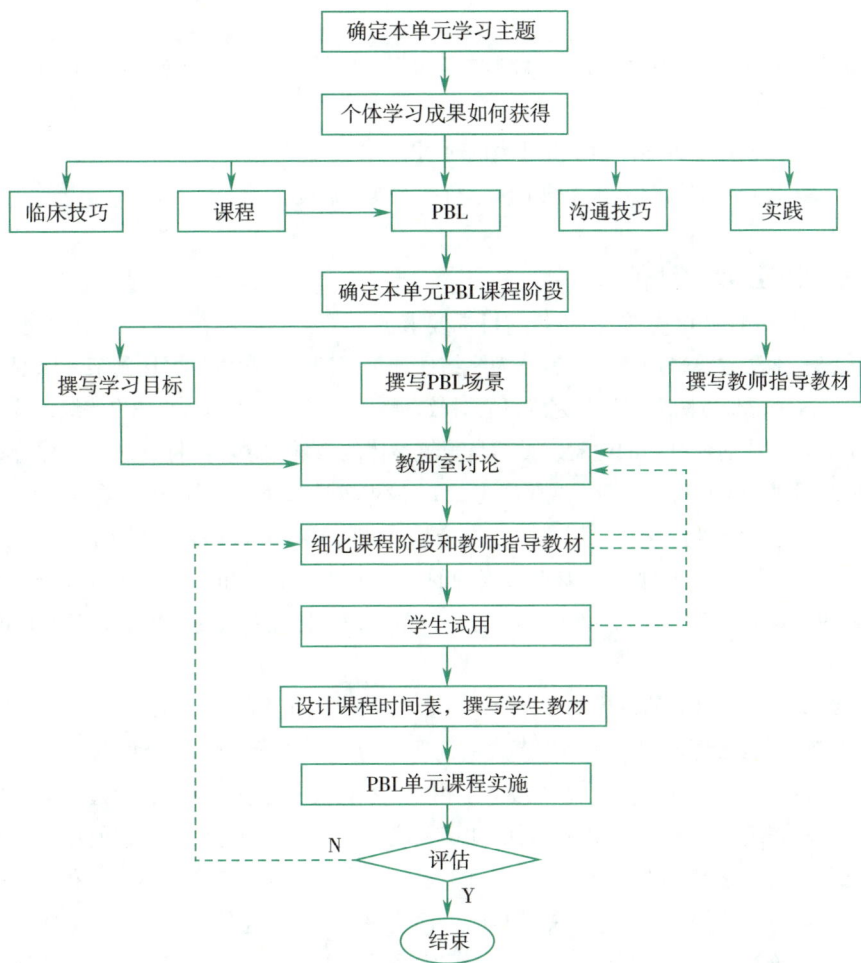

图 5-2　PBL 教案编写流程

4. 组长及教研室主任再次确定教案内容及设定的学习目标。

5. 学生试用，发现问题并进行反馈，不断修改。

6. 完善定稿，装订成册。

（三）教案的评估

教案编写完毕后，在试用过程中，应从以下几个方面对教案进行评估。

1. 可信性　此教案是否让学生处于一个类似医生的角色来面对问题。

2. 真实性　此教案是否使学生学到临床医师所真正面临的问题。

3. 吸引力　此教案是否引起学生的兴趣和热情并全面参与。

4. 是否能引出多重假设　此教案是否为结构不良，从而促使学生提出许多不同的假设，继而提出证据寻求答案。

5. 复杂性　促使学生从不同的方向了解整个问题，而并非从教科书即可简单地获得答案。

6. 教案是否达到了预期的教学目标？学生提出的学习问题是否与预期的相符？有哪些出入？

7. 教案的设计是否能使学生在适当的时间内完成。

8. 教案是否能够及时更新并跟上医学科技发展的进度。

六、PBL 教学评价

（一）形成性评价更符合 PBL 的目标要求

传统教学法主要采用考试，也称为终结性评价，来考查学生是否达到某一课程的学习目标。这种评价方法是在学习完成以后对教育教学效果的总体判断并作出等级评分或鉴定，是对教育活动全过程的检验，目的是了解整体的教学效果。其特点是：①评价在学习完成之后进行（如期中、期末或阶段考试），检查较长时间内、多个单元的最终学习结果；②通常包括长期的学习目标；③注重分数，可用于不同学生成绩间的比较。由于考试或技能考核受到出题老师和临床带教老师的水平和侧重点不同的影响，不能完全消除主观因素的影响。而且作为一种新的学习方法，单纯采用传统考试的方法不适用于 PBL 的评价。

与终结性评价对应的是形成性评价，其目标是：①对教育教学的评价：通过判断教育方案或计划、教育过程与活动中存在的问题，为正在进行的教育活动提供反馈信息，以提高实践中正在进行的教育活动质量的评价；②对教学对象的评价：通过评价住院医师的行为和表现，了解住院医师当时的知识和能力水平，并通过评价反馈使住院医师了解自己前一阶段学习的效果和结果，制订下一阶段有针对性的学习目标，有利于促进住院医师在学习过程中不断改进和完善自己，逐渐接近预定的总体学习目标。形成性评价不以区分评价对象的优良程度为目的，不重视对被评对象进行等级鉴定。形成性评价旨在为改进活动而了解活动的得失，其特点为：①形成性评价定期进行，通常检查的是某个单元的学习，能及时地发现教学中存在的问题；②能发现个人的学习目标，强化学生的学习；③能反映学生个人的进步，自觉改正错误。PBL 教学核心目标是培养学生临床思维，同时促进学生学习的积极性，提高学生信息获取和分析、批判性思维、沟通合作等综合能力。因此，形成性评价更符合 PBL 的目标要求。

（二）PBL 教学中的综合评价体系

Nendaz 和 Tekian 指出，在尊重 PBL 原则的基础上制订可靠、有效且没有负面影响的评价计划仍然是一个具有挑战性的任务。学生在 PBL 的评估应确保"评估程序和 PBL 的课程原则之间的匹配"。目前针对 PBL 课程的评价有以下几类：

1. 多项选择题（multiple-choice question，MCQ）考试法　作为终结性评价工具，在医学教学过程中得到广泛的应用。MCQ 需要应试者从多个给出的列表中选择正确的答案。当问题有效、数量足够多且包含真假项目时，MCQ 具有较高的可靠性。在 PBL 教学过程中，MCQ 也可作为形成性评价工具使用。

2. 学生个人进步记录　针对 PBL 学习，学生个人进步记录涵盖生物、行为、人口健康各个方面，其结果作为学生个人档案的一部分，得分不纳入终末成绩，但其成绩代表学生进步与否。学生和导师通过学生个人进步记录，可以检查个人进步情况，形成良好的教学反馈。

3. 客观结构化临床考试　是目前评价医学生和住院医师临床技能最好的方法，也是在 PBL 教学中最为广泛采用的终结性评价方法。通过对标准化病人或医学模拟人的实际操作，测试学生临床技能的掌握情况，如采集病史、体格检查、运用诊断性辅助检查、诊断能力、医疗决策能力、继续医疗决策能力、与患者沟通交流能力、文献检索、职业态度等能力。其考核标准是统一的；对于考生临床技能的评价具有广泛连续性；所采用的测试手段与临床实际情景结合得非常密切。

4. 面向过程的测试

（1）三级跳练习：是 PBL 学生学业成绩评价中的方法之一，通过口头评估的方式进行，由三部分组成。第一部分，学生根据考官提供的临床案例或场景提出假设，确定学习目标；第二部分，学生根据确定的学习目标查找相关资料和信息；第三部分，学生向考官汇报学习成果并获得反馈。三级跳评价可以用于形成性和总结性评估，可以评价学生推导假设和识别学习问题的能力，但通常认为其可靠性和有效性不高。

（2）四步评价测试：由澳大利亚昆士兰大学提出，包括以下四步。①通过独立解决临床案例，提出其主要特征，产生假设并解释其症状和体征，提出用于证实和推翻假设所需要的额外信息，制订学习目标；②学习小组重复上述过程，指导教师在小组层面对其学习过程进行评估；③进行自我导向学习；④在确定各小组排名前 10 位的问题的基础上，针对这些问题进行笔试。四步评价旨在评估个人的知识、临床推理和小组的过程技能。评价者间的可靠性系数（$R=0.49$）>0.8。

（3）教师、学生和自身评估：导师、同学间和学生自我评估主要用于评价学生的能力，给予和接受适当的反馈。其结果可以通过以下能力反映：①自我意识和内在学习动机；②专业的态度和行为（如相互信任和尊重、相互的责任）；③批判性思维和自我导向学习技能；④人际沟通和团队技能。

通过学生个人进步记录、客观结构化临床技能考核、面向过程的测试策略等不同的评价方式，将学生评价从传统的终结性评价向形成性评价转化，让评价指向真实的临床情景，使评价更好地服务于 PBL 面向未来职业的教学宗旨。PBL 也通过学生、教师、同行的参与，实现了评价渠道的多元；通过各种评价方式的综合运用，实现各种评价方式的取长补短和评价效能的最大发挥。

七、PBL 教学案例

在全科医学教学过程中，应避免传统教学中"以疾病为中心"的诊疗模式，应转变为"以病人为中心"的思维模式。重视培养学生"全方位"的医疗服务理念。强调基础知识和基本技能的培训，强调解决实际问题的能力。让学生在培训过程中逐渐理解全科医学的内涵和基本原则，有能力为患者提供连续性的医疗服务。

（一）学生版教案：突如其来的"腹痛"

第一部分（2学时）

（学生版教案第一页）

患者，王先生，男性，27岁，因"口渴、多饮、多尿、体重下降1周，腹痛、呕吐3天"来急诊就诊。

患者1周前开始出现明显的口渴，饮水量较前增多，尿量及排尿次数也明显增多，伴有疲乏、无力，做事情没有精神。进食没有明显变化，但体重出现明显下降，1周来体重下降了4kg。3天前进食较多甜食后出现了腹痛，开始是脐周一阵阵隐隐约约的疼痛，此后一直持续，并出现了恶心、频繁的呕吐，每天呕吐6~8次，均为进食的食物，没有呕血，没有腹泻和发热。患者自己以为是进食不当引起的胃肠炎，自己调整了饮食，但是没有好转趋势，于是来急诊就诊。

王先生叙述半年前体检的时候曾经发现血糖升高，建议到内分泌科就诊，但是因为工作忙，一直没有规范诊治。以前没有出现过类似的腹痛、呕吐。这次腹痛时，间断排过气，有过一次排便，正常成形。排便后腹痛也没有好转。

第二部分（2学时）

（学生版教案第二页）

体格检查：神志清楚，急性病容，血压126/72mmHg，脉搏112次/min，体温正常，皮肤干燥、弹性减退。呼吸深快，呼气中似可闻及"烂苹果"味道，双肺呼吸音粗，未闻及干、湿啰音。心率112次/min，律齐，各瓣膜区未闻及杂音。腹软，剑下压痛，反跳痛阴性，肝、脾肋下未及，墨菲征阴性、麦氏点无压痛，肝区无叩击痛，双肾区无叩击痛，肠鸣音3次/min，双下肢无水肿。

（学生版教案第三页）

血常规：白细胞 10.83×10^9/L，中性粒细胞百分比87.5%，血红蛋白147g/L，血小板 431×10^9/L。

尿常规：尿糖28mmol/L，尿酮体2mmol/L，尿蛋白、隐血阴性，红细胞3/HP，白细胞5/HP。

肾功能、电解质水平：血糖21.61mmol/L，钾4.13mmol/L，钠130mmol/L，氯97.2mmol/L，尿素氮4.4mmol/L，肌酐43μmol/L，二氧化碳结合力6.9mmol/L。

肝功能、淀粉酶、心肌酶、肌钙蛋白T、D-二聚体水平未见异常。

血气分析（未吸氧）：pH 7.08，PCO_2 26mmHg，PO_2 98mmHg，BE-25.6mmol/L。

腹部超声：脂肪肝（轻度），胆囊、胰腺、肾脏、脾脏未见异常。

（学生版教案第四页）

急诊内科医生经过详细的检查以后，初步诊断为糖尿病酮症酸中毒，并向王先生讲解了糖尿病酮症酸中毒的常规治疗方法和注意事项，以及有可能存在的诱发因素和检查方法。同时因为患者存在严重失水，需要大量补液，医生向王先生建议留置深静脉作为补液通路，并讲解了深静脉的留置方法、优势和可能出现的并发症。王先生因惧怕操作带来的疼痛和感染、血栓风险，不同意留置深静脉，坚持要求应用外周静脉输液。医生在王先生签署了了解病情风险的知情同意书后，开具了补液和持续静脉泵入胰岛素治疗。36 小时后患者腹痛缓解，恶性、呕吐明显好转。复查血气分析（未吸氧）：pH 7.33，PCO_2 35mmHg，PO_2 110mmHg，BE−5.2mmol/L。但是患者出现了低热，体温 37.8℃，没有畏寒、寒战，间断出现干咳，没有明显的咽痛、咳痰、咯血等。肺 CT 检查提示右肺下叶肺炎，给予了针对社区获得性肺炎的抗感染治疗。

（学生版教案第五页）

患者病情平稳后收入全科医疗科病房，给予 4 次胰岛素强化降糖治疗。补充体格检查：身高 176cm，体重 86kg，BMI 27.76kg/m²，腰围 95cm，臀围 102cm，腰臀比 0.93。查糖化血红蛋白 10.4%。血糖达标后完善 C 肽释放试验提示：空腹 C 肽 0.35μg/L，负荷后 1 小时 C 肽 1.56μg/L，2 小时 C 肽 2.72μg/L，3 小时 C 肽 3.01μg/L。糖尿病相关抗体检查均为阴性。并发症相关检查，眼底照相、UAER、颈动脉、下肢动脉超声均未见异常。

（二）指导教师注意事项

指导教师在 PBL 教学过程中应严格执行以下事项：

1. 教案分为学生版和教师版。其中教师版教案内容仅供指导教师使用，勿提供给学生。

2. 在使用学生版教案时请按场景顺序逐一发放，讨论完一页后再发放下一页。参考资料在最后一次讨论课中发放，同时讨论是否完成学习目标。

3. 每个场景中的讨论内容和引导问题由学生讨论提出并书写于黑（白）板上，最终形成学习目标，切勿直接提供给学生。

4. 讨论中供学生参考的辅助材料，如影像学资料等，使用后请及时回收，不要让同学带回。

5. 讨论中指导教师适时、适度引导学生的思路，既要充分发挥学生的思维，又要使课程主线按照教材要求逐层深入，避免跑题。

6. 教师参考点仅供指导教师参考，勿将其内容提供给学生，防止将 PBL 教学变成读书报告会。

7. 对每名学生在讨论中的表现需作出相关记录以便最终给予评价。

（三）指导教师应明确学习目标

指导教师课前应明确该教案及案例的使用对象（如大学 4 年级学生、见习阶段学生、实习阶段学生等），应明确本案例的学习目标。以本案例为例，其学习目标应涵盖基础医学、临床医学以及人文医学三部分。

1. 基础医学部分（解剖、生理、生化、病理生理、药理等）

（1）腹痛的性质、特点及其病理生理学机制。

（2）糖尿病发生发展的病理生理机制。

（3）糖尿病酮症酸中毒发生的病理生理机制。

（4）糖尿病的微血管和大血管并发症发生的病理生理机制。

（5）各类抗菌药物的药理机制、作用机制和抗菌谱。

2. 临床医学部分（腹痛的鉴别诊断，区分内科腹痛和通常需要外科手术治疗的急腹症；糖尿病酮症酸中毒的诊断和治疗，糖尿病的诊断、分型、并发症防治和综合管理策略）

（1）急腹症的概念。

（2）急腹症的鉴别诊断。

（3）糖尿病酮症酸中毒的诊断、鉴别诊断、病情评估（分度）。

1）糖尿病发生酮症酸中毒有哪些诱因？

2）哪些症状和体征对糖尿病酮症酸中毒有提示作用？糖尿病酮症酸中毒患者出现腹痛的机制是什么？

3）糖尿病酮症酸中毒和高血糖高渗状态、乳酸酸中毒的鉴别要点有哪些？

4）糖尿病酮症酸中毒的严重程度如何区分？临床表现和严重程度之间的关系？

（4）糖尿病酮症酸中毒的治疗原则有哪些？治疗过程中有哪些需要重点关注的事项？

1）胰岛素治疗的方式？

2）补液的量和种类、速度怎样判断和调整？

3）需要注意哪些可能出现的电解质紊乱？

4）什么情况下需要碱性药物纠正酸中毒？

（5）糖尿病的诊断标准、分型。

1）糖尿病的诊断标准。

2）1 型和 2 型糖尿病如何鉴别？

3）糖尿病的微血管、大血管并发症有哪些？如何检查和诊断？

3. 医学人文（医学伦理学、卫生经济学、卫生法学、卫生政策、医患沟通等）

（1）在糖尿病酮症酸中毒的诊断和治疗过程中，医生应如何和患者或家属沟通？

（2）病情交代需要涉及哪些方面？

（3）糖尿病的长期治疗需要从哪些方面向患者和家属作出说明？患者的心理健康和家庭、社会支持等，医生应如何与患者或家属沟通？

（四）PBL 教学实施

1. 第一阶段（脑力激荡）

（1）第一部分（2 学时）

患者，王先生，男性，27 岁，因"口渴、多饮、多尿、体重下降 1 周，腹痛、呕吐 3 天"来急诊就诊。

（PBL 教学实施第一页）

患者 1 周前开始出现明显的口渴，饮水量较前增多，尿量及排尿次数也明显增多，伴有疲乏、无力，做事情没有精神。进食没有明显变化，但体重出现明显下降，1 周来体重下降了 4kg。3 天前进食较多甜食后出现了腹痛，开始是脐周一阵阵隐隐约约的疼痛，此后一直持续，并出现了恶心、频繁的呕吐，每天呕吐 6~8 次，均为进食的食物，没有呕血，没有腹泻和发热。患者自己以为是进食不当引起的胃肠炎，自己调整了饮食，但是没有好转趋势，于是来急诊就诊。

王先生叙述半年前体检的时候曾经发现血糖升高，建议到内分泌科就诊，但是因为工作忙，一直没有规范诊治。以前没有出现过类似的腹痛、呕吐。这次腹痛时，间断排过气，有过一次排便，正常成形。排便后腹痛也没有好转。

教师注意事项：本部分主要描述王先生因口渴、多饮、多尿、体重下降 1 周，腹痛、呕吐 3 天来就诊。直接导致患者于急诊就诊的症状是"腹痛、呕吐"，根据上述症状引导学生讨论腹痛与其伴随症状的病因。同时根据病史和特点作出初步的诊断。注意症状的出现顺序和特点：阵发性或持续性腹痛发生的时间，腹痛发生有无诱因，腹痛有无放射，恶心、呕吐等消化道症状出现在腹痛发生前、后，是否伴随排便、排气异常，是否伴随体温升高，体位改变或外界刺激等是否加重腹痛等。借此可考虑急腹症的诊断且与内科疾病初步进行鉴别。

主要讨论要点：

1）该患者是否为急腹症？急腹症的定义是什么？

2）引起外科急腹症的常见病因有哪些？病史及临床表现各有何特点？

3）引起内科腹痛常见病因有哪些？病史及临床表现各有何特点？

引导问题：

1）请问上述病历包含有哪些重要的信息？

2）可能是哪些疾病导致了患者的这些症状？

3）既往血糖升高的病史对鉴别诊断有帮助吗？你认为最可能的疾病是什么？

4）如果要作出进一步的判断，你还需要了解患者的哪些信息（体格检查、实验室检查和特殊检查）？

教师参考点：

1）急腹症定义：急腹症指腹腔内急性疾病所引起的症状和体征，通常需要外科手术治疗。

2）腹痛的病理生理学机制及其鉴别要点：内脏痛、体性痛和牵涉痛，引导学生进行讨论。

3）引起急腹症的常见病因及其特点：该部分是急腹症鉴别诊断的重点，应提醒学生着重查阅相关资料。①腹腔内出血性疾病 - 腹腔积血：腹痛较炎症性轻，常呈持续性隐痛，腹膜刺激性较轻。有面色苍白、冷汗、手足冰凉、脉搏细速等出血性休克征象，腹腔内有移动性浊音，腹腔穿刺抽出不凝固血液，进行性血红蛋白和红细胞计数减少。②炎性急腹症：起病慢，腹痛由轻转重，呈持续性。病变部位有固定压痛，腹膜刺激征局限于病变局部，可随病变加重而扩展范围，体温升高，脉搏加快，白细胞增加，核左移。③梗阻性或绞窄性急腹症：起病急骤，腹痛剧烈，呈绞痛性。腹痛中间有间歇期隐痛，常呈渐进性阵发性加剧。机械性肠梗阻有气过水声、金属音。脏器扭转性急腹症：起病急、腹痛剧烈，常伴有轻度休克。腹痛呈持续性阵发性加剧，可扪及有明显疼痛的包块。早期无明显腹膜刺激征，随着脏器坏死的发生而出现。严重者可出现中毒症状和中毒性休克。④急性内脏缺血：特点是腹痛突然发作，持续性加重，早期体征不明显，出现临床表现和体征分离现象，至晚期肠管缺血坏死可出现血便、腹膜刺激征等现象。⑤妇科疾病。⑥特别要注意非外科原因引起的腹痛，此类腹痛多数无手术指征。

4）病史询问要点和注意事项：引起内科和外科腹痛常见病因的病史及临床表现各有何特点。腹痛持续时间、腹痛部位、起病方式和疼痛严重程度及特点均对诊断有所帮助。内脏疼痛通常是钝痛，定位不准确，常位于上腹、脐周和下腹部。肾脏或输尿管疼痛则位于侧腹部。体性痛，则表现为尖锐的、定位准确的疼痛。膈下病变可引起肩部牵涉痛。注意转移性腹痛在疾病的早期对诊断有助，至疾病晚期，大部分患者由于出现弥漫性腹膜炎而表现为全腹痛。肾结石患者表现为极度不安烦躁，不断活动或变换体位。相反，腹腔内感染患者则十分安静。通常情况下，需要外科手术治疗的疾病所引起的腹痛发生要先于呕吐的发生。内科疾病的呕吐常常先于腹痛。其他病史如腹泻、发热、寒战、黄疸、呕血、便血或血尿对于急性腹痛的诊断和鉴别均极为重要。特别提醒学生，育龄期女性患者详细询问月经史十分重要。排卵可引起明显腹痛。停经应怀疑异位妊娠。切勿忽视既往史，特别是既往手术史。

（2）第二部分（2学时）

（PBL教学实施第二页）

体格检查：神志清楚，急性病容，血压126/72mmHg，脉搏112次/min，体温正常，皮肤干燥。呼吸深快，呼气中似可闻及"烂苹果"气味，双肺呼吸音粗，未闻及干、湿啰音。心率112次/min，律齐，各瓣膜区未闻及杂音。腹软，剑下压痛，反跳痛阴性，肝、脾肋下未及，胆囊点、麦氏点无压痛，肝区无叩击痛，双肾区无叩击痛，肠鸣音3次/min，双下肢无水肿。

（PBL教学实施第三页）

血常规：白细胞10.83×10^9/L，中性粒细胞百分比87.5%，血红蛋白147g/L，血小板431×10^9/L。

尿常规：尿糖28mmol/L，尿酮体2mmol/L，尿蛋白、隐血阴性，红细胞3/HP，白细胞5/HP。

肾功能、电解质水平：血糖21.61mmol/L，钾4.13mmol/L，钠130mmol/L，氯97.2mmol/L，尿素氮4.4mmol/L，肌酐43μmol/L，二氧化碳结合力6.9mmol/L。

肝功能、淀粉酶、心肌酶、肌钙蛋白T、D-二聚体水平未见异常。

血气分析（未吸氧）：pH 7.08，PCO_2 26mmHg，PO_2 98mmHg，BE -25.6mmol/L。

腹部超声：脂肪肝（轻度），胆囊、胰腺、肾脏、脾脏未见异常。

教师注意事项：患者检查结果提示随机血糖明显升高，尿糖和尿酮体阳性，血气分析提示代谢性酸中毒。根据症状和检查结果可作出初步诊断：糖尿病酮症酸中毒。引导学生讨论糖尿病酮症酸中毒的诊断要点、鉴别诊断。注意讨论要点应有循证医学证据支持。

主要讨论点：

（1）糖尿病酮症酸中毒的临床表现和诊断

1）糖尿病发生酮症酸中毒有哪些诱因？

2）哪些症状和体征对糖尿病酮症酸中毒有提示作用？呼吸深快和呼气中有烂苹果味的发生机制是什么？糖尿病酮症酸中毒患者出现腹痛的机制是什么？

3）糖尿病酮症酸中毒的诊断依据有哪些？

4）糖尿病酮症酸中毒的严重程度如何区分？临床表现和严重程度之间的关系？

（2）糖尿病酮症酸中毒的鉴别诊断

1）糖尿病酮症酸中毒和高血糖高渗状态、乳酸酸中毒的鉴别要点有哪些？

2）通过询问病史、症状和详细的体格检查，诱发糖尿病酮症酸中毒的病因可能是什么？

（3）知情同意。

1）在糖尿病酮症酸中毒的诊断和治疗过程中，医生应如何和患者或家属沟通？

2）病情交代需要涉及哪些方面？

引导问题：

1）该患者目前诊断和基本治疗原则？

2）哪些症状和体征对糖尿病酮症酸中毒的诊断意义最大（乏力、烦渴、多饮、多尿、体重下降，呼吸深快、呼气中有烂苹果味）？其循证医学证据如何？

3）糖尿病发生酮症酸中毒有哪些诱因？如果寻找病因需要完善哪些检查？

4）糖尿病酮症酸中毒的严重程度如何区分？

5）重度糖尿病酮症酸中毒初诊时尿酮体阳性，经过治疗病情好转后复查尿酮体为强阳性，是病情加重了吗？发生的机制是什么？

6）糖尿病酮症酸中毒和高血糖高渗状态、乳酸酸中毒的鉴别要点有哪些？

（PBL 教学实施第四页）

急诊内科医生经过详细的检查以后，初步诊断为糖尿病酮症酸中毒，并向王先生讲解了糖尿病酮症酸中毒的常规治疗方法和注意事项，以及有可能存在的诱发因素和检查方法。同时因为患者存在严重失水，需要大量补液，医生向王先生建议留置深静脉作为补液通路，并讲解了深静脉的留置方法、优势和可能出现的并发症。王先生因惧怕操作带来的疼痛和感染、血栓风险，不同意留置深静脉，坚持要求应用外周静脉输液。医生在王先生签署了了解病情风险的知情同意书后，开具了补液和持续静脉泵入胰岛素治疗。36 小时后患者腹痛缓解，恶性、呕吐明显好转。复查血气分析（未吸氧）：pH 7.33，PCO$_2$ 35mmHg，PO$_2$ 110mmHg，BE −5.2mmol/L。但是患者出现了低热，体温 37.8 ℃，没有畏寒、寒战，间断出现干咳，没有明显的咽痛、咳痰、咯血等。肺 CT 检查提示右肺下叶肺炎，给予了针对社区获得性肺炎的抗感染治疗。

教师注意事项：患者诊断糖尿病酮症酸中毒，诱发因素为右肺下叶肺炎。引导学生讨论糖尿病酮症酸中毒的治疗原则以及治疗过程中需要重点关注的问题。引导学生讨论肺炎的诊断、抗生素治疗原则。

主要讨论点：

（1）糖尿病酮症酸中毒的治疗原则有哪些？治疗过程中有哪些需要重点关注的事项？

1）胰岛素治疗的方式。

2）补液的量和种类、速度怎样判断和调整？

3）需要注意哪些可能出现的电解质紊乱？

4）什么情况下需要碱性药物纠正酸中毒？

（2）肺炎的诊断和分类，抗生素治疗原则。

引导问题：

1）糖尿病酮症酸中毒胰岛素治疗时首先选用哪种胰岛素？优先选用哪种注射方式？

2）补液的总量怎样计算？补液时首先选用哪种液体？不同的血糖水平时补液种类如何调整？调整原因是什么？

3）补钾的原则有哪些？

4）代谢性酸中毒如何纠正？什么情况下需要补碱？

5）肺炎如何诊断？有哪些分类方式？抗生素如何选择？

教师参考点：

1）糖尿病酮症酸中毒诊断标准。

2）糖尿病酮症酸中毒的治疗原则。包括胰岛素治疗原则、补液原则、纠正电解质紊乱、纠正代谢性酸中毒等。

3）肺炎的诊断标准，不同分类方式，抗生素选择原则。

2. 第二阶段（汇报与讨论）　由各小组成员在学习目标确立后课下进行，分头查找资料，汇总并交流。

3. 第三阶段（教案总结与分析）（3 小时）　本次讨论时，各小组成员回顾第一阶段总结的学习目标的成果，各成员将所搜集之资料带至小组中发表讨论，分享所找的信息来源，回顾教案内容和第一次列举的假说。其他成员运用所查阅的资料和获得的信息重新评阅假说并修正假说，逐一解释患者的问题。该过程务必以讨论方式进行。本阶段学习目的在于完成第一次讨论时设立的学习目标，并训练学生批判性思维的能力、整合组织资料的能力、逻辑推理能力、团队协作能力。

指导教师参考点：见第一阶段参考点。

上述讨论时间约 1.5 小时。根据学生教案第 4 页材料，教师进一步引申，该患者在酮症酸中毒纠正、感染控制后的进一步诊疗方案，并提供第 5 页临床资料，组织讨论，时间约 1 小时。

（PBL 教学实施第五页）

病情平稳后患者收入全科医疗科病房，给予 4 次胰岛素强化降糖治疗。补充体格检查：身高 176cm，体重 86kg，BMI 27.76kg/m^2，腰围 95cm，臀围 102cm，腰臀比 0.93。查糖化血红蛋白 10.4%。血糖达标后完善 C 肽释放试验提示：空腹 C 肽 0.35μg/L，负荷后 1 小时 C 肽 1.56μg/L，2 小时 C 肽 2.72μg/L，3 小时 C 肽 3.01μg/L。糖尿病相关抗体检查均为阴性。并发症相关检查，眼底照相、UAER、颈动脉、下肢动脉超声均未见异常。

教师注意事项：患者糖尿病诊断明确，胰岛功能检查提示符合 2 型糖尿病表现，糖尿病相关抗体检查为阴性。糖尿病慢性并发症检查无阳性发现。引导学生讨论糖尿病诊断标准，1 型糖尿病和 2 型糖尿病的鉴别要点。糖尿病慢性并发症的分类、临床表现和诊断依据。讨论回归社区后的综合管理策略。

主要讨论要点：

1）1 型糖尿病和 2 型糖尿病的鉴别要点有哪些？本例患者属于哪一型？

2）糖尿病的慢性并发症有哪些？分别有哪些临床表现？诊断依据是什么？

3）回归社区后如何管理糖尿病患者？建立健康档案、综合管理涉及哪些方面？糖尿病患者向上级医院转诊的指征有哪些？

教师参考点：

1）糖尿病诊断标准和分型。

2）1 型糖尿病和 2 型糖尿病的鉴别诊断要点。

3）糖尿病的慢性并发症主要为大血管病变（心脏病、脑血管疾病、外周血管疾病等）、微血管并发症（糖尿病视网膜病变、糖尿病肾病）和糖尿病神经病变等。各种类型并发症的临床表现、诊断标准和治疗原则。

4）综合管理策略：综合患者年龄、并发症和合并症等情况，确定血糖控制的个人目标。有针对性地为患者指定饮食和运动方案。肥胖患者确定减轻体重的目标。建议戒烟、限酒。根据患者的具体治疗处方进行合理的降糖药物指导；指导患者进行自我血糖监测，并做好记录。告知患者随访频率和注意事项，建立标准的随访方案。关注患者的社会、家庭支持和心理健康。

4. 小结（0.5 小时）

指导教师进行总结，点评，针对学习目标逐一检查是否完成。

评价与反馈：师对生、生对师、生对生、师对课程、学生自我评价，完成评估量表。

（郁正亚）

附件 1：

PBL 临床问题分析单（以上述案例为例）

填写日期：2020 年 1 月 1 日	报告者：张 XX
科别：全科医学	
小组成员及学号：张 XX，李 XX，王 XX……	
临床问题描述：青年男性，口渴、多饮、多尿、体重下降 1 周，腹痛、呕吐 3 天	

查阅文献摘要：

关键词：diabetic ketoacidosis，abdominal pain

文献题名：Diabetic Ketoacidosis：Evaluation and Treatment

摘要：Diabetic ketoacidosis is characterized by a serum glucose level greater than 250 mg per dl，a pH less than 7.3，a serum bicarbonate level less than 18 mEq per L，an elevated serum ketone level，and dehydration.Insulin deficiency is the main precipitating factor.Diabetic ketoacidosis can occur in persons of all ages，with 14 percent of cases occurring in persons older than 70 years，23 percent in persons 51 to 70 years of age，27 percent in persons 30 to 50 years of age，and 36 percent in persons younger than 30 years.The case fatality rate is 1 to 5 percent.About one-third of all cases are in persons without a history of diabetes mellitus.Common symptoms include polyuria with polydipsia（98 percent），weight loss（81 percent），fatigue（62 percent），dyspnea（57 percent），vomiting（46 percent），preceding febrile illness（40 percent），abdominal pain（32 percent），and polyphagia（23 percent）.Measurement of A1C，blood urea nitrogen，creatinine，serum glucose，electrolytes，pH，and serum ketones；complete blood count；urinalysis；electrocardiography；and calculation of anion gap and osmolar gap can differentiate diabetic ketoacidosis from hyperosmolar hyperglycemic state，gastroenteritis，starvation ketosis，and other metabolic syndromes，and can assist in diagnosing comorbid conditions.Appropriate treatment includes administering intravenous fluids and insulin，and monitoring glucose and electrolyte levels.Cerebral edema is a rare but severe complication that occurs predominantly in children.Physicians should recognize the signs of diabetic ketoacidosis for prompt diagnosis，and identify early symptoms to prevent it.Patient education should include information on how to adjust insulin during times of illness and how to monitor glucose and ketone levels，as well as information on the importance of medication compliance.

（Am Fam Physician.2013；87（5）：337-346.

文献证据等级：Review

文献查阅来源或网址：

（示例）https://www.aafp.org/afp/2013/0301/afp20130301p337.pdf

附件 2

PBL 学习评估表（师对生）

- 脑力激荡
  - 具有发现教案中重要信息的能力

- 具有提出假说与议题的能力
- 具有拟定学习目标的能力
- 所拟定之学习目标能够涵盖教学大纲要求
- 分享内容具建设性

- 搜寻数据解决问题能力
  - 所选用参考数据源具有多样性
  - 熟悉互联网资料查询及获取循证医学证据
  - 有效运用逻辑思维解决问题

- 分享所学
  - 主动分享想法与意见
  - 愿意与他人共享数据源

- 互动及沟通技巧
  - 口头表达清晰明了，逻辑性强
  - 提供适当的反馈意见
  - 熟练运用简报工具（如 PPT）
  - 处理同学间矛盾能力

- 责任心和尊重
  - 无迟到和缺席
  - 认真倾听，不随意打断他人发言，尊重他人意见

（每项评分 0~5 分，0 为最差，5 分为最好）

附件 3

PBL 学习评估表（生对师）

评分题（0~5 分）

- 教师对 PBL 的教学目标清楚
- 教师会适当地鼓励学生
- 教师会适当引导学生逻辑思考与判断
- 教师对课堂时间运用恰当
- 教师引导 PBL 的方式恰当
- 教师对 PBL 教学具有热诚之心

问答题

- 教师主要的优点有哪些？主要的缺点有哪些？
- 下次的小组讨论您认为教师应该做些什么或不做些什么，以便加以改进？

附件 4

PBL 学习评估表（学生自评与互评）

评分题（0~5 分）

- 本组同学参与度良好
- 同学间之互动良好
- 本组讨论流程掌控良好
- 讨论内容有系统、有组织，内容充实
- 本组同学均很认真地搜集资料
- 同学们的学习兴趣高昂
- 本组大多数同学能达到预定的学习目标
- 此次小组学习，觉得自己整体表现良好
- 本次小组学习同学之间有良好的互动
- 此次小组学习对自己知识的增进很多
- 此次小组学习对自己的学习方法影响很大

问答题

- 自己哪些还需要改进？与上次比较哪些已实质改进？哪些未改进？
- 同组其他同学哪些还需要改进？与上次比较哪些已实质改进？哪些未改进？

（郁正亚）

第六节 教 学 手 段

一、教学手段概述

广义的教学手段包含课程形式、教学方法、教学策略。本书主要讨论狭义的教学手段，是指教学过程中教师为向学生传输知识与技能而使用的一切媒体，是教学活动的基本要素。

与人类社会发展同步，教学手段也经过了漫长的变迁历程。人类诞生之初的远古时期，教学手段是直接经验学习模式中的简单口头语言。在公元前 30 世纪，人类开始拥有文字；公元前 25 世纪，古埃及出现了人类学校的最早雏形；公元 11 世纪，印刷术在中国发明；文字书籍是这段漫长时期内重要的教学手段，护佑着人类文明的火种。同样是在公元 11 世纪，中国出现了最早的直观教具。而在欧洲文艺复兴时期，早期的教学手段已经不能有效地满足需求，实物、模型、标本、挂图等直观教具也应运而生。20 世纪，广播、录音、唱片、录像、电视、电影、幻灯、投影、电子计算机及信息网络等先后被引入教学领域，这些用现代技术武装起来的新兴媒体为教学工作注入了活力，极大地拓宽了知识与技能的传递途径，加快了知识与技能的传递速度，提高了知识与技能的传递效能，已成为当前广泛应用的教学手段。近年来，虚拟仿真等现代信息化技术的广泛应用更是为中国教育事业的"变轨超车"提供了有力支撑。

教学手段虽种类繁多，功能各异，但可按照其发明应用时间、教具技术水平分别归入两大类别——传统教学手段与现代教学手段。传统教学手段出现时间较早，使用近代技术，普通教具制备容易、成本低廉，可增进师生互动沟通的优势，但有形式单一、容量有限的缺点；现代教学手段出现时间较晚，运用现代高新技术，教具媒体丰富、信息密集，却也有因高新技术人机交互界面应用而减少师生情感交流、降低教师主观能动性的不足。

在实际工作中，教师既不能在传统教学手段中故步自封，又不能迷信现代教学手段。而是应该正确理解两类教学手段的各有特色、各有所长；合理应用两类教学手段使其相互配合、相互融合。例如，在临床病理教学中，教师以甲醛处理制作的大体标本结合网络数码互动显微教学系统进行形态学教学，以图表、挂图阐述疾病发病机制，以录像视频展示病变演进过程，同时在整个教学过程中都辅以准确、规范、清晰的语言解说，这就是传统教学手段与现代教学手段相结合的典型范例。

总之，教师只有根据教学内容、教学对象与教学环境等因素科学地选择与组合教学手段，并熟练掌握教学技能，善用这些教学手段，才能取得良好的教学效果。

二、直观教具的应用

（一）直观教具的历史

直观教具是可带给学生直接、具体、生动感知材料的教学用具，是广泛应用的重要教学手段。早期的直观教具应用有公元 11 世纪（我国宋代）医家王惟一将体表刻有针灸穴位的铜人用于针灸教学，以及公元 17 世纪捷克教育家夸美纽斯将皮制人体模型用于教学等。此后，直观教具逐渐普及，并随着科学技术的发展而日渐种类丰富、制作精良。

（二）直观教具的分类

直观教具大致可分为四类。

1. 客观实物　是指能最直接、最直观、最真实地反映教学内容的客观事物。如临床带教教师利用患者的疾病病灶、临床体征、临床表现等客观实物，向学生展示疾病的相关特征；学生在显微镜下观察蛔虫虫卵实物，以学习其形态特征。

2. 模拟实物　是指实物经过加工后制作成的标本或仿照实物制作的模型、复制品。如经甲醛特殊处理制成的人体标本，学生通过视觉观察和动手解剖标本，以认知各种组织的形态结构、毗邻关系、生理功能；又如具备人体解剖学与生物力学特征的腰椎穿刺模型、静脉穿刺模型、胸膜腔穿刺模型等，学生可在模型上进行临床技能训练。

3. 挂图图表　是指能直观展现不易观察到的事物、现象和规律的图表。如为阐明体内能量代谢机制而使用的三羧酸循环图表；为讲解神经系统结构与功能关系而使用的各种实物图、剖面图、模式图等。

4. 再现事物原貌或事物变化过程的各种媒体 如音频、视频、动画、幻灯等。以教学视频、直播等手段进行外科手术教学，不仅能较好地突破时间、空间限制再现手术过程，还能辅以文字、语言解说，突出教学重点。这样既可取得优于使用手术图谱教学的效果，又避免了进行手术室内观摩教学可能面临的感控管理等制度的制约。

（三）直观教具应用注意事项

使用直观教具能在教学过程中综合调动学生的眼、耳、手等多种感觉器官参与学习，给予学生仅用语言和文字所不能达到的主观体验，有利于知识的理解与记忆，以及技能的掌握。为充分发挥直观教具这一化虚为实、化难为易、化静为动等的优势，在其应用中需注意以下几点。

1. 紧扣课程、简洁明了 一方面，教师应选择与教学内容密切相关，能够准确、突出地展现其实际情况和内在规律的直观教具；另一方面，所选直观教具必须具备特征鲜明、简明易懂，能将教学内容具体化、形象化、简单化的特点。

2. 综合运用、相辅相成 可根据具体教学内容综合使用多种直观教具。如在讲述大叶性肺炎时，可以综合运用病肺大体标本、病肺显微切片、大叶性肺炎病理机制挂图等三种直观教具，互相配合以增强教学效果。

3. 视听结合、双管齐下 有关记忆力的研究发现：对于相同教学内容，若仅采用听觉或视觉学习，3 小时后记忆量为 70% 左右，3 天后降为 10%~20%；若同时使用听觉和视觉，则 3 小时后记忆量为 85%，3 天后仍保持在 65% 的较高水平。由于多数直观教具是经过视觉或者触觉向学生传递感知材料，因而需要特别重视在直观教具使用过程中配以详尽的语言讲解，通过向学生同步传递听觉信息，帮助其理解与记忆教学内容。

三、现代技术的应用

日新月异的现代科学技术为教学手段带来了巨大的发展与变革，其中最具代表性的就是多媒体技术、网络技术与虚拟仿真技术的教学应用。

（一）多媒体技术的应用

所谓媒体是信息传播过程中从传播者到接受者之间携带和传递信息的一切形式的物质工具。多媒体则是指以计算机技术把两种或两种以上的媒体有机整合，通过不同角度、不同形式展示信息，增强人们对信息的理解和记忆。多媒体技术不仅广泛应用于航空航天、医疗卫生、文化娱乐等领域，也以多种形式应用于教学活动。多媒体课件、多媒体模拟就是两种常见的教学手段。

1. 多媒体课件 多媒体课件是教师根据教学目标、教学内容要求，结合自身创意，利用计算机技术将相关文字、图形、图像、声音、动画、影像等多种媒体素材融为一体并赋予交互特性，从而形成的教学应用软件。多媒体课件可让教学过程变得"有声有色"，带给学生以视觉、听觉等多感官刺激，明显地提高学生的学习兴趣和学习效率。因此，制作优秀多媒体课件并正确使用，被视作现代教师必备的基本素质。

（1）多媒体课件制作要点

1）科学客观：课件内容突出教学重点、解决教学难点，切忌全部照搬教材内容。同时，课件内容应准确无误，确保学生接受正确的知识。

2）生动丰富：尽量少用文字表述而多采用图表、音频、视频等直观素材，真正赋予课件多重媒体有机整合的优势。

3）简洁美观：课件单页信息量不宜过大，页面应形式简约、布局合理，色调与字体统一、大小适中。

（2）多媒体课件应用要点

1）坚持教师的教学主导地位：认真备课，精心设计，准确、生动的语言讲授与多媒体课件相得益彰，切莫因过度依赖多媒体课件而丧失教师教学中的主导地位，沦为多媒体课件的朗读者。

2）熟练掌握计算机教学技能：教师必须能够在多媒体课件教学中熟练操作计算机、投影仪等教学设备，以确保课件流畅运行，教学工作顺利推进。

3）充分有力的教学设备保障：应提前到授课现场检查计算机、投影仪等设备是否正常，并在系统上预先运行课件以及时发现、处理各种意外问题。

2. 多媒体模拟　模拟教学是指学生在教师指导下，在教师预设的情景中，在预制的模型上进行知识与技能的学习。由于教学过程可安全重复、教学环节可拆分组合、教学结果可即时评估等优点，模拟教学已大量应用于资源稀缺、成本高昂或者存在法律与伦理风险的教学项目。利用多媒体技术开发模拟教学设备，构建模拟教学情景，更令模拟教学锦上添花。

（1）多媒体模拟教学设备：最具代表性的是高阶模拟人。在计算机驱动下，一方面高阶模拟人可以通过多媒体形式模拟患者疾病中各种病理生理表现，如能通过胸廓运动、足背动脉搏动的形式模拟人体呼吸、脉搏生理情况，通过心电监护仪上的心电图波模拟心脏工作状态；通过呼吸音的消失、胸廓呼吸动度的减弱、氧饱和度的降低模拟张力性气胸等。另一方面在学生采取各种干预措施后，高阶模拟人还可以通过多媒体形式模拟干预后的各种反应。如：若学生对张力性气胸患者给予了吸氧、胸膜腔穿刺排气等正确有效处置，它们会通过心电监护仪上的血氧饱和度数字的增大、胸廓呼吸动度增强等形式表现出缺氧程度缓解、呼吸困难程度减轻等反应；若学生实施了心包穿刺、导尿等无效操作或没有进行任何操作，它们可能会通过血氧饱和度数字变小、胸廓呼吸运动停止、心电图室颤样改变来体现进一步缺氧、呼吸心搏骤停等。这类多媒体模拟教学设备的实际效能，远高于传统的低仿真度模型。

（2）多媒体模拟教学场景：通过计算机控制的声光系统，可以较好地预设特定教学环境。例如，在国内外一些临床技能中心，已经可以通过在实验室四周投射医院急诊室的实景来营造非常具有临场感的急救技能教学现场。由于多媒体模拟场景可灵活设置，随时更换，因此其总体成本低于传统的装修布景模拟。

综上可见，因得益于多媒体技术，逼真的模拟情景和逼真的模拟人都高度还原了真实诊疗场景，能够让学生迅速融入模拟情境中进行实践学习，取得良好的学习效果。

（二）网络技术的应用

在现代教学活动中，网络技术主要应用于信息交流、远程教学及开放课程。

1. 信息交流　传统教学中教师与学生主要在课堂进行面对面的信息交流，可以取得较好的教学效果。但这种方式不仅因为受到课堂教学时间、空间限制而不够深入充分，也因为课堂教学的整体性不能更加自由与个性。教师和学生一旦离开课堂，教学活动就可能因为信息交流不畅而效率降低，甚而陷于停滞。

基于网络技术的通信工具为师生带来了信息交流的新手段与平台。

（1）电子邮件（Email）：这种基于网络技术的电子化信件可传输文本、图像、音频、视频等内容，具有快速便捷、形式多样、成本低廉、保存时间长等优势，是应用最早和最广的互联网服务。电子邮件的订阅服务可以让学生定期从教师那里中获取自己需要的信息，而群发功能则允许教师同时向大量学生传送相同的信息，在教学活动中具有重要的应用价值。

（2）博客与微博：博客是一种由个人或者团队管理，不定期更新内容的网站，它聚合了文字、图像、其他博客或网站的链接等信息，并能够让读者以互动的方式留下意见。微博是博客的一种，通过关注机制分享简短实时信息，其特有的黏附性、便捷性、原创性和草根性，让它拥有相当可观的用户群体。相对而言，博客偏重于梳理作者阶段性的所见、所闻、所感，微博则突出发布者的当下思想和最新动态。教师可以选择性地利用博客与微博的这些特征，进行教学资料发布，教学信息更新，并与学生互动交流。

（3）即时通信工具：QQ、微信是大众广为熟知的即时通信工具，具有在线交流（文字、语音、视频）、传输文件、建立群组、信息共享等强大功能。学生可以通过成为教师的QQ、微信好友，或关注教育机构的QQ企业号与微信公众号，查看教师分享推送的信息。教师可以运用QQ和微信的群组功能，更方便地与学生建立的信息交流。

利用这些网络信息交流手段，师生间可共享教学资源、发布公告、布置作业、讨论答疑等，让交流更加密切，更加高效，更具针对性、持续性。

2. 远程教学　远程教学是指依托于教育机构，运用现代通信技术在分隔两地的教师与学生之间搭建交流平台，传输教学内容或提供教学互动的有组织教学活动形式。

网络技术运用于远程教学的优势非常明显：首先，依托高速网络与云计算技术，远程网络教学可通过整合与分享优质教学资源，保持教学水平的先进性；其次，随着网络技术与多媒体技术日益交叉融合，网络远程教学事实上已经成为形式生动、信息密度大、技术水准高的教学方式；再次，由于网络的开放性、交互性、实时性等特征，网络远程教学可灵活运用一对一、一对多、多对多等各种教学模式，弥补了传统班级制教学缺乏自由度与个性化的不足。可以说，目前的网络远程教学克服了既往函授教学、广播电视教学形式单一、信息量小、互动性差的不足，已成为实地现场教学的有力补充，是发展全民教育和终身教育体系的重要方向。特别是在新型冠状病毒疫情期间，更突显了网络远程教学的优势。

3. 开放课程 随着信息技术的突飞猛进，教学资源日益数字化、网络化，进而孕育出全新的网络开放课程。在网络开放课程，知识不再局限于课本，课堂不再局限于教室，良师不再局限于校园，而是只要有能够连接互联网的终端（个人计算机、智能手机、平板电脑等），就可以进入一流课程的学习中来。近年来，得益于高速移动网络广泛覆盖和移动终端性能大幅提升，网络开放课程优势得到进一步发挥，学生只要打开平板电脑或者智能手机上的课程应用程序（APP），就可以随时随地进入学习，甚至与教师互动。

围绕某一个共同主题或话题形成大规模网络开放课程，即当前最具影响与潜力的网络开放课程——慕课。临床医学慕课课程正吸引着越来越多的师生参与其中，这些临床医学慕课课程跟传统大学课程一样循序渐进，能够让学生从初学者成长为高级人才。研究与实践都不断表明，慕课或许正是网络技术为严肃、严谨、严格的临床医学教学注入的新活力。

当然，在网络技术教学应用中也有一些需要重视的问题：开放的网络环境易于带来良莠不齐的信息，需要教师与网络管理人员细致甄别遴选；网络世界的丰富多彩，也会分散学生注意力，需要教师时刻关注引导，使之专注于学习目标。

（三）虚拟仿真技术的应用

虚拟仿真技术是用一个系统模仿另一个真实系统的技术。虚拟仿真实际上由计算机生成的三维虚拟世界，可以是现实世界的再现，亦可以是构想中的世界，用户可借助视觉、听觉及触觉等多种传感通道与虚拟世界交互，探索仿真对象在所处环境中的作用与变化，产生沉浸感。虚拟仿真技术能使原来"做不到""做不好""做不了""做不上"的实验实训教学成为可能。在医学教育领域，虚拟仿真技术主要以虚拟仿真实验教学项目的形式应用于临床思维与临床技能训练等方面。

1. 虚拟仿真实验教学项目的特色与优势

（1）仿真度高、增强课堂趣味：通过计算机构建出的三维虚拟世界能够高度还原临床场景、诊疗设备以及患者，并能高度模拟交互结果，这种直观的、沉浸式的体验学习更受学生青睐。

（2）交互性强、提升教学效果：学生可以通过视觉、听觉、触觉等方式与虚拟世界进行交互，并能得到相应的反馈，这是一种主动学习方式，更能提高学习效果。

（3）虚拟环境、降低实验风险：正因为其虚拟的本质，因此不必担心因操作失误给患者、学生带来危险。

2. 虚拟仿真实验教学项目应用的注意事项
虽然虚拟仿真技术有其优势，但目前的虚拟仿真技术还不足以能够完全替代真实实验，如它不能够模拟临床诊疗过程中的复杂、多变的真实情况，也不能训练临床技能操作过程中的肢体能力。因此，教师在运用该项技术时应牢记"能实不虚"的基本原则，将虚拟仿真技术作为真实实验的补充。

（周　舟）

第六章　全科住院医师评价和教学评价

　　医学教育肩负着培养我国医疗卫生人才和实现"健康中国"战略目标的重要使命。21世纪医学教育所面临的挑战是：以胜任力为医学人才培养目标，培养具备临床医学专业能力、沟通交流和团队合作、职业素养、健康促进等胜任力的优秀医生。这些挑战促使医学教育者不断开发新的课程与教育模式、新的学习环境与学习方法、新的教学方法与教学手段，以及与之匹配的新的评价方法与评价措施。同时，评价方法与评价内容逐渐从评价住院医师对理论知识的掌握为主向评价住院医师将知识转化为运用的能力（特别是评价住院医师的胜任力为主）转变；评价教师主体也逐渐从评价教师对住院医师知识传授为主向评价教师教学专业能力和水平以及效果的综合评价转变。

第一节　全科住院医师评价

一、全科住院医师评价的分类

（一）从评价内容的角度

　　评价的内容与课程、培训内容以及学习目标密切相关。针对全科住院医师，所有全科住院医师胜任力相关内容都应该是评价的内容，包括接诊患者、社区诊疗、交流沟通、团队合作、操作技能、急诊救治、指导下级医生、职业素养以及对患者和家属的健康教育等。

（二）从评价形式或工具的角度

　　分为侧重评价知识掌握程度的理论笔试评价和侧重评价能力的表现性评价。理论笔试评价包括多项选择题（multiple choice questions，MCQ，A型及K型）、填空或简答题（short answer questions，SAQ）、临床情景题（scenario-based questions，SBQ）、论述题（essay questions）或改进型论述题（modified essay questions，MEQ）等，其中多项选择题由于可提供足够的样本量，适用于评价核心知识掌握。侧重评价能力的表现性评价包括各种类型的形成性评价、口试以及客观结构化临床考试（OSCE）等。

（三）从评价目的的角度

　　分为以促进住院医师自我改进和完善为目的的形成性评价和以区分等级和判断进阶晋级为目的的终结性评价。前者如电子档案袋（e-portfolio）、学习记录、日常评价、特定形式的形成性评价和360°评估（360 global rating）等，是培训过程中对住院医师实施的评价。后者如课程考试、出科考核、年度考核、执业医师资格考试、住院医师培训结业考核等，是在课程结束、轮转结束出科时、年度培训结束和结业时实施的考试考核，都属于终结性评价。形成性评价与终结性评价在目的、准则、标准、设置形式和方法上均有所区别，见表6-1。

表6-1 形成性评价与终结性评价的区别

评价方法	评价目的	设置时间	评价人	评价影响	对结果的概括程度
形成性评价	促进改善	教学中	教师、同行、患者等	主观性	分析性
终结性评价	判断等级	教学后	教师及教学管理者	客观性	综合性

（四）从评价场所的角度

分为基于考试场所的评价和基于工作场所的评价。前者常为终结性评价，后者常为形成性评价。前者如各种形式的笔试考试和多站考试，在预先设定的评价场所（如多媒体教室、病房、技能模拟实验室等），应用统一的评价工具，如理论试卷、多媒体试卷（X线片、辅助检查结果判读、视频音频试题等）、模拟模型（如各种操作模型）、标准化病人（SP）、标准病例（用于口试病例分析）等，相同的评价者对一组或一群考生进行评价。后者是在某一个考生临床工作的场所，在真实的临床环境下，对其某项临床工作的表现进行评价，如接诊患者、体格检查以及临床操作等。

二、全科住院医师评价的基本原则

（一）评价的设置

评价的设置指以总体教学目标为指导，按照教学进程中的阶段目标和要求，根据教学大纲和教学内容，在课程（或培训）过程中或结束时设置与课程总体框架匹配的教学评价。评价形式应包括形成性评价和终结性评价。在确定的学习目标下（如全科住院医师培训细则），应该构建针对所有学习目标的评价设置，设置这些评价时，需要考虑评价的时间点、频次、权重等。在三年全科住院医师培养过程中，设置出科考核、年度考核和课程考核的终结性评价的目的，在于评价住院医师的水平是否达到该轮转站点、该阶段或该课程的学习目标。除终结性评价设置，轮转中应设置一定频次的形成性评价（如针对接诊患者、体格检查、病历书写、病例分析、诊疗操作等的评价）。

（二）评价的信度与效度

评价信度是指评价结果是否稳定可靠，是否反映受评价者的实际水平。评价的信度主要取决于试题质量（是否可以准确测试受试者的知识能力水平）以及评分标准是否客观和准确。题量过少、评分标准客观性差、考试时间过长、分数计算错误以及考官主观误差等都会降低评价信度。因此，科学命题和考官培训是保证评价信度的重要措施。

评价效度是指评价是否达到了预定的目的以及是否测量出了要测量的内容。因此，效度是评价内容覆盖课程教学大纲或培训要求的程度。以知识测试为前提和主要内容的试题用来评价能力表现就不具有有效性。考试说明含糊或有误导性、试题措辞不当或过于复杂、试题量过少、试题与测试结果不匹配、试题难度不恰当以及答题时间不足等因素都会降低评价效度。

全科住院医师的理论考试应注重命题科学性、是否体现全科医学理念和要求以及是否匹配全科住院医师的培养目标。应由接受过科学命题培训的临床教师承担理论考试命题工作，以保障理论考试的信度和效度。

（三）评价标准的设定

无论形成性还是终结性评价都要设定评价标准。对于全科住院医师规范化培训，招收录取可采用"相对标准"，该标准适用于选择一定数量和比例的住院医师；培训过程中终结性评价的标准应该采用以确定住院医师是否掌握必需的知识和能力的"绝对标准"，如对全科住院医师轮转出科的理论考试需要确定及格分数线。绝对标准的运用使住院医师可及时获知其学习状态，也使管理者及时获知培训总体效果，并对不及格的住院医师安排补充轮转或重新培训。

（四）评价的方法及选择

评价的目的是评价住院医师的知识和能力水平，在出科考核、年度考核和结业考核时进行的理论考试，对于全科住院医师，评价其知识的掌握和转化运用能力以临床情景题干多项选择题（A2MCQ）以及病例分析等理论考试为宜，而培训过程中评价其临床实践能力则可在日常工作中，选择迷你临床测验（Mini-CEX）、直接观察操作技能（DOPS）、SOAP病历书写等形成性评价方法，甚至可以应用经过精心设计的360°综合评价量表，评价其在家庭访视、健康教育等社区卫生服务活动中有关职业态度与技能的表现；培训结束时可以应用针对全科住院医师临床知识与技能特点设计的客观结构化临床考试（OSCE）等方式进行年度考核或结业考核。表6-2列出了目前常用的一些评价方法和工具。

表6-2 常用评价方法

评价方法	评价类型	用途	优点	缺陷
多项选择题（MCQ）	笔试评价	终结性评价	核心知识覆盖面广 评价标准较易制定 客观性强 适用于等级评判	需要大样本题库 命题要求高
论述题（MEQ）	笔试评价	终结性评价	评价知识掌握	客观性强 难以评价知识运用
简答或填空题（SAQ）	笔试评价	终结性评价	评价知识记忆 易于组题	难以评价知识运用
临床情景题（SBQ）	笔试评价	终结性评价	评价知识运用较好 评价综合临床能力	编制难度较大

评价方法	评价类型	用途	优点	缺陷
检核表（Checklist）	表现性评价	形成性评价	操作简便	主观性强
客观结构化临床考试（OSCE）	表现性评价	终结性评价	规范公平 客观性强 综合评价 适于大型通过性考试	成本较高 耗时
迷你临床测验（Mini-CEX）	表现性评价	形成性评价	评价综合能力 简便易行 结合临床	主观性强
直接观察操作技能（DOPS）	表现性评价	形成性评价	评价综合能力 简便易行 结合临床	主观性强
标准化病人考试	表现性评价	终结性评价	标准统一	SP 培训成本及难度较高
口试	表现性评价	形成性评价 终结性评价	评价知识运用较好 评价综合临床能力	主观性强 耗时
论文评价	综合评价	终结性评价	评价知识的深度广度及思辨能力	主观性强 耗时
电子档案袋（e-portfolio）	综合评价	形成性评价 终结性评价	全方位评价	管理难度大 主观性强
360° 评估	综合评价	形成性评价 终结性评价	多维度评价	主观性强
自我评价	综合评价	形成性评价	促进自我完善	主观性强

以上评价方法或评价工具的选择，必须从评价的可靠性、有效性、可接受性、可行性、对受评价者产生的影响以及成本等诸多方面综合考虑。

三、形成性评价和终结性评价

形成性评价注重教学的过程，注重教学过程的多个时间点的住院医师个体水平，并且通过评价的反馈，使住院医师达到不断完善自己和改进提高的目的；而终结性评价注重教学过程的某一阶段或某一课程结束时住院医师的个体水平和整体水平，不仅以此判断住院医师是否达到最低目标要求和是否获得进入下一阶段学习的资格，更为重要的是为教学计划、教学实施和教学管理者提供教学改进的依据。

（一）形成性评价

形成性评价（formative assessment）的目的是通过评价当时住院医师的行为和表现，了解住院医师当时的知识和能力水平，并通过评价反馈使住院医师了解自己前一阶段学习的效果和结果，有利于促进住院医师在学习过程中不断改进和完善自己，逐渐接近预定的学习目标。

形成性评价非常适用于以临床实践为主要形式的学习或训练过程的住院医师。对某一住院医师在某一次临床实践中表现的评价反馈，将使其认识到在这次临床技能评价中的缺陷与不足，经过多次这样的形成性评价和评价反馈，促使其不断对自己的缺陷和不足之处进行改进和完善，引导其临床能力不断提高、不断向理想的能力目标靠近。因此，形成性评价、评价信息反馈和指导学习这一过程被称为"学习的过程"或"通过评价的学习"，是非常有效的提高受培训者能力的方法之一。

形成性评价的常用形式主要有：

1. 培训过程记录　培训过程记录可以记录住院医师学习过程中全部学习成绩以及不能或不方便以分数体现的学习表现。后者如学习态度、出勤、讨论参与度、表达、协作、沟通等，在目前我国住院医师规范化培训中，以"临床考核手册"的形式实现。在"临床考核手册"中，指导教师将评价全科住院医师的工作态度、对患者的关爱、表达能力、思辨能力、对临床知识的运用能力、临床诊疗能力以及沟通、协作能力和教学意识等。

2. 电子档案袋　英国等国家和地区以电子档案袋的形式实现培训过程记录。档案袋包括住院医师个人的所有学习记录和相关评价，如学习记录、作业、自我反思记录、师生互动记录、课程考核成绩、诊疗操作考核成绩、案例讨论评价、病历书写质量评价、医疗团队合作表现、教师评语、住院医师自我测试结果等，而且各项评价结果可以在教师与住院医师之间进行交流与反馈。

电子档案袋具有多方面的作用：

1）形成住院医师个人学业信息档案，便于住院医师及时查阅成绩、学习进程、教师评语和反馈，使住院医师自我检查、自我监督学习和计划学习。

2）有利于住院医师与教师的交流，建立教师指导平台。

3）更有利于培养住院医师主动学习、自主学习和自我完善的能力。

4）作为教学设计者和教学管理者的信息资源，使其了解教学以及住院医师整体和个体学习状态，分析教学、教师与住院医师各自存在的问题并加以解决。

5）作为个体形成性评价档案，其内容也可用于住院医师阶段性评价和终结性评价。

6）由于其电子化形式，教师、管理者和住院医师使用方便并可靠。

3. 360° 评估　是与电子档案袋相似的评价方法，是形成性评价，但可在终结性评价（如出科考核等）中占有一定权重。通过收集来自住院医师不同行为以及针对这些行为的不同评价方的信息，对住院医师的知识、态度、技能和胜任力进行全方位及全程评价。例如，收集来自临床实践基地和社区卫生服务中心指导教师、同事、护士、管理人员以及患者对全科住院医师临床诊疗能力、临床实践行为、与同事协作、与患者关系、与居民关系和工作、合作、职业素养等胜任力的评价，整理并定期提供给全科住院医师，以使其了解自己的个人水平以及在整体中的水平，并促使其制订未来改进计划。

4. 迷你临床测验（Mini-CEX）　全科住院医师在临床实践基地和社区实践基地的临床实践活动中，带教教师均可以在任意一个或其自选的时间点，采用这种形式对其进行评价。Mini-CEX 通过评价者在临床真实的环境下，直接观察全科住院医师在门诊或病房接诊患者、进行体格检查的过程，对其表现进行评价并给予反馈。全科住院医师可以在一段时间内（如临床实践基地内某一科室轮转或在社区实践基地的门诊轮转），接受一至几次的 Mini-CEX 评价。Mini-CEX 可以通过对评价教师的培训以保证评价的准确性和有效性。评价全科住院医师的住院病历或社区 SOAP 病历书写、惯例查房、向上级医生进行病例汇报和病例分析、进行家庭访视或健康教育等临床活动，这些内容由指导教师对全科住院医师日常临床工作（病历书写、患者管理、临床分析等）表现进行综合总体评价；或结合综合评价量表等在出科考试时进行评价。经典国际通用的 Mini-CEX 评价包括实际表现评价和反馈两部分，突出评价能力的核心，评价内容包括对患者的关爱、问诊技巧、沟通技巧、体格检查、工作计划与效率、临床判断、总体评价七项内容，采用利克特（Likert）量表进行评价。

5. 直接观察操作技能（DOPS）　与 Mini-CEX 相同，全科住院医师在临床实践基地和社区实践基地的临床实践活动中，指导教师均可以在任意一个或全科住院医师自选的时间点，采用这种形式对其进行评价。应用相应的评价表，对其特定的一次诊疗技能操作给予评价，这些操作包括静脉穿刺、动脉穿刺、肌内注射、静脉注射、插管置管（如置胃管）、气道护理以及拆线换药等。直接观察操作技能评价表主要包括对适应证和相关解剖位置及操作技术的了解程度、知情同意、操作准备、术前麻醉、操作技术熟练程度与安全性、无菌操作、与助手协作、操作后处理和沟通技巧九项内容，采用 Likert 量表进行评价。

6. 病历质量评估　针对全科住院医师在临床实践和社区实践轮转中的住院病历和 SOAP 病例的质量进行评价，并由评价教师针对全科住院医师的病历书写能力进行反馈。

7. 患者满意度调查　对于全科住院医师，在临床实践和社区实践中的患者满意度调查是一项十分重要的评价内容。患者虽然不能评价全科住院医师的全部行为，但是对于全科住院医师的沟通能力、职业素养、综合能力等可以就以下方面进行评价（可使用评价量表）：使患者感觉舒适、让患者讲述病史、认真倾听、探究和了解患者担心的事情、有同情心、积极乐观、解释清楚、帮助患者掌握病情以及给患者制订治疗方案等。

（二）形成性评价反馈

形成性评价强调反馈的及时性、有针对性和建设性等，在于强调从"表扬与鼓励""还有什么不足"到"如何改进"的反馈过程。首先肯定全科住院医师正确的、良好的表现，有利于使其清楚地认识到自己经过前一阶段的学习所取得的效果和成绩，这比仅反馈负面结果更有利于全科住院医师的进步；继肯定之后，让全科住院医师自己发现其错误或不足之处，有利于培养其发现问题并分析问题的能力，最后让其自己总结如何改进，更是培养其解决问题能力的有效手段。

以下形成性评价的九项评价反馈技巧，非常适用于 Mini-CEX 或 DOPS 的评价反馈：

1. 建立适当的人际相处的氛围　评价教师应与全科住院医师建立良好的互相信任、互相尊重的关系，使得全科住院医师乐于得到和认同评价者的评价并乐于接受评价者的指导与改进建议。

2. 选择合适的时间和地点进行反馈　评价教师要确保反馈的及时性，以利于全科住院医师及时得到指导并及时针对不足加以改进和完善。

3. 教师与全科住院医师建立互相认同的学习目标　评价教师要保持学习目标的一致性。全科住院医师也要完全了解评价的目的，使多次形成性评价不断促进全科住院医师改进和提高。

4. 了解全科住院医师的看法和感受　评价教师在评价时清楚了解全科住院医师对评价各个方面的感受和认知十分重要，如评价时间地点、病例的选择和环境是否适宜，评价过程是否顺利和未受干扰，评价者是否态度温和且公正，全科住院医师是否清楚地认识到其自身的缺陷与不足等。这些因素将影响全科住院医师评价当时的表现、评价后的学习态度甚至今后的学习效果。

5. 针对全科住院医师客观的行为表现进行评价　评价教师应针对评价过程中全科住院医师客观表现出的行为进行评价，这些行为直接与其掌握的知识与技能相关，因此，针对这些行为进行评价常能收到较好的效果。

6. 采用"不批评（或不指责）"原则　评价者采用非批判性的态度和语言，以"如果你在……部分注意……，那就会更好"的方式，对全科住院医师进行评价反馈。

7. 针对特定行为进行评价　如果评价教师对全科住院医师的表现泛泛评价反馈，全科住院医师可能会认为教师不够认真严肃，产生抗拒态度和心理；另一方面，全科住院医师不能清楚了解自身的缺陷与不足，无法进一步加以改进。因此，评价者必须经过认真的评价方法培训，针对特定行为进行评价，反馈才能具体有效。

8. 给予全科住院医师适当的回应　在评价中和评价后，评价教师都应该对全科住院医师的提问、疑虑、困惑等给予适当的回应，可以以解答、指导等方式，这些恰恰体现了形成性评价注重评价过程，以促进全科住院医师提高为目的。

9. 提出具有建设性的意见与建议　评价反馈最终以评价教师针对全科住院医师的

缺陷与不足提出清楚、明确、建设性的改进建议结束，达到真正促进其不断改进提高的目的。

（三）终结性评价

1. 终结性评价（formative assessment）的常用形式

（1）笔试评价

1）多项选择题（MCQ）：由于使用相对简单，覆盖核心知识范围较广，考试成本较低，因此，测试大量考生时多采用此项评价方法。

2）论述题及改进型论述题（MEQ）：应用于需要考生自主作出回答并且回答篇幅较长时，评价考生对某些知识的掌握以及对某些知识的运用能力。例如"列出 SOAP 病历书写的注意事项""试论脑卒中的后遗症及康复治疗原则"等。改进型论述题是论述题的特殊形式，通常由一个病例及其引出的系列问题组成，较论述题能更好地评价学生对知识的运用。例如："你是一名全科住院医师，接诊了一个 46 岁女患者，她出现全腹的疼痛与压痛。问题 1：你应该重点检查什么？问题 2：如果出现右下腹的局限性压痛，你考虑诊断什么？问题 3：你计划进一步做什么？"等。

全科住院医师出科或出站考核时应用笔试评价，既可使用多媒体形式的多项选择题，也可以使用填空、论述题等笔试形式。由于涵盖核心知识有限且编制耗时费力，目前论述题或改进型论述题已经多为出科考核或客观结构化临床考试中的病例分析口试取代。

（2）临床技能考试：包括临床诊疗操作技能、临床思维、辅助检查判读等考试考核。

（3）客观结构化临床考试：根据考生能力目标测试需要设计的多站式且客观结构化的考题、考官以及评分标准的考试，包括接诊患者、体格检查、病历书写、临床分析、临床沟通、临床操作、辅助检查判读、信息获取与运用等诸多内容。由于经过精心设计与考官培训，考试轮转、考试时间、考试形式（临床情景）及考试标准都比较客观稳定；既可应用于出科考核，也可用于结业时的终结性评价。

（4）综合评价：以不同权重将不同形式评价综合应用。如住院医师规范化培训结业考核包括理论考试以及客观结构化多站技能考试，以理论及技能两项考试均通过及格线为结业考核合格。

2. 笔试评价　笔试评价是医学教育领域应用最为广泛的评价方式，与其他方式（如基于真实患者的考试、口试等）相比，笔试既经济简便、易于实施，而且评分也可靠。由于目前大多数多项选择题类型的笔试评价以多媒体计算机形式实施，因此，这里将多媒体计算机形式的多项选择题考试也列入笔试评价范围。表 6-3 列出常用的一些笔试评价形式的优点和缺陷。

目前，住院医师及全科住院医师培训的出科或出站的理论考试以多项选择题（纸质或多媒体形式）最为常用且最为方便和可靠。

表 6-3　常用笔试评价的优点与缺点

形式	优点	缺陷
多项选择题	命题和使用简单 知识覆盖较广 考试成本较低 阅读和评分时间短 评分可靠 大样本考试	不能用于需考生自己撰写答案的考试
填空题	适用于测试知识记忆	不能用于能力测试
论述题	适用于一定范围的知识掌握	评分较为困难 标准难于制定
改进型论述题	适用于一定范围的知识掌握	评分较为困难 标准难于制定
判断题	考试时间较短	不能真实判断考生对知识的掌握
配伍题	覆盖较多知识 考试时间较短	命题难度较大

3. 多项选择题　多项选择题考试具有覆盖较大范围知识、可以面对大样本考生、可以采用多媒体计算机考试（试卷生成及评分成本较低）、可应用计算机考试软件进行试卷分析等优点，是目前医学教育特别是住院医师规范化培训终结性评价最为普遍应用的知识掌握程度的评价形式。其中 A 型多项选择题（A type MCQ）应用最多。

A 型多项选择题由题干（stem）、问题（引导句，lead in）和多个选项（通常为 4~5 个，items）组成。引导句可以是一个问题（A1 型）或是一段临床情景的简洁描述（A2 型）。下面是常见的 A 型多项选择题的例子：

题干：成人复苏过程需进行心脏按压维持循环，双手叠压放置在胸骨上并给予一定压力。

问题：下面哪一项是双手放置进行心脏按压的最正确位置?

备选答案：

A. 胸骨柄与胸骨结合点

B. 胸骨上半部

C. 胸骨中部

D. 胸骨下半部

E. 胸骨剑突

多项选择题的命题以测试学习目标相关的主要内容为主，关注重要问题，以临床常见问题为主；提出清晰的问题，避免产生歧义；避免技术性命题错误。理想的多项选择题应避免考核知识记忆和对知识的基本理解，应更加关注理解、应用、分析这三个层次，也就是所谓避免纯记忆型题而尽量使用理解型题和运用型题。对于全科住院医师，在某一站点的出科或出站理论考试中，重点在于测试其是否能将相关的知识运用于临床实践中。例如，与其测试全科住院医师能记住多少降血压药物，不如测试其在不同的患者病情下能否正确使用不同的降压药物。

全科住院医师培训过程是与临床工作紧密结合的过程，他们在临床实践中巩固原有知识、学习新的知识，更为重要的是他们要将知识转化为运用。因此，临床情景为题干的多项选择题与他们日常的工作情景最为接近，其测试内容与他们正在学习的知识和技能也最为接近，最有利于测试他们运用知识去解决临床实际问题的能力。建议针对全科住院医师的理论考试应主要使用这种题型。

4. 客观结构化临床考试　美国 Harden 医生倡导的客观结构化临床考试（objective structured clinical examination，OSCE），由于其作为临床技能考核方法的突出优势，相继在世界上很多国家和地区广泛应用。目前，以标准化病人（SP）为基础的 OSCE 已经成为欧美国家和地区一些高标准考试的一部分，如加拿大医师资格考试、美国的医师执照考试等。

OSCE 是一种将不同考试方法整合在一起客观测评考生临床技能的考核形式，是一种客观、有组织、有序的考试框架，通过模拟临床场景测试考生的临床能力，同时也是一种知识、技能和态度并重的临床能力评估的方法。OSCE 设置以"多站式考核"为特征，考站设置分长站、短站，时间从 5 分钟到 20 分钟不等，由临床医师或标准化病人对考生进行评价。

OSCE 具有公平、标准一致、客观可靠、评价全面、可操作和组织高效等优势。

OSCE 通常设置病史采集、体格检查、病历书写、技能操作、病例分析、临床沟通能力、辅助检查判读等考站。针对全科住院医师，考试内容应包括接诊患者、体格检查、SOAP 病历书写、社区卫生服务所要求的技能操作、病例分析、临床沟通能力、辅助检查判读等，甚至根据需要可以设置慢性病管理、康复医学以及健康教育等相关内容的考站。每个考站至少覆盖一项技能或一个实践领域。另外，根据学习阶段的不同，考站设计也有所不同，例如，针对第一年、第二年以及第三年的在培全科住院医师，应结合不同年限的需要设置不同站数或内容的 OSCE，体现"进阶式"的考试考核。

OSCE 的命题尤其是临床技能操作考核命题，已出现由单纯的某种临床操作形式向在某一临床情景下的有针对性的技能操作考试形式转变的趋势。例如：有关心肺复苏技能的考站，首先为全科住院医师提供"一名 10 岁男孩因溺水出现呼吸心跳停止，请你对其进行心肺复苏"的考试题目，与以往背诵和机械执行心肺复苏程序的考试相比，这种基于临床情景的考试能更好地与全科住院医师的临床实践结合，除考核全科住院医师对基本知识、基本理论和基本技能的理解与掌握，能更好地测试全科住院医师解决临床实际问题的能力，并正确引导全科住院医师重视和加强实践技能、沟通能力和医学人文素养的培养，注重理论和实践的结合，提高全科住院医师在实际工作中分析问题、解决问题的能力。

编写完成后的试题及评分标准应由资深临床教学专家进行审核，以保证试题的准确性和评分量表条目及权重的合理性。各站特别是各种技能考试的评价应以操作步骤具体化的检核表（checklist）形式为宜，以确保评价的完整性、评分的客观性以及考试的可靠性，评价表可对不同的评价内容设置不同的评分权重。必要时，某些考站需要设置两位评价人，如"病史采集"考站和"沟通技巧"考站，除扮演患者或家属的 SP 外，还需要另一位考官同时给予评分，两个评分表可以以不同权重合成最终分数。表 6-4 和表 6-5 是应用标准化病人"病史采集"考站时标准化病人和考官分别使用的评分表，供评价教师参考。

表 6-4　OSCE"病史采集"SP 用评分表

考站说明：陈女士，35 岁，因下腹痛就诊，请进行相关问诊		
主项目	次项目	是否完成及满意度√
1. 清晰的现病史	描述	
	持续时间	
	加重或缓解方式	
	严重程度	
2. 月经史	持续时间	
	月经周期	
	月经量	
	非正常出血	
3. 生育史	（略）	
4. 避孕史	（略）	
5. 性生活史	性伴侣数量	
	安全性行为	
	性传播疾病史	
6. 相关症状	乳房柔软度	
	恶心呕吐	
	发热	
	总体健康状况	
7. 既往史	（略）	
8. 个人史	吸烟、饮酒及用药情况	
	丈夫职业及健康状况	
9. 药物治疗经过	（略）	

表6-5　OSCE "病史采集" 考官用评分表

交流技能	1 差	2 一般	3 较好	4 好	5 很好
评分项目	0~20分	20~40分	40~60分	60~80分	80~90分
1. 人际关系技能					
认真倾听					
平等对待患者					
2. 交流技能					
使用患者能够理解的语言					
有组织					
不打断患者					
允许患者解释					
3. 患者的教育					
提供清晰完整的信息					
鼓励患者提出问题					
回答问题清晰					
确认患者的理解和意见					
4. 对情感问题的反应					
识别、接受和讨论情感问题					
控制自身的情感状态					

四、全科住院医师评价体系

住院医师规范化培训评价考核分为过程考核和结业考核。目前，结业考核由国家和各省市卫生健康委员会负责，培训基地和专业基地负责过程考核。过程考核包括日常考核、出科考核和年度考核。传统的以考核为主要内容的评价体系已向包括形成性评价和终结性评价的综合评价体系转变。形成性评价包括日常考核和特定形式的形成性评价（Mini-CEX、DOPS、SOAP、病历评价、360°评估等），终结性评价包括出科考核和年度考核。

全科住院医师培训的过程考核，需要从全科住院医师的培养总体目标出发，结合临床和社区实践基地的轮转学习目标，考核内容要突出全科医学特点，注重以下原则：①评价全面：接诊患者、病历书写、临床思维与技能、健康档案、家庭访视等临床能力；②评价知识运用：临床实践中住院医师知识转化运用能力；③评价胜任力：医学专家、沟通、合作、学者、健康促进、职业素养等；④评价效度：覆盖培训细则 >90%。

日常考核建议采用形成性评价为主要形式和内容，包括 Mini-CEX、DOPS、SOAP 病历书写评价和 360° 评估。Mini-CEX、DOPS、住院病历书写、SOAP 病历书写等在临床轮转中由评价教师完成，360° 评估可在全科住院医师完成一轮轮转出科考试或出站考试前由轮转站点评估组完成。出科考核流程：

①住院医师出站前一周内提交登记手册和轮转中完成的形成性评价表（或由专业基地核查网络版轮转登记和形成性评价完成情况）。②出科考核前 1 个月内由专业基地出科考核小组或由教学主任组织命题：根据培训轮转目标，确定理论、技能、思维考核的范围、内容和题量，命制考题并准备评分表。③提交培训主管部门出科考核方案。④组织出科考核（之前审核考卷，必要时组织考官培训）。⑤出科考核结束后总结分析并反馈全科住院医师考核结果，必要时进行考试讲评。

(一)临床实践基地出科考核

全科住院医师在临床实践基地轮转，学习目标以突出全科工作内容为主：接诊患者（病史采集和体格检查）、SOAP 病历书写和病例汇报、临床思维、无菌观念、各专科基本检查法、常用辅助检查判读、基本诊疗技术、病例资料收集、分析与研究方法和一定的临床医学教学方法。相应的出科考核内容也要突出全科特点：多发病的诊断治疗和新进展、并发症和后遗症的社区康复、心理问题的家庭访视、监测血压血糖等的慢性病管理以及改变不良生活习惯的健康教育等。这些考核中都应该同时注重全科住院医师沟通、合作、健康促进和职业素养等胜任力的考核。

从知识分层和培养目标的角度，全科住院医师需要掌握的是症状学基础的临床思维方法、常见病多发病的诊断和基本治疗以及预防、急症的院前处理和转诊，需要熟悉的是常见病多发病的鉴别诊断、常见病多发病和并发症的处理，需要了解的是疾病的病因、发病机制和新的诊疗技术。因此，无论出科考核中的理论还是技能考试，都需要在命题、组卷、评分标准设定和考官培训中注意全科与专科在培训目标上和知识分层要求上的差别，以使全科住院医师的出科考核具有针对性和有效性，同时需要注意考题应涉及培训目标 90% 以上内容以保证考试效度。表 6-6 列出可与考核目标匹配的考核方法。

表 6-6 全科住院医师临床基地轮转出科考核方法

考核形式	考核内容	考核胜任力	考试场地	考试资料
理论考试	轮转站点培训目标相关理论知识和临床思维	临床专业能力、学者等	多媒体考试教室	多媒体考试试卷
接诊患者：病史采集 体格检查 病历书写	患者信息获取、常见病多发病的临床思维和住院病历书写能力	临床专业能力、沟通、健康教育、职业素养等	病房 真实患者或 SP	评分表

续表

考核形式	考核内容	考核胜任力	考试场地	考试资料
病例分析面试	临床思维分析和诊断治疗的综合能力	临床专业能力、学者、健康促进、职业素养等	技能考核室	病例摘要、阅片灯等、评分表
技能操作	诊疗操作能力、知情同意、医患沟通等	临床专业能力、沟通、合作、职业素养等	技能模拟考核室	模拟模型或真实患者、评分表
辅助检查判读	心电图、影像片、辅助检查结果判读	临床专业能力	多媒体考试教室、技能模拟考核室	辅助检查判读评分表

（二）基层实践基地出科考核

基层实践基地的出科考核原则和设置与临床实践基地相同，但需要结合在基层实践基地临床实践的内容和特点进行出科考核。表 6-7 列出可与考核目标匹配的基层实践基地考核方法。

表 6-7　全科住院医师基层基地轮转出科考核方法

考核形式	考核内容	考核胜任力	考试场地	考试资料
理论考试	轮转站点培训目标相关理论知识和临床思维	临床专业能力、学者、健康促进等	多媒体考试教室	多媒体考试试卷
接诊患者：病史采集 体格检查 SOAP 病历书写	患者信息获取 常见病多发病的临床思维 住院病历书写	临床专业能力、沟通、职业素养等	社区门诊 真实患者或标准化病人	评分表
病例分析面试	临床思维分析和诊断治疗的综合能力	临床专业能力、学者、健康促进等	面试教室	病例摘要、阅片灯等、评分表
技能操作	社区特征的诊疗操作能力、知情同意、医患沟通等	临床专业能力、沟通、合作、职业素养等	技能模拟考试教室或社区门诊	模拟模型或真实患者、评分表
家庭访视	慢性病监测与管理、健康教育、家庭健康计划制订、心理问题解决等	临床专业能力、沟通、合作、健康促进、职业素养等	居民家庭真实患者或社区模拟 SP	真实患者、社区模拟 SP、评分表

第二节　教　学　评　价

教学评价是指按照一定的教学目标，运用科学合理并可行的评价方法，对教学过程和教学效果给予价值上的判断，并为改进教学、提高教学质量提供可靠的信息和依据。教学评价的主体是参与教学设计和教学活动的课程设计者、教学专家、教师、教学管理者以及住院医师。教学评价的对象是特定的教学本身以及参与其教学活动的教师和住院医师。教学评价的目的是促进教育教学改革，提高教育教学和人才培养质量。教学评价的内容包括教学目标、教学内容、教学方法、教学资源以及学业成绩等诸多因素有机组合所形成的教学过程和教学结果。教学评价的手段可运用定量或定性的科学合理的技术和方法。由于医学教育模式的转变，医学教育对象获取临床经验的场所由单一的教学医院向多元化方向转变，教学评价的场所除教学医院以外，已延伸到社区卫生服务中心、居民家庭、社会机构（如健康团体）、政府机构（如疾病控制中心）以及基层卫生机构（如乡镇卫生院）等。

对教师的评价是教学评价的重要内容。教师是承担教学任务和实施教学的主体，教师的教学意识、教学热情、教学水平和教学能力直接关系到教学质量和教学效果。针对教师教学行为进行评价，不仅通过反馈促进教师教学水平和教学能力的不断提高，也是保障教学质量的重要手段。

一、课堂教学质量评价

（一）专家或同行评价课堂教学

1. 对教师课堂教学基本要求的评价　评价教师总体上是否热爱教学、态度认真、作风严谨，是否充分进行教学准备，是否重视因材施教和讲究教学方法与技巧等。

2. 对教师课堂教学准备的评价

（1）通常采用审阅教案、听取试讲以及现场听课的方式，从教师教案和现场授课过程中评价其是否预先了解全科住院医师的学习阶段和知识基础，是否根据全科医学教学计划的要求，深入理解教学大纲；是否体现其认真阅读了全科医学相关教材、专著及参考文献；是否明确授课目标，根据专科和全科的不同要求，确定授课内容的难易程度、深度广度、重点难点及知识扩展，体现学科融合及知识关联特别是全科与专科之间的关联与衔接。

（2）教案是否体现教师教学思路和逻辑性，是否反映了教师对于教学大纲、教材和专业知识的理解和熟悉程度，以及对待教学的严肃态度和重视程度。教案是否根据因材施教的原则，针对不同层次的全科住院医师，体现切合全科住院医师培养要求的难易程度、深度广度、重点难点，以及所采用的教学方法和手段；是否理论联系实际，运用全科住院医师工作相关的实例帮助其理解相关知识；是否针对全科住院医师，适度介绍最新医学科学与技术进展；是否针对全科住院医师工作特点综合运用多种教学方法，如

PBL教学、案例分析、分组讨论、现场演示以及角色扮演等情景教学方式。

（3）对课件的评价：要评价教师是否根据授课内容、授课对象和教案准备合适的课件，课件是否有利于全科住院医师理解和掌握教学内容，使用语言是否根据全科住院医师需要以中文为主，版面是否为简洁易懂的提纲式或经概括总结后的短句或词组，图片与文字比例是否适当，图片表格是否清晰，字体、字色及字号是否合理，版面背景与文字对比是否醒目，应用动画和穿插视频是否适度，PPT演示文稿张数与授课内容和时间是否匹配合理等。

（4）对教师授课技巧的评价：包括课堂教学中思想政治和医学人文教育及教学态度，是否采用调动求知欲和吸引注意力的方法，是否在教学过程中以全科住院医师为中心，强调互动，避免单纯灌输的填鸭式教学，是否观察听课反应，适当给予回应或调整讲课方式，是否适当穿插图片、故事、实例等以调动课堂气氛等。

（5）评价教师启发式教学方法的运用：在培训全科住院医师临床理论与实践技能的过程中，启发式教学方法是促进全科住院医师理论联系实际以及知识转化为技能的最有效手段。

启发式教学方法体现了"学生为主体，教师为主导"的教学理念。在教师引导下，教师和住院医师共同构建知识，促进住院医师提高自主学习能力和分析思考能力，使住院医师变"要我学"为"我要学"。

教师启发式教学方法的运用包括：

1）教师在授课前经过缜密的思考，针对教学重点精心设计难易度适合全科住院医师的问题或情景。

2）通过回顾、提问、实例演示等方式将预先设计的问题或情景提供给全科住院医师，唤起其旧知识或旧经验，并为接受新知识做好准备。

3）在讲解新知识过程中，通过提问、互动、讨论等方式引导并鼓励全科住院医师跟随教师思路理解、分析和思考，将老知识与新知识联系起来，比较老知识与新知识间的不同，并形成新的概念。

4）使全科住院医师"知其然，知其所以然"，学会举一反三。

5）运用临床实例，特别是结合适合于全科住院医师工作特点的"症状"起点PBL教学方法，引导全科住院医师建立全科临床思维方式，并学会将新知识运用于实际。

6）鼓励全科住院医师发现问题、提出问题并找出解决问题的方法。

表6-8为全科住院医师临床实践基地教师课堂教学评价表（引自"北京市住院医师规范化培训课堂教学规范"）。

（二）全科住院医师评价课堂教学

课堂教学不仅仅是展示教师授课水平与授课风采的舞台，也是教师与住院医师均参与的教与学的双边教学活动，评价教师的课堂教学以及评价学习的主体，即住院医师的感受，均应受到重视。课堂教学评价虽然测量的是教师的课堂教学行为，如教学准备、教学内容、教学方法、教学进程以及教学风格等，但课堂教学评价的核心是隐含于评价内容背后的教师的教学能力和心理特质，这些均与教师的情感、态度和价值观相关，并与住院医师的心理感受相关。住院医师的学业成绩固然在一定程度上反映课堂教学的效果，但住院医师对课堂教学的认同程度和对教师的心理感受（喜爱、接受与反感等），在课堂教学过程中同样对教学效果产生很大的作用。住院医师精力和注意力的集中、跟随教师思路、与教师互动、与教师共同构建知识的效果等同样对课堂教学产生作用。因此，住院医师评价是课堂教学评价必要的组成部分。

表 6-8　临床教师课堂教学评价

授课老师：　　　　　　　　科室：　　　　　　　　职称：

授课时间：　　—　　　　　地点：　　　　　　　　学时：

授课题目：

	一级指标		二级指标	总分/分	得分/分
评价指标	教学准备 20分	1	教案准备充分，撰写规范	10	
		2	多媒体课件的制作简洁、清晰、生动	10	
	教学内容 30分	3	教学内容分配合理	5	
		4	基本概念和原理讲解清楚、准确	5	
		5	深度、广度适宜	5	
		6	重点突出，难点讲解透彻	5	
		7	适当介绍最新相关学术进展	5	
		8	理论联系实际，相关实例应用恰当	5	
	教学方法 20分	9	教学思路清晰，条理清楚、逻辑性强	5	
		10	运用启发式教学方法，有效调动学生思维	5	
		11	师生互动，课堂气氛活跃	5	
		12	适当应用双语教学	5	
评价指标	授课技巧 20分	13	语言表达清楚、准确，语音、语速适宜	5	
		14	授课生动，有吸引力	5	
		15	PPT效果好，实例、动画、教具、视频等穿插适宜	5	
		16	手势、激光笔运用得当	5	
	教学态度 10分	17	热爱教学，态度认真，作风严谨	3	
		18	严守作息时间，不迟到，不早退，不拖堂	3	
		19	授课情绪饱满	3	
		20	注重仪容仪表，穿着得体	1	
主要优点：					
改进建议：					

全科住院医师对课堂教学评价应使用预先设计的评价表或调查问卷，针对课堂教学的各个方面进行评价，如教师教学态度是否端正，教学目的是否明确，教学进程是否顺利流畅，教学内容与教学量是否合理，重点难点是否讲解透彻，教学方法是否先进，教学思路是否具有缜密的逻辑性，授课是否具有启发互动性，课件是否清晰，资料是否实用，实例或音视频运用是否效果良好，授课风格是否为全科住院医师接受，以及全科住院医师对课堂教学所授全科医学相关知识的掌握程度等。

住院医师评价可以采用网络评价或书面评价。住院医师评价结果（可包括排名）还可以作为教师考评或绩效考核等的指标。

二、教学查房质量评价

教学查房是住院医师规范化培训重要教学方法，作为住院医师规范化培训重要教学活动，在全科住院医师临床实践中，对全科住院医师知识转化为运用能力的培养和临床思维培养具有非常重要的作用（详见第四章第三节）。教学查房也是国家和各省市医师协会开展住院医师规范化培训基地和专业基地动态评估中，考核临床指导教师教学能力的最主要内容。

各省市住院医师规范化培训基地和专业基地都通过教师培训、示范观摩和评价考核等多种培训和考核方法，不断提高临床指导教师教学查房的教学水平和教学质量。

临床教师的教学评价通常是多方评价：

1. 住院医师评价　全科住院医师对教师的教学查房进行评估。
2. 同行评价　由基地和专业基地组织临床教学专家对教师进行评估或考核。
3. 上级评价　由国家或省市组织的临床教学专家对教师进行评估考核。

全科住院医师评价为对教师教学查房的形成性评价，基地和专业基地组织的教学查房评价可以是以反馈为主的形成性评价，也可以是对临床教师教学行为的考试考核的终结性评价，或者是临床教师教学查房大赛的评价排名。

教学查房评价内容包括教学准备、教学指导、教学方法和教学效果等。重点在于：评价查房教师是否对教学查房的内涵、目的、实施方法和教学过程有着清晰的理解；选择的查房病例是否匹配教学目标；教学查房中是否体现出教师能够区别医疗查房，呈现一定范式的教学过程，对全科住院医师病史采集和体格检查进行示范纠错，以及就诊断、鉴别诊断、辅助检查判读和治疗进行讨论的深度及广度；是否关注具体患者实际情况，关注全科住院医师胜任力，查房时间掌控等。更为重要的是评价教师是否有良好教学意识和教学水平以及教学效果，使用启发、引导等教学方法，培养全科住院医师知识运用、接诊及查体临床技能、临床思维与决策、全人理念、医患沟通等胜任力。

表6-9为教学查房评价表（参考北京市卫生健康委员会科教处和北京医学教育协会编制"临床教学查房规范评分表"）。

表6-9 教学查房评价表

被评价教师姓名：　　　　　　所在科室：　　　　　职称：
评价专家：
评价日期：

评价项目	评价内容	评分/分
查房准备 （5分）	教学目标明确，符合培训细则	3
	病例选择恰当，资料准备齐全	2
查房指导 （35分）	认真听取病史询问并予核实	5
	查体纠错示范准确无遗漏	5
	指导辅助检查判读全面、准确	5
	指导病例特点总结，分析病历记录不足	5
	认真听取诊断分析，并予补充指导	5
	指导结合病例制订诊疗计划	5
	知识点讲解清晰准确全面	5
查房方法 （30分）	应用启发式教学方法，提问互动	8
	引导全科住院医师深入思考，注重临床思维培养	8
	鼓励全科住院医师床旁实践，提高临床技能	4
	清晰解答疑难问题，适当介绍新知识和新进展	5
	注重循证医学，引用指南等规范	5
查房效果 （30分）	关爱、尊重患者，查房流畅顺利	4
	运用医患沟通技巧和原则	4
	理论联系实际，提高全科住院医师实践能力	4
	内容丰富，重点突出，知识点全面	4
	体现医德医风和医学人文教育	6
	为人师表，态度端正，仪表端庄	4
	查房过程规范，时间掌握准确	4

教学查房评价之后，非常重要的是对被评价教师进行反馈。通过反馈教学查房过程体现出的教学查房优点和不足，促进教师教学水平不断提高。

（王　颖）

第三节　全科医生接诊能力考核工具

一、LAP 的来源与意义

莱斯特评估量表（Leicester assessment package，LAP）最早由英国莱斯特大学 Robin Fraser 教授于 1994 年提出，其可靠性和内部结构权重得到了论证，用于评估全科医生的接诊能力的考核。随后被进一步细化整理，应用在大学教学中。2002 年，其在南非的医疗教育工作会议上被正式提出；随后南非比勒陀利亚大学家庭医学系开始在高年级学生的门诊应诊技能的教学和形成性评价中使用 LAP。1998—2004 年，英国莱斯特大学的 Hastings 等通过对 1 116 名高年级医学生进行 5 580 次应诊过程评估，证明 LAP 适合学生的综合性评估。使用 LAP 对被考评者的应诊能力表现，并依据评估意见及时对被评估者进行反馈，从而作出形成性或总结性的评估。被评估者和老师们通过渐进地应用 LAP，能够达到提高接诊能力的培训目标，并可以探知未来学习的需要。综合性评价用来确定一个人的能力，从而决定学员是否适合继续从一个培训阶段进行到下一个阶段，并在培训结束时用来评估学员是否已经获得独立执业能力。LAP 可用于对真实患者接诊的现场评估，也可以用于对模拟患者接诊的评估，是对被评估者应诊能力进行评估的有效、可靠工具。

LAP 于 1994—1995 年期间被中国香港家庭医学学院采用为家庭医生（又称全科医生）的专科考试的评分标准。在 2005 年，香港医院管理局聘请了 LAP 的发明人（英国莱斯特大学的 Robin Fraser 教授）亲自到香港培训第一批 LAP 师资。此后，LAP 的师资培训便广泛被关注和发展。香港医院管理局的 LAP 师资培训班分两部分：第一部分（为期十天），由两位老师同时培训五位学员；第二部分（为期十天，在第一部分的一年后进行），五位学员继续接受相同的两位老师的培训。所以，每位学员会接受总共二十天的 LAP 师资培训。

目前 LAP 已被证实是评估和改进全科医生应诊能力的有效的、可靠的测量工具，可以用于形成性评价、综合性评价以及教学技能评价，其适用对象包括全科医生、医学生、其他专业的住院医师等。

2013 年，北京方庄社区卫生服务中心在专家的指导下，率先开展了 LAP 的师资培训，先后进行了 4 期的全科 / 家庭医学师资培训课程，重点针对全科医生门诊应诊技能，尤其是沟通能力和全科思维能力进行培训。

二、LAP 的内容与构成

LAP 涉及接诊 7 个方面的能力、39 个关键点，从问诊 / 病史采集（history taking）（20%）、体格检查（physical examination）（10%）、患者管理（patient management）（20%）、解决问题（problem solving）（20%）、行为 / 和患者的关系（behaviour/relationship with patients）（10%）、预防保健（anticipatory care）（10%）、保持记录（record keeping）（10%）

7 个方面对全科医生进行综合评估以及临床思维能力的评估。LAP 通过监测全科医生一系列接诊过程，评价全科医生应诊能力。LAP 既包含了行为要素，也包含了职业要素；根据被培训学员接诊过程中暴露的不同问题，逐一进行有针对性的反馈，并对共性问题展开分析讲解，提高了教学过程的针对性与实用性。

（一）LAP 的基本构成

1. 问诊 / 病史采集

1）向患者自我介绍（HA1）。

2）让患者放松下来（HB1）。

3）让患者充分表达自己的问题（HC1）。

4）专心聆听（HD1）。

5）需要时弄清楚患者用语的意思，留意患者的用语、用词（HE1）。

6）简单清晰地提问（HF1）。

7）恰当的时候保持沉默（HG1）。

8）留意患者言语的表现，说话表达的意思、含义（HH1）。

9）留意患者非语言的表现（HH2）。

10）明确患者来就诊的原因（HK1）。

11）从生理、心理、社会三方面的因素作出恰当考虑（HM1）。

12）从患者的记录中找出相关和特殊的资料，帮助作出各种诊断（HP1）。

13）从患者身上找出相关和特殊精确的资料，帮助辨别各种诊断（HP2）。

14）以有条理的方法收集信息并清晰地组织表达（HQ1）。

2. 体格检查

1）能熟练地进行体格检查，准确地找出身体征象（EA1）。

2）恰当地进行检查（检查的同时要关注患者感受）（EA2）。

3）以熟练及敏捷的动作，操作常用的医疗仪器（EB1）。

3. 患者管理

1）根据诊断结果及其周边环境的情况，设计一套管理计划（MA1）。

2）与患者共同设计一组治疗管理计划（MB1）。

3）熟悉有针对性地与患者解释，让他们可以放心和消除疑虑的重要性（MC1）。

4）使用清晰易懂的语言（MC2）。

5）有区别性地使用药物治疗（MD1）。

6）有区别性地转诊（ME1）。

7）有区别性地作出化验检查（MF1）。

8）恰当地运用时间（MG1）。

9）了解患者的理解程度（MH2）。

10）安排有必要的随访（MJ1）。

11）适宜地尝试帮助患者形成有助于其健康的行为（MK1）。

4. 解决问题

1）根据情况作出正确的诊断或找出问题所在（PA1）。

2）寻找相关和明确的身体征象，帮助确认或否定诊断（PB1）。

3）正确理解和应用由患者的病历档案、病史、体检及检验所收集的资料（PC1）。

4）能够运用基本科学知识，行为科学和临床科学知识，来确认，管理和解决患者的问题（PD1）。

5）认识到个人能力的局限性（PE1）。

6）认识到个人能力的局限性并适当采取措施（PE2）。

5. 行为 / 和患者的关系

1）保持专业姿态的同时跟患者保持友好关系，医学实践中注意职业操守（BA1）。

2）关注患者的需要（BB1）。

3）明确认识到患者对医生的态度会影响到疾病的管理、相互之间合作和遵从医嘱的程度（反之也是如此，应注意患者医生彼此的态度）（BC1）。

6. 预防保健

1）抓住机遇做好健康促进和疾病预防（AA1）。

2）对患者充分解释要采取的预防建议（AB1）。

3）试图取得患者的合作，促进更健康的生活模式（AC1）。

7. 保持记录

1）对医患交流作出准确记录（RA1）。

2）对医患交流作出清晰（可阅读的）记录（RA2）。

3）对医患交流作出适当的记录（RA3）。

4）对转诊作出精确记录（RA4）。

5）对转诊作出清晰（可阅读的）记录（RA5）。

6）对转诊作出适当的记录（RA6）。

7）信息记录至少要涵盖诊疗日期（RB1）。

8）信息记录至少要涵盖相关病史（RB2）。

9）信息记录至少要涵盖体格检查结果（RB3）。

10）信息记录至少要涵盖已量度的身体数据（例如血压，最大呼气量，体重等）（RB4）。

11）信息记录至少要涵盖诊断 / 问题（RB5）。

12）信息记录至少要涵盖诊断 / 问题（并把诊断 / 问题以方格作标记）（RB6）。

13）信息记录至少要涵盖列出的管理计划（RB7）。

14）信息记录至少要涵盖已预约的检查（RB8）。

15）开出的药方，要有药物的名称（RC1）。

16）开出的药方，要注明药物的剂量（RC2）。

17）开出的药方，要列出开药的数量（RC3）。

18）如果有开药的话，要列出一些和患者息息相关的特殊留意事项（RC4）。

注解：

编码来源：在 LAP 的 39 个关键点中，每一个关键点均有其固定的编码，以便在应诊能力评估过程中统一评价语言，编码主要由两部分构成，第一个字母一般为 7 个方面能力中的英文首字母缩写，第二个字母为该关键点在每一方面能力中按照 A、B、C、D、E……排序的序号。为防止初学者将编码混淆（如 HI1 当作 H11 等），将部分编码弃用，导致编码不连续现象。

（二）LAP 的评价标准

1. LAP 评分标准

LAP 的评分标准分为 A、B、C+、C、D、E 六个等级。

A（85% 及以上）：所有评估条目均熟练掌握，即标准技能。

B（75%~84%）：熟练掌握绝大部分条目的技能和能力。

C+（65%~74%）：在绝大部分合适的病例中，对大部分条目的掌握达到较高的或满意的标准。

C（55%~64%）：对大部分条目的掌握达到满意的标准，在部分条目中有小的遗漏和 / 或缺陷。

D（45%~54%）：在几个条目中掌握不足，但是没有核心内容的遗漏和缺陷；

E（44% 及以下）：出现几个主要的遗失和 / 或缺陷，不被接受。

2. 评估方法

每位被评价的全科医生提供 7~10 段诊疗录像，供导师评估；每段诊疗录像由 2 位导师进行评估，导师根据全科医生接诊录像从 LAP 的 7 个方面，作出 A、B、C+、C、D、E 共 6 个等级的评分。以 C+ 为合格标准，如两位导师评分均为 C+ 以上，则视为合格，如一位导师评分 C+ 及以上，另一位导师评分 C+ 以下，则引入第三位导师评分，第三位评分为 C+ 及以上，则合格，如为 C+ 以下，视为不合格。

3. 评估员个案记录

在开始进行评估前要统一培训导师，必须熟悉各种评估表的内容（表 6-10、6-11），特别是 LAP 的内容和评分标准并准确表达能力标准，因为这是评估全科医生或者学生诊疗能力或者是分级的依据。

表 6-10 评估员个案记录表

	患者姓名		评估人员		日期	
	临床症状简述					
	接诊时间		结束时间		持续时间	
	强项	弱项 / 漏项			评分 / 等级	
病史采集						
体格检查						
患者管理						

解决问题			
和患者的关系			
预防保健			
保持记录			
总分			
如果特定参数不适用于诊疗填写 N/A（不适用）			
整体评语：			

表 6-11　评估人员个案记录表案例

	患者姓名		
	病例摘要		
	诊疗时间	结束时间	持续时间
	强项	弱项	评分/等级
病史	HH1（证据）HD（证据）	HK1（证据）HM1（证据）	丙+
体格检查	EA1（证据）EA2（证据）		乙
患者管理	MA1（证据）MD1（证据）	MB1（证据）Mc1（证据）	丙
解决问题		PA1（证据）PB1（证据）	丁
和患者的关系	BA1（证据）	BB1（证据）Bc1（证据）	丙
预防保健	AA1（证据）	AC1（证据）	乙
病历记录	RA1（证据）RC1（证据）		乙
总分			丙

（三）整体应诊能力评估表

对 7~10 个案例进行应诊能力观察（表 6-12）。

表 6-12　整体应诊能力评估表

项目	比重%	个案1	个案2	个案3	个案4	个案5	个案6	个案7	个案8	整体
采集病史	20									
体格检查	10									
患者管理	20									
解决问题	20									
和患者的关系	10									

项目	比重%	个案1	个案2	个案3	个案4	个案5	个案6	个案7	个案8	整体
预防保健	10									
病历记录	10									
总分										

用一个案例的分数评价医生的应诊能力并不合适，观察7~9个案例后，把每一个案例评分写在总分表上，再分析被评价的医生在所有案例中总的表现给出总分。

在与学生面对面反馈时，主要依据总反馈表（表6-13）。对于初学者尽量正面反馈，注重个体化的反馈原则，首先由学生自己总结做得好的地方，接着导师跟学生继续讨论哪些地方学生做得好，再由学生讲出自己做得不好的地方，并提出其可以改进的地方，最后教师与学生共同识别出改进的范围，并推荐改进策略（表6-14、6-15）。

表6-13 总反馈总结表

日期：　　　　　　学员：　　　　　　评估员：

主要强项（按优次输入编码）及评语		
强项	相关的诊疗情况	评语
1		
2		
3		
4		
5		
附加评语		
主要需要改进的能力及推荐策略（输入编码）		
需要改进的能力及编码	推荐的相应改进策略	相关的诊疗情况及评语
1		
2		
3		
4		
5		
附加评语		
其他一般评语		

表 6-14　推荐策略表

策略 H：能力			
能力	代码	推荐策略	代码
附加描述			
其他一般注释			

表 6-15　推荐策略案例表

策略 H：病史采集			
能力	代码	推荐策略	代码
向患者自我介绍	HA1	总是让患者知道你是谁，为何在这里	HAR1
让患者放松	HB1	称呼患者的名字，建立眼神交流	HCR1
附加描述			
其他一般注释			

从总的反馈表中要能看到 LAP 的能力描述及推荐的策略，让带教师资和学生能通过推荐的策略回想怎样应用到讨论的个案上。

三、LAP 的应用

（一）应用 LAP 需要思考的问题

医生诊治患者过程中的不同阶段，需要思考以下三组问题：

1. 完成病史采集后，需要提问下面三个问题，检测学生的初步诊断能力。

（1）在这个阶段作出初步诊断包括哪几种可能性？

（2）为何树立这样的诊断？

（3）准备进行何种体格检查？依据是什么？

2. 有针对性地体格检查完成后，需要提问下面两个问题，检测学生对体格检查中重要阳性体征及重要阴性体征的甄别能力。

（1）在体格检查中有什么重要发现？

（2）体格检查的结果，与诊断有何关联？

3. 在患者离开之后，需要问最后一个问题，检测学生是基于何种诊断作出的临床决策，即"为何选择这样的诊疗计划"。

这一系列的问题，促进学生基于临床病例进行反复思考，使其加深对自己的思维步骤的理解，奠定了其今后临床实践中诊治行为的基础。

（二）LAP 渐进式培训过程

1. 熟悉 LAP 的内容。

2. 运用 LAP 规范临床诊疗行为。

3. 应用 LAP 评估个人应诊技巧。

4. 运用 LAP 于社区教学过程中。

（三）LAP 的应用能够强化全科医生临床能力的提升

1. **增强病史采集能力**　被评估者需要明确患者来就诊的原因（HK1），从心理、生理、社会三方面作出恰当考虑（HM1），从患者身上找出相关和特殊精确的资料，帮助鉴别各种诊断（HP2），增强病史采集能力。

2. **加强对患者的管理**　根据临床诊断及可利用的医疗资源情况，被评估者需要设计一套管理计划（MA1），还应针对患者应该担负的责任以及他们应该或能够做的事情与患者达成共识（MB1），针对患者病情对患者和／或家属进行恰当的解释，消除对疾病的疑虑（MC1），加强对患者的管理。

3. **增强解决问题的能力**　被评估者需要根据临床状况作出恰当的临床诊断或找出问题所在（PA1），正确理解和应用由患者提供的病历档案、病史、体检及检验所收集的资料，必要时查找书籍或询问同事等（PC1），强化解决问题的能力。

4. **LAP 的教与学**　前面的章节已经阐述了 LAP 的应诊能力判断标准，下面的内容将着眼于如何在临床实践过程中做好教学。

首先学习者需要有学习的动力，其次要明确学习的内容，必要时将视、听、说、做等学习方法结合起来，也可采用 Kolb 的学习周期模型，帮助进一步提高学习效率。

LAP 采用以学习者为中心的教学方法，先帮助学习者理解应诊能力条目，然后再观察和记录他们的应诊能力。其内容涵盖了全科医生须具备的多种临床能力，通过系统地反复应用 LAP 评价，并讨论全科医生在不同案例中的接诊情况，可以将全科医学理念渗透到临床诊疗的每一个环节当中，培养全科医生建立以患者为中心的临床思维，帮助其提高应诊效率。

四、教学案例（LAP 应用案例）

（一）案例 1

女性，44 岁，双侧上肢瘙痒伴随隆起样皮疹。

医生：多久了？

患者：大约 2 小时。

医生：除了瘙痒，是否有其他的不适，如疼痛？

患者：只是瘙痒，没有其他不适。

医生：您认为此次皮疹和瘙痒最可能的诱因是什么？

患者：我刚刚午饭吃了海鲜，不知道是不是过敏？

医生为患者做了皮肤检查，划痕征检查。

通过医生与患者的对话可以分析出：诊疗过程以患者提供病史开始。医生首先提问了 2 个问题，患者做了相应的回答，当医生询问患者瘙痒最可能的诱因时，他开始探索患者对疾病的看法，并根据患者的实际情况，作出有针对性的皮肤检查。利用表 6-16 可以描述上述应诊过程。

表 6-16　应诊过程任务及记录

任务：探索患者的想法、担忧和期望	
想法	
担忧	
期望	
为下一步探索患者生物 – 心理 – 社会三维情况奠定基础	

表 6-16 是一个粗略的描述，一般适用于进入临床实习第一周的学生，培训其病史采集能力和全科思维能力。

（二）案例 2

患者，男性，28 岁，公司职员。因鼻塞、流涕 3 天就诊，要求查血常规。

1. 辅导注意事项及提示用问题　首先引导学生与患者进行交流，要求有礼貌、有同情心，尽量获取完整病史。

（1）上述病例包含哪些重要的信息？

（2）如何详细询问病史，要点是什么？

（3）考虑哪些疾病导致了患者的临床症状？

（4）为了作出临床判断，医生需要进一步了解并获取患者的哪些信息？

2. 主要讨论方向

（1）上呼吸道感染的症状是什么？

（2）过敏性鼻炎的临床表现是什么？

现病史：3 天前受凉后出现鼻塞、流涕、咽痛，伴咳嗽、咳痰，少量白黏痰，无发热，无咽部发痒，未进行任何治疗，今日来就诊，饮食、睡眠良好，大小便正常。

既往史：体健，否认肝炎、结核、药物过敏史。

查体：体温 36.8℃，咽部红肿，扁桃体不大，无脓性分泌物，双肺无异常，心、腹正常。

化验员：指着中性粒细胞告诉患者，一定让医生看看。

患者来到诊室，反复问医生为何化验室的人告诉他一定要让医生看看其中的一项指标。

血常规：白细胞正常，中性 73%，其他无异常。

医生看过检查结果：

诊断：急性上呼吸道感染；

治疗：对症处理。

3. 辅导注意事项及提示用问题　诊断上呼吸道感染解决患者的问题了吗？

4. 主要讨论方向　医生还应该做什么？请提供依据。

患者表情紧张。

医生：告知患者本次就诊的诊断是上呼吸道感染。

患者：为何化验室的医生会特意交代，一定让医生看看升高的指标？

医生：询问患者在担忧什么。

患者：告知患者的母亲上周因白血病去世。

5. 辅导注意事项及提示用问题

（1）应诊时患者的想法、担忧、期待是什么？提醒学生要了解这方面的信息，就需要耐心地应诊和提问。

（2）医生如何获得患者的想法、担忧、期望？

6. 主要讨论方向

（1）全科医疗应诊中的主要任务：①确认和处理现患问题（患者的就诊原因）；②改良患者寻求医疗服务的行为；③处理患者持续性的慢性病；④把握机会提供预防性服务，促进健康。

（2）本案例帮助学生学习了 LAP 中的 HK1、HM1 应诊能力标准及其在案例中的应用。

（三）案例 3

患者，男，51 岁，陪读。主因"间断胸闷、心前区不适 1 年"多次就诊于综合医院门诊、急诊，既往"冠心病"史十余年，发作时服用复方丹参滴丸 10 粒 / 次，症状可缓解。吸烟每天 10 支。

1. 辅导注意事项及提示用问题

（1）在应诊之前应该做什么？

（2）应诊时应该注意什么？

2. 主要讨论方向

（1）该患者最可能的疾病是什么？请提供依据。

（2）医生还需要对患者进行哪方面的检查？有什么意义？

心电图：ST 段压低，T 波倒置，提示心肌缺血。心脏超声示左室壁增厚。

心脏专科医生：诊断为冠心病，予以硝酸甘油、阿司匹林和丹参滴丸治疗。近 1 年胸闷发作次数增多，血压波动于 160/95mmHg 左右。建议住院行冠状动脉造影，必要时支架植入，并增加一种降压药物。

全科医生：详细询问了患者胸闷和血压控制情况及工作、家庭和睡眠等情况。患者平素性格内向。近1年来出现睡眠质量差，担心，焦躁。全科医生鼓励患者倾诉他的担忧：患者在孩子3岁时离异，独自抚养儿子，儿子在音乐学院附属中学读高二，家庭收入来源为既往积蓄及儿子演出收入；近1年身体状况差，担心孩子无人照料；心脏科医师考虑冠心病，建议冠脉造影支架植入，患者担忧手术费用。

全科医生：①给予心理疏导，让其倾诉内心感受，正确认识疾病，树立战胜疾病的信心；②给予支持、鼓励，劝其戒烟；③给予适当的缓解焦虑的药物，并指导其规律服用。

数周后，患者胸闷症状消失，血压降至正常，睡眠质量改善，焦虑情绪缓解。

3. 辅导注意事项及提示用问题

（1）全科的关注重点与专科存在什么区别？

（2）临床症状、心电图检查，对冠心病的诊断价值和意义是什么？

4. 主要讨论方向

（1）病史采集中，如何有条理地收集信息，并清晰地组织表达？

（2）本案例中的HK1、HM1各是什么？

本案例首先考查了全科医生从患者的记录中找出相关和特殊的资料，帮助作出各种诊断的能力（HP1）。全科医生在应诊之前，应当认真阅读患者的记录，了解患者就诊前的疾病、行为、个人和家庭环境的情况，重点关注其医学病史，包括当前的用药和前几次的就诊时间和原因；通过这些相关资料，帮助作出诊断（HP2）。全科医生首先需要清楚地理解主诉，之后寻找相关的症状特点。在头脑中清晰地辨析每个诊断的依据。以有条理的方法收集信息并清晰地组织表达（HQ1）。

（四）案例4

患者，女，64岁，主因"反复发作性头晕3个月"就诊。患者3个月前无明显诱因出现头晕，伴恶心、呕吐，伴大小便失禁，伴步态不稳，无耳鸣、耳聋、听力减退，无意识模糊，持续时间约30分钟，休息或口服甲磺酸倍他司汀片（敏使朗）1片可缓解。此后上述症状间断出现，性质程度同前，就诊当地医院，给予舒血宁注射液等药物治疗，效果不佳。

既往史：高血压病病史20年，血压最高158/100mmHg，口服氨氯地平5mg/d，血压控制可；糖尿病病史20年，严格控制饮食，每日运动，口服二甲双胍0.5g，每日3次，阿卡波糖100mg/d，血糖控制达标。脑出血病史3年，无后遗症。

查体：生命体征平稳，神志清，精神弱，颈部未闻及血管杂音，眼震（-），心、肺、腹查体未见异常，病理征（-），足背动脉可及，双侧对称。

辅助检查：肝功能、肾功能、血糖、血脂正常；心电图、胸部X线片、颈部血管超声未见异常；颞骨、听骨MRI未见异常；颅脑CT、MRI未见异常。

1. 主要讨论方向　头晕的诊断思路？

患者后就诊北京某综合医院神经内科，考虑脑供血不足，给予输液治疗，症状无明显改善；再次就诊于另一家综合医院神经内科，除外神经内科疾病，建议耳鼻喉科治疗；于耳鼻喉科就诊，除外耳科疾病，不除外颈椎疾病，建议骨科治疗；患者于骨科排除颈椎疾病。上述症状仍反复发作。

2. 主要讨论方向

（1）病史对诊断有怎样的重要性？如何采集病史？

（2）在接诊过程中，医生应该如何以患者为中心进行病史采集？如何获取患者的想法、担忧、期望？最终如何取得患者信任，对诊断与治疗达成共识？

患者最终在另外一家医院的耳鼻喉科医生那里诊断：不典型梅尼埃病。

经过：

医生耐心听患者陈述整个发病过程。

患者：会不会是上次脑出血后遗症？

医生：还有其他担忧吗？

患者：害怕脑出血，上次因为脑出血在监护室住了2周。医生说脑出血很危险。

医生：患者的耳部检查结果，前庭功能减退。每次发作时，耳鸣吗？

患者：没注意。

医生：请下次发作时注意一下。

患者：头晕发作时，过度关注恶心、呕吐、大小便失禁等问题，担心脑出血复发，忽略了耳鸣的问题。

考虑不典型梅尼埃病。给予减轻迷路水肿治疗。1周后复诊。症状发作次数明显减少，每次发作持续时间变短，继续治疗1个月后康复。

与家属沟通：要鼓励患者，梅尼埃病发作时，患者内心非常恐惧；不断暗示患者，注意休息，保持情绪平稳。

患者最终康复。

3. 主要讨论方向

本案例观察LAP应诊能力指标中的让患者畅所欲言，充分表达自己的问题（HC1）。以开放式的提问开始，比如"我能为您做点什么""我可以怎样帮助你""告诉我你……的想法"，并适时地给予提示，此时不要打断患者的叙述。

《爱丁堡宣言》指出，一个合格的医生应该是"一个专心的倾听者，仔细的观察者，敏锐的交谈者和有效的临床医生"，而不能仅仅满足于治疗疾病。只有倾听才能洞察患者的想法与担忧。

（五）案例5

患者，女，88岁，高血压病病史20年，定期到社区门诊取药，经监测血压控制达标。慢性阻塞性肺疾病病史10年，病情控制平稳无急性发作。今日就诊取慢性病用药，无不适主诉。

1. 辅导注意事项及提示用问题

（1）非语言的沟通技巧包括哪些？

（2）全科医学中医患关系的特点是什么？

医生查阅病历，询问病史，帮助患者处方他需要的药物。

在离开前，医生对患者讲，老奶奶的围巾与黑色衣服搭配起来，让她非常优雅。

患者：笑得嘴都合不上了，孩子们买的，非让我出门围在脖子上；

医生：非常好看，医生帮助患者拍了张照片，并让患者看了看照片。

老奶奶看到自己的照片笑得更加幸福了。

3. 主要讨论方向

（1）全科医学中沟通交流的技巧　留意患者非言语的表现（HH2），例如：年龄、外貌特征、面部的表情，说话的辅助语言、怎么走进来的等。这些表现有助于判断患者的特点、健康问题的性质、需要和期望。患者的文化程度、职业、经济状况、家庭情况、宗教信仰等直接影响患者对就诊结果的期望。

（2）学会赞美　赞美技巧：赞美的话要坦诚得体；实事求是，措辞得当；热诚赞美，深入细致。

4. 和患者的关系　医生在保持专业姿态的同时跟患者建立友好关系，医学实践中注意职业操守（BA1）。避免走极端：①专业性过强而疏远患者；②与患者关系过于密切，失去原则。医生应根据相关的环境在患者的诊疗过程中采取友善职业的行为和姿态。

5. 本案例学习 LAP 中的医患关系与沟通技巧，即 BA1、HH2。

（六）案例6

患者，男，35岁，主因"入睡困难，食欲差，情绪低落1个月"就诊。患者1个月前与妻子吵架后出现食欲减退，情绪低落消沉，入睡困难，睡眠质量差，间断服用催眠药物辅助睡眠。体重下降4kg。

1. 辅导注意事项及提示用问题

还想要了解哪些情况？（采集更多的病史：躯体方面、心理方面、社会方面以及既往史、家族史、用药情况等；进行体格检查；完善化验检查：血常规、尿常规、生化、甲状腺功能、心电图检查等。还有没有其他检查？是否考虑使用心理疾病的筛查工具？）

最可能的诊断是什么？（抑郁障碍？心理问题躯体化表现？）

应该排除哪些疾病？（躯体原因：甲状腺疾病，贫血，其他代谢疾病；精神病早期发作：双向障碍，自杀意念和自杀危险）

患者转诊上级医院，诊断中度抑郁。制订治疗方案后转回社区。你怎样考虑对该患者的持续性管理？

根据诊断结果及患者当时的情况，与患者共同设计一套恰当的管理计划，尝试对问题的本质达成共识，然后决定如何去做（MA1、MB1）。使用清晰易懂的语言向患者解释你的看法，以患者能够理解的程度加以解释（MC）。

第一周：让患者每日上午、下午各记录一项自己所做的事情，第二周复诊。

周一	周二	周三	周四	周五	周六	周日
上午	上午	上午	上午	上午	上午	上午
下午	下午	下午	下午	下午	下午	下午

第二周复诊：让患者每日上午、下午各记录两项自己所喜欢的事情，第三周复诊。

周一	周二	周三	周四	周五	周六	周日
上午	上午	上午	上午	上午	上午	上午
下午	下午	下午	下午	下午	下午	下午

第三周复诊：让患者每日上午、下午各记录三项自己所喜欢的事情。第四周复诊。

周一	周二	周三	周四	周五	周六	周日
上午	上午	上午	上午	上午	上午	上午
下午	下午	下午	下午	下午	下午	下午

……

患者喜欢的事情越来越多，逐步被激励，管理成功。

本案例学习 LAP 中的 MA1、MB1、MC2、ME1。

应用 LAP 的教学培训本身不在于全科医生学到多少知识，而在于将全科思维及理念融入日常诊疗活动的每一个细节当中，全方位、多角度地提升全科医生的岗位胜任能力。同时逐步形成一套完善、系统的考核评价体系，对全科医生的应诊能力进行定期评估，培养更加优质的全科医生。

（葛彩英）

第七章　教学管理

全科医生规范化培训教学管理是运用管理科学和教学论的原理与方法，依据一定的教育思想，遵循教学活动的客观规律，充分发挥计划、组织、协调、控制等各级管理职能，对教学过程各要素加以统筹，使之有序运行，加强培训过程精细化管理，持续提升教学质量。

第一节　教学管理概述

为了促进全科医生规范化培训教学管理工作科学化、规范化，提高管理水平和教学质量，保障人才培养目标的实现，对全科医生规范化培训的教学管理提出一些具体的、共同的要求。

一、教学管理主要内容

全科医生规范化培训教学管理一般包括学员轮转计划安排、学员轮转管理、培训质量管理与评价，学科、专业、课程以及临床基地、基层实践基地、学风、教学队伍、教学管理制度等教学基本建设的管理。

二、教学管理主要任务

教学管理主要任务主要是，建立稳定的教学秩序，保证培训工作正常运行；研究并组织实施教学改革；努力调动带教老师和学员的教与学积极性；研究全科医生规范化培训的教学及其管理规律，改进教学管理工作，提高教学管理水平。

三、教学管理主要方法

全科医生规范化培训教学管理要认真贯彻执行国家法律法规及相关的政策文件，综合运用科学合理的行政管理方法、思想教育方法，以及必要的经济管理手段等，避免依靠单一的行政手段。要注重现代管理方法和信息技术在全科医生规范化培训教学管理中的应用，努力推动教学管理的现代化、信息化。

第二节　教学管理组织与原则

高效运行的全科医生规范化培训教学管理的核心在于建立完备的教学管理组织系统，遵守相应的教学管理原则。

一、教学管理组织系统
（一）健全教学管理工作领导体制

根据全科医生规范化培训的教学需要，健全临床基地及基层实践基地的教学管理工作领导体制。培训基地必须有领导分管全科医生规范化培训教学工作，有人具体负责日常教学管理。建立健全教学工作会议制度和定期督导、听课、学习、调研的制度，不断提高教学管理水平。

（二）建立教学管理机构

要充分发挥全科医生规范化培训职能部门在整个教学管理系统中的作用，明确其职责范围。教学管理的职能部门应有专职人员负责全科医生规范化培训工作，并具有临床医学专业背景，熟悉全科医生规范化培训政策，具有良好的沟通和协调能力。根据招生人数，配备一定数量的专兼职工作人员。

（三）完善教学基层组织

成立全科医学教研室和全科医学教学小组。全科医学教研室既是一个教学实体又是一个管理实体，具备教学职能、研究职能、规划职能、组织职能以及评价职能，是教师进行教学、科研活动的组织，是教师发挥集体智慧、开展教法研究、提高教学水平、落实上级精神与指示的基层教学组织。全科医学教学小组主要负责执行全科医生规范化培训的计划、组织开展轮转科室的入科教育，规范临床带教及组织相关教学活动，组织并实施出科考核，规范建立并妥善保管好科室的教学档案。

（四）成立教学工作指导委员会（或教育教学委员会）

培训基地应成立具有非常重要的教育教学的学术性质的教学工作指导委员会（或教育教学委员会），组织和开展全科医生规范化培训教学领域的理论与实践研究，就培训管理建设、课程建设、教学改革等方面提出咨询意见和建议，承担相关的教学评估等工作任务，履行积极推动教师培训、学术研讨、国际交流等职责。

（五）加强教学管理队伍建设

根据相应的教学管理岗位需要，建立一支专兼结合、素质较高、相对稳定的全科医生规范化培训教学管理队伍。要加强教学管理人员的业务和管理理论培训，积极创造条件开展国内外的学术交流、考察活动，适应教学管理科学化、现代化、信息化的需要。

二、教学管理原则

教学管理原则是从事全科医生规范化培训教学管理工作应遵循的行动准则和基本要

求，贯穿于计划决策、组织指导、教育激励、控制反馈等教学管理工作的全过程。

（一）科学性原则

自觉地按照教育规律和管理规律办事，结合全科医生规范化培训的实际，坚持实事求是、一切从实际出发。建立、健全管理规章制度，使各项工作紧密衔接、密切配合，提高管理的工作效率。做到组织结构合理化、职责分工明确化、工作秩序规范化、常规事务制度化、质量要求规格化、信息反馈灵敏化，事事有人管，人人在自己的职责范围内发挥作用，使各项教学管理工作运行井然有序。

（二）整体性原则

把各种管理资源和管理对象及其与周围事物的联系作为一个整体加以考虑，使其按系统、分层次有序运行，从而达到管理的最佳效应。全科医生规范化培训教学管理必须以教学为主，全面安排教学中的各项工作。教学管理人员和带教老师要把绝大部分时间和精力用于教学。在抓好教学的同时，做好其他各种培训活动，使各项工作同步协调。

（三）民主性原则

在充分肯定个人价值和全面挖掘个体潜力的前提下，信任并积极调动全体成员参与管理活动，发挥每个人的聪明才智，群策群力，集思广益，共同管理。要充分保障临床教师的民主参与权力，探索临床医生积极参与教学民主管理的长效运行机制。全科医生规范化培训教学管理活动中民主化程度的高低往往决定了教学管理活动绩效的优劣。

（四）规范性原则

要针对全科医生规范化培训教学管理的各个环节制定制度、流程、标准等，并严格执行，使教学管理统一协调地运转，进而实现人才培养目标。教学管理规章制度一旦形成，在一定时段内保持稳定，不能轻易改动。只有进行科学化管理，才能更好地整合各种资源，形成合力，从而保证教学管理的高效率。

（五）有效性原则

全科医生规范化培训教学管理要以效果最佳为目的，注重采取的手段、方式、方法等，使人力、财力、物资、信息、时间等各要素通过组织管理，统一在系统目标之下，产生出尽可能大的综合功能，尽量提高组织系统的工作效率和效益。

（六）动态性原则

用发展、变化的观点看问题，而不能静止地看问题。全科医生规范化培训教学管理有静态的常规教学行政管理和动态的教学过程管理，不管哪种管理，都要及时了解和掌握事物的发展和变化，认真分析产生的原因，找出影响因素，采取措施，进行有效控制，保证教学管理工作在动态中保持稳定。

第三节 教学计划管理

教学计划是人才培养目标、基本规格以及培养过程和方式的总体设计，是保证教学质量的基本教学文件，是组织教学过程、安排教学任务、确定带教老师的基本依据。

一、制订教学计划

制订教学计划是一项系统工程。全科医生规范化培训教学计划的制订必须从国家、社会和培训单位的整体出发，从宏观和微观层面进行综合考虑。要遵循党的教育方针和卫生与健康工作方针，结合当代医学科学技术的发展动向及我国、本单位的实际情况，适当借鉴国外全科医学教育教学计划的有益经验。教师的学术水平、学员的综合素质、教学用房、临床基地及基层基地状况、教学设备等因素与编制教学计划直接相关。

（一）制订教学计划应遵循的原则

与专业培养目标相一致；体现理论与实践相结合；符合全科医生规范化培训的教学规律；原则性与灵活性相结合；相对稳定和适应时代发展变化。

（二）教学计划的主要内容

专业培养目标、基本要求与专业方向，培训年限，课程设置（含课程性质、类型、学时分配、教学方式、开课时间、实践环节安排等)，教学进程总体安排与必要的说明。

（三）制订教学计划的一般程序

学习、理解上级相关文件精神及规定；广泛调查用人单位对人才的要求；论证专业培养目标和业务范围；教学管理部门提出制订教学计划的实施意见及要求，主持制订教学计划方案。教学计划要保持相对稳定，根据需要隔若干年进行一次全面修订。

二、实施教学计划

教学计划具有规定性和标准性，一经确定就必须遵照执行。为保证正常实施教学计划，把它转变成实际的教学活动，主要通过以下工作环节实现。

（一）制订开课计划

开课计划是教学计划在一个教学周期中具体执行的时间表，把教学计划中所规定的各项教学任务落实到人的一种教学管理文件。包括课程门数、学时安排，各门课程教学环节的具体学时分配等，同类课程合班上课的组合，实习的地点和分组等。

（二）编制轮转计划

编制轮转计划应严格执行全科医生规范化培训标准，充分征求各轮转科室及基层实践基地意见，科学合理进行安排。轮转计划一经确定，不得随意更改。

（三）编制课程表

课程表是教学过程的总调度表，目的是合理组织教学过程的时间、空间和人力。编制课程表要有利于提高学员的学习效率，有利于教学设备和条件的充分利用，有利于教学、医疗和科研工作的全面安排。课程表经初步排定后，要进行一次检查，并做必要的合理调整。

（四）组织教学

要按照编排好的课程表、轮转表开展教学活动，随时了解教学信息，控制教学进度以及处理临时发生的一些突发事件。

（五）过程管理

根据每个教学周期开始、中间、后期的不同特点和工作重点，通过教学检查等手段，分阶段地做好教学全过程管理，保证教学计划顺利实施。

三、检查与修订教学计划

教学计划在组织实施过程中，由于各执行部门和人员对教学计划的认识和理解可能存在差异，会出现各种各样的变化。有关领导和教学管理部门要定期组织检查。通过检查，既可以发现问题，进行有效控制，又可以总结经验，推动教学工作。

教学计划在执行过程中，应对其进行全面深入的考察，注意随时收集教师、学员的意见和建议。教学管理部门应对教学计划的执行情况进行分析研究，根据变化的条件，在一定的时间内对教学计划进行必要的调整和修订。

第四节　教学质量管理

全科医生规范化培训教学质量管理是以教学活动为管理对象的质量管理，以保证并提高教学质量为宗旨，对影响教学质量的有关因素采取的一系列管理方法。

一、教学质量标准

教学质量标准是衡量教学目标程度的基准或尺度，是教学质量评价和开展教学质量管理的依据。标准参照物可分为定量标准、定性标准、主观标准、相对标准、绝对标准和隶属度标准等。

（一）制定教学质量标准的原则

1. 全面全程　以保证教学质量作为制定标准的出发点和落脚点，把教学质量标准的制定过程当作探讨和提高教学质量的过程，使教学质量标准服务于教学质量评价和教学质量控制。要树立全面的教学质量观，对教学工作实行全过程的质量控制。由于影响教学质量形成的变量因素较多，应当从总体上把握教学要素的系统结构，在分析的基础上，分门别类地制定质量标准，实现对教学质量的调控。

2. 科学合理　要遵循教学基本规律，符合医学教育和全科医生规范化培训的特点；

要符合我国国情和教学管理工作的实际；要使各类标准协调一致，衔接配套，不能相互矛盾，脱节缺漏。

3. 简便可行　教学质量标准要层次清晰，内容简洁明了，具有可操作性，便于实行。语言表述要精炼准确，要求的水平应切合实际，可以做到。

（二）制定教学质量标准的依据

1. 法规依据　以国家有关部门制定颁布的保证我国高等医学教育质量、全科医生规范化培训质量的法律法规和指导性文件为依据。

2. 理论依据　以教育学（尤其是教学论和课程论）、教育心理学为理论基础，以系统理论（包括控制论、信息论和系统论）为方法论基础，以教育测量学和教育统计学为基础工具。

3. 实践依据　从我国全科医生规范化培训和教学管理工作的实际出发，实事求是，同时还要接受教学管理实践的检验，不断完善各项标准。

（三）制定教学质量标准的方法

1. 按教学管理范围制定　管理范围分为时间范围和空间范围。时间范围是指从招生到学员结业；空间范围是指临床基地、基层实践基地等场所。在上述范围内，选择对教学质量有重大影响和决定意义的对象制定质量标准。

2. 按教学管理对象制定　教学管理对象包括人、物、事三方面。"人"主要是指教师、学员、教学管理人员、教学辅助人员等；"物"主要是指教材、仪器设备、教学设施等各种教学条件；"事"主要是指教学全过程中的各个教学环节和各项教学活动。

3. 按教学管理程序制定　应先选择主要事项，从易到难逐步建立一个全面、完备的教学质量标准体系。可先制定针对不同教学内容和教学形式的教师配备标准，然后再逐步制定讲课、临床实践等方面的教学质量标准。

教学质量标准制定完成后，应组织督导、教师、学员和管理人员进行充分讨论，不断修订完善后再实行。

二、教学质量评价

教学质量评价是以教学活动为对象，以教学目标为参照，通过系统地收集信息，对教学效果作出价值判断的有组织活动。

（一）教学质量评价的模式

1. 泰勒模式　也称"行为目标模式"，是美国学者泰勒于20世纪30年代提出的一种以教学目标为评价中心和依据的理论模式。预定的教学目标决定了教学活动。教学质量评价就是判断实际教学活动达到预期目标的程度，再通过信息反馈改进教学工作，使之尽可能靠近目标。

2. CIPP模式　也称"决策导向或改良导向评价模式"，是美国学者斯塔弗尔比姆于1966年提出的以教学决策为中心的评价模式，将背景、输入、过程和结果四类评价结合起来，拓宽了评价的范围和内容，具有动态评价的特点，能较系统地反映评价对象的全貌。

3. 目的游离模式　也称"自由模式"，是美国学者斯克里芬（Scriven）于 1967 年提出的一种不受预定活动目标影响的评价模式。评价者可根据自己的意图进行评价。评价活动从主要反映管理者的意图转向反映评价者的意图，能收集到教学活动非预期效果（负效应）的信息，使教学活动的预期效果和负效应得到全面评价。

4. 反对者模式　也称"对手模式""反向模式"或"司法模式"，美国学者欧文斯等人在 20 世纪 70 年代中期提出的一种教育评价模式，为揭示教学计划优劣得失而采用的准法律过程。主张允许持不同意见或相反观点的人作为评价者参与对教学计划和实际教学活动的评判，充分反映各方面的意见和情况，体现多类人员的多元价值观。

5. 应答模式　也称"相互作用模式"，是美国学者斯塔克于 1973 年提出的一种以所有与教学计划有关的人都关心的问题为中心的评价模式。评价者与多种有关人员接触，了解其愿望，对大多数人的意愿作出应答，使教学适应多种人的需求。

（二）获取教学质量评价信息的主要途径

1. 自我评价　按照教学质量评价指标体系和标准，各级教学管理部门对所承担的工作如实地进行评价，为上级管理部门进行教学质量评价提供信息。

2. 学员评价　学员是教学过程的主体，学员对教学工作，尤其是对课程的评价，对诊断教学缺陷、改进教学工作具有重要意义。

3. 同行评价　由于同行比较熟悉业务情况，价值判断标准基本一致，具有信度高、失真小的特点。外部同行评价比内部同行评价更客观。

4. 领导评价　可分为本单位领导评价和外部领导评价，要与其他评价方法相结合，其评价结果应在综合评价中体现出来。

5. 社会评价　教学质量的高低及其远期效果，最终必然要受到社会用人单位的检验。通过专家组评价、用人单位评价、学员自评等方式获得相应的教学质量评价信息。

三、教学质量分析

教学质量分析是指将教学质量评价获得的信息与教学质量标准相比较，分析现有教学质量状态，发现影响教学质量的原因，为改进教学提供依据的管理方法。

（一）质量状态分析

1. 定量分析　将评价获得的数据进行数量的对比和分析，从中发现问题，寻求解决的方法。

2. 特征分析　分析学员的知识掌握、能力发展等各方面的特征因素，以及教师教学能力和效果各方面的特征因素。从特征因素的分析中寻找教学存在问题的原因，以便有针对性地解决问题。

3. 对比分析　以现存的质量状况与某一质量水平进行比较，从其相对地位判断教学改进方向。

（二）因果分析

从制约教学质量的众多因素中，找出问题的关键所在，通常是从教师水平、学员素质、教学条件、管理水平等方面入手。还可以进一步把这几个方面分解为若干子系统和子因素，然后再用因果图来分析质量形成中的因果关系。在因果分析中，除列出各级因素外，还需要考虑各因素之间的相互作用，并将起主要作用的因素找出来，为教学质量的提高提出切实可行的措施。

四、教学质量控制

教学质量控制是指依据教学质量标准，在教学质量分析的基础上，对影响教学质量的因素施加干预，使教学质量向预期目标靠近，并最终达到提高教学质量的管理方法。

（一）教学质量控制的方法

1. 超前控制　在教学工作运行之前，对影响教学质量的各种因素进行事先控制，保证各项指标均能满足教学质量标准的要求，使教学工作处于预期的起始状态。

2. 过程控制　在教学工作运行后，对各教学环节中的各项教学活动实施控制，使教学全过程均能符合教学质量标准的要求。

3. 反馈控制　根据教学质量评价获得的信息，对偏离教学目标和质量标准的教学活动进行调节，使之逐步靠近教学目标和教学质量标准。

4. 教师管理　做好与教学工作相关的人员选配、工作评价、业务培训、奖惩等。

5. 物的控制　保证教学所需的各种物质条件的准备、维护、更新，使教学能够按时、保质量地进行。

6. 事的控制　提前做好教学管理制度、师资队伍、学员轮转计划安排、学员轮转管理、培训质量管理与评价等的准备，保证教学活动顺利实施。

（二）教学质量控制的管理措施

1. 实行任课教师聘任制　聘任制的核心是择优和审批。对择优聘任的任课教师要明确任务和责任，不断提高教学质量。审批体现了教师授课的严肃性和对教学质量的控制。

2. 制定并完善各教学环节的质量标准　教学质量标准是衡量教学质量的尺度，也是一种保证质量的管理手段。

3. 制定并完善各种教学管理制度　教学管理制度是教学行为的规范。没有规范的教学行为也就不能形成高质量的教学。

4. 定期进行教学检查和评价　通过教学检查和评价可获得教学运行状态的信息，为教学管理和调控提供依据，还可对教学工作起到导向、激励、鉴定等作用。

5. 信息反馈和总结交流　通过信息的及时反馈，适时进行教学工作总结和交流，能够及时调整教学策略和管理措施，进而提高教学质量。

第五节　教学档案管理

教学档案是指在全科医生规范化培训过程中形成的具有保存和研究价值的纸质、电子、实体以及声像载体等材料。教学档案管理的主要任务是进行系统收集、科学整理、安全保管和有效利用，做到及时存档和更新。随着信息化技术的快速发展，应加快推进教学档案管理工作转型，构建以数字化、网络化、信息化为主，纸质档案为辅的新型档案管理模式。

一、重视教学档案管理工作

教学档案是全科医生规范化培训教学质量管理的重要组成部分，应该高度重视教学档案管理工作。培训基地、专业基地、轮转科室、基层实践基地均应建立规范的全科医生规范化培训教学管理档案，主要包括基本条件、制度建设、师资管理、学员管理、培训活动、考核管理等方面内容。制定教学档案管理规章制度和工作流程，编制三级教学档案目录和归档的材料要求。档案可包含纸质及电子档案。提供一定的空间，建立教学档案室，配备管理人员，使教学档案集中统一管理。

二、加强教学档案的保管利用

归档的全科医生规范化培训教学档案应当手续完备，符合要求，一般按年度、事项分类合理排序和保存。教学档案的保管期限分为永久和定期，应当分别整理、分开保管。具有长远保存价值的档案确定为永久保存。在一定时期内具有保存价值的档案确定为定期保存，时间通常为50年。教学档案的存放地点应配备防火、防盗、防潮、防高温、防强光、防有害气体、防尘、防虫等设施设备。要定期检查和维护保存的教学档案，发现有损坏应及时修复或复制。对超过保管期限或者经过鉴定没有保存价值的定期教学档案，经批准后，按照保密规定进行销毁。借阅教学档案一般在保管场所进行，如果复制、外借或者阅览不便公开的档案，应履行有关审批手续。对借出的档案要适时催还，对还回的档案要认真验收，及时入库。在研究教学档案内容的基础上，有目的、有重点地对原始档案资料进行系统地分析、选择、加工和编排，编写具有一定学术价值、使用价值的资料汇编，使保管的全科医生规范化培训教学档案更好地为教学管理工作服务。

（毕晓明）

第六节 现代化网络技术在全科教学中的应用与管理

在全科教学过程中，无论是在临床还是基层基地，都需要通过现代化教育技术开展理论知识培训，但更多的是在真实环境中的临床实践能力培训。同时，全科培训涉及的科室轮转数量多、时间短，学习内容多、任务重，给每位全科教师提出了挑战。现代化网络技术因其便捷性、开放性等特点近年已在教育培训中得到广泛应用，在全科学员的培训和教师管理中，如何正确理解现代化网络技术，如何有效利用现代网络技术值得探讨，是全科教师适应时代发展，充分应用现代化教学技术，进一步提高教学能力的需要。

一、概述

2015 年 3 月 5 日在第十二届全国人民代表大会第三次会议首次提出了"互联网 +"行动计划，在随后颁布的《国务院关于积极推进"互联网 +"行动的指导意见》中又明确提出了"探索新型教育服务供给方式"，提供网络化教育服务的要求，从此"互联网 + 教育"作为一种新型的教育生态应运而生。

现代化网络技术具有海量性和开放性的特点，数据资源突破了单一学科的壁垒，能满足全科医学综合性强、信息量大的要求，可以让全科教师快速找到所需教学资源并进行整合，便于课件等相关教学工具的制作。现代化网络技术具有去中心化的特点，让全科管理者、教师和全科学员三者之间的交流方式更加多样化，互动交流取代了"填充式"的传统教学方式。平时的督促提醒提高了教师的工作效率，全科学员在不同时间随时学习，突破了时间和空间的限制，可以根据自己的需求和兴趣随时获取和交流知识，能满足全科医学终身学习的要求。现代化网络技术具有共享性的特点，通过数据的标准化，可以把不同软件中的数据"打通"，让数据不再成为"孤岛"，方便教师和学员对患者的日常管理和病例回顾，减少重复录入和查询的工作量。因此，现代化网络技术的应用在全科教学中具有先进性和必要性。

现代化网络技术不只是技术的提供，更多的是推动了教育理念的变革，因此用好技术的前提是教学理念的改变和模式的创新，把互联网思维融入日常的全科教学中。坚持用户思维、平台思维、跨界思维和大数据思维，这样才能真正用好现代化网络技术。

二、现代化网络技术主要特点和部分应用

医学教育技术的发展经历了媒体 – 传播、教学设计和学习 – 绩效 3 个阶段。不同的教学技术手段分别参与其中：在媒体 – 传播阶段，教师运用幻灯片、投影、模型、录像等视听教材教具可以丰富教学内容、辅助教学效果；在教学设计和学习 – 绩效阶段，教师更加重视行为主义理论，简单的多媒体技术已经不能满足要求，全科教师和管理者需

要借助更加广阔的手段来实现教学目的。现代化网络技术的发展和应用具有其明显的优势，是现代医学教育改革的必然趋势。

现代化网络技术是指把互联网上分散资源进行整合，以实现资源共享和协作，提高人们按需利用资源的能力和效率的一种技术。而要实现资源整合，首先需要有硬件支撑所形成网络架构，让资源能够"跑"通。对于医院自建系统，一般需要三层网络架构，分别是接入层、汇聚层和核心层。接入层交换机实现系统的网络接入；汇聚层交换机用来连接接入层与核心层，并采用双联路与核心层相连，实现冗余备份负载均衡；核心层交换机之间采用链路聚合，实现数据的高速转发。进一步需要通过上网行为管控和外网防火墙连接外网，实现内外网互通。上网行为管控能有效管理使用者 U 盘使用、网页浏览、程序应用，阻止危险操作；外网防火墙能阻止网络攻击与数据泄露等外在风险，内外互补互助，在网络快速畅通的同时保证网络安全。

对于慕课、微课在内的在线学习资源平台，QQ、微信群、问卷星等移动端软件，医院一般不需要购置，全科教师可以通过网络直接访问，不受限于医院的网络。在这些学习资源平台上全科教师不仅可以利用平台上已有的教学资源来制作课件，还可以利用平台提供的工具进行自我创作，上传平台进行交流，提高自身教学水平或为自己教学使用。对于院内 / 区域内教学管理平台、教学资源平台、教学数据中心、虚拟现实技术等，需要基于前述的网络架构进行部署，通过这些平台和技术，让数据多跑路、教师少"跑腿"，提高师生的学习、教学和工作效率，加强对学员的管理和交流，并通过学员行为数据分析因材施教，提高整体培训效果。

全科教育信息化是现代网络技术与全科教学的深度融合，关键在"融合"，需要从"建设主导"转变为"应用主导"。所以，为什么要用现代化网络技术是使用好该技术的前提，核心理念是以应用为导向。无论是全科教师还是教学管理者，都要先从"需要解决什么问题"出发，来选择使用真正适合的现代化网络技术和工具，这样才能买了能用、用了能好，让技术真正发挥作用，避免增加工作负担。

主要的现代网络技术介绍如下：

1. 慕课与微课

（1）慕课（massive open online course，MOOC）：是大规模在线开放课程的简称。2012 年清华大学、北京大学等知名院校开始进行慕课课程的构建，2014 年我国的医学慕课平台也如雨后春笋般涌现。这是一种以网络资源利用为基础的互联网手段，是"互联网＋教育"较早的一种表现形式，它汇集了优质的教学资源，加强了资源共享和交流，对于全科这样的新型学科尤为重要，避免了教学师资的良莠不齐带来的负面影响。尽管慕课具有规模大、受众广、互动强等优点，但目前针对全科教学的资源并不多，需要逐步完善，而全科教师参与制作的门槛和成本又相对高，因此广泛应用受一定的影响。

（2）微课：又称课例片段或微课例，不需要以完整的课堂教学内容呈现，可针对教学中的某个难点或重点进行制作，时间一般在 5~10 分钟，容量一般在几十兆。教师运用专业的微课系统，可以置身于虚拟场景中，利用 PPT 简报、网络资源、摄影机或是真实取景，制作出受学生欢迎的热门课程。这种教学工具对教师的制作难度要求降低，并具有很强传播性和灵活性，方便在不同场合用手机或者其他移动终端下载或者在线使用，可迅速提升全科教师的课堂教学水平、促进教师的专业成长，提高学生学习效率。

2. 移动终端应用 随着移动终端应用的不断开发和普及，如 QQ、微信、问卷星等社交性应用，打破了教学中互动的壁垒，提供了便捷的交流、反馈的评价工具，为全科教学全过程，特别是教学前后反馈提供了帮助。国内某三甲医院通过提前录制好的技能操作录像给全科学员观看，通过问卷星让学员在观看的同时挑选出其中存在的错误，全科教师通过后台数据分析进行针对性的讲解，收到了较好的教学效果。

一些规范化培训管理应用，通过手机端和电脑端的相互补充，方便全科教学管理者安排学习计划、及时记录全科学员和带教老师的带教过程，提高管理效率。国内某三甲医院使用省内统一配置的规范化培训管理应用软件对全科医生培训进行管理，学员用手机端在日常工作和学习中及时记录在每个轮转科室完成的学习情况，并对带教老师进行评价；教师用手机端对所带教学员的日常表现、出科考试、技能操作考试等进行打分考核；教育处管理人员用电脑端可以制订轮转计划，统计考试、出勤、评价等数据，对全科学员和教师在教学中的情况能全面掌握并能及时发现问题，并作为优秀学员和带教教师评比的重要依据。

3. 虚拟现实 虚拟现实（virtual reality，VR）是利用多种技术产生逼真的虚拟环境，使用户获得身临其境的感受和体会的一种技术，其在医学领域中已有广泛的应用。全科培训涉及 22 个临床科室和基层科室，大都是临床真实环境中的临床实践能力培训，但每个科室轮转时间较短，很难在短时间的单科培训中完成所有病种、操作的培训，而 VR 技术突破了时间和空间，对于真实场景的重现可以很好地解决这个问题。有学者提出可以在骨科、妇科和医疗干预等相关技术的短期培训中采用虚拟现实技术；近年来已有国内三级医院把该技术用于全科军医急救课程中，并取得了良好的效果，有利于激发学生兴趣、强化教学效果和减少医疗风险。尽管虚拟现实技术具有教学可视化、可操作、可复用、个性化等优势，但是由于成本昂贵和技术困难等，目前在医学教育中尚未普及，只在特殊场景中涉及。

4. 全科教育大数据 大数据（big data），又称海量数据，具有 5V 特征（大量、高速、多样、低价值密度、真实性），全科教育大数据还具有其独特的复杂性和综合性等特点。从数据性质上全科教育大数据可以分为教学类、管理类、科研类、临床类和学术类等；从数据结构上可以分为结构性、非结构性（图片、视频、文档等）和半结构性；从数据来源上可以分为过程性数据（如课堂互动、在线作业、网络搜索）和结果性数据（如成绩、等级、数量）。

为实现大数据应用，需要搭建院内 / 区域内全科教育资源和管理公共服务平台。这个平台首先是以提高全科教师素质、提高教学质量为目的、以全科教师、学员和管理者为服务对象的一个网络化的社交平台；其次，平台是一个具有汇聚优质资源能力的"资源超市"，为各类资源提供者提供高效的资源交易服务，使全科教师和学生有更丰富的优质资源可用；再次，平台还是一个使全科教师尽快提高信息技术应用能力的服务平台，平台具有主动推送资源的功能，帮助全科教师快捷地获取合适的资源，并帮助教师提高自主开发教学资源的能力；最后，还是一个管理平台，平台帮助教学管理者管理所有的全科教师和学员在平台上的使用情况，统计全科教师利用网络从事教学活动的频率、效果，以及教师内生的、自己创造的课件资源的数量，对教师的教学活动及信息技术应用水平进行评价，对学员的学习进展进行统计分析。通过平台建设，建成现代网络条件下的从事全科教学活动和管理基本平台，建成一个实名制的、组织化的、可控可管的体系，为全科教育大数据的应用提供基础。

在数据采集汇聚的基础上，全科教育大数据有丰富的应用场景：

（1）全科教师可以通过海量数据的挖掘和学习分析技术，更全面、更客观地了解每个学员、每个班级的实际情况，还可以通过不同维度的比较和统计，获得及时和动态数据，使全科医学教学内容更有针对性，实现因材施教。

（2）全科教学管理者可以从海量数据中找到有价值的信息，发现管理中存在的问题，为日常管理、管理决策提供科学的数据支持。例如某地区通过对各班次、各类别、各单位、各区域的全科教师信息、教育资源配置、教学实施保障、师资条件、教育服务管理等数据进行采集统计与综合分析，利用大数据相关技术把数据转化为信息，辅助管理者进行教学决策。

（3）为了达到数据的完整性，所有数据会尽可能地都记录下来，这样往往变得杂乱无章，无法使用，特别是在非结构化数据中更为常见。大数据平台可以根据管理和使用需求，通过数据治理、数据清洗、后结构化等技术根据一定的标准和规则，把需要的信息转化为可用的数据，促使教学过程量化管理，逐步让评价结果变得更为真实可信。

随着数据质量的不断提高，全科教育大数据存在巨大的潜在价值，为全科学员和教师的管理、教学质量的提升和模式的变革提供了极大帮助。

5. 人工智能　人工智能（artificial intelligence，AI）是一种专注于理解和创建可执行且具备人类思维特征的计算机算法。近年来，随着深度学习和人工神经网络的出现，AI技术在医学领域得到迅猛发展，其能有效、高速地对海量疾病、药物数据进行甄别筛选，具有高重复性、低错误率等优势。有研究发现，AI在全科教学中主要发挥了学习支持、学习评估和课程审查的作用，通过虚拟教学的辅助、推送个性化学习资源、对作业进行评分并进行个性化反馈等实现了学习支持。但AI在全科教学中应用的同时也面临着挑战，例如经济成本、伦理问题、数据来源、反馈有效性的评估等。

三、现代化网络技术应用案例

（一）案例一：网络技术在全科"翻转课堂"教学法的应用

某专科学校采用翻转课堂的方法对某一章节进行教学。分为四个部分：

①制作教学视频：根据课程中的重点难点，加入教师的解说制作教学视频；②教学视频课前自学：把教学视频提前放在校内网，让学生在规定时间内下载学习；③课堂讨论：提出"学完后有什么体会""定义、类型和作用是什么"等问题让学生们回答讨论，最后布置作业课堂完成后提交；④效果评价：通过问卷方式对整节课进行评价。

在第一部分，为了减少教师本身的水平差异和制作成本及难度，可以直接或间接使用慕课/微课平台或院内/区域全科教育资源公共服务平台中的教学资源；在第二部分，可以通过利用大数据技术对在线学习的时间长短、连贯性等学生的行为数据进行分析，让全科教师在课前对学生有初步的了解，从而在课堂教学中更有针对性；在第三部分，可采用问卷星等移动终端应用，让学生全部参与到问题的互动中，并可对错误的回答进行有针对性的讨论，必要时可以选择两组或者多组进行辩论；在第四部分，可以通过各种规范化培训管理软件或移动终端应用，进行效果评价和收集，数据汇聚到院内全科教育管理公共服务平台，可以作为评优依据，更可以进一步提高教学质量。

（二）案例二：基于大数据技术进行全科"因材施教"

全科医学教育内容繁多，网络平台（如上述的慕课、微课平台）、移动终端等软件能帮助全科学员进行碎片化知识学习，提高学习效率。但建立院内/区域内全科教育资源和管理公共服务平台能更好地整合有效、优质资源，是实现现代医学教育从媒体-传播阶段向教学设计、学习-绩效阶段转变的重要基础，也是实现现代网络技术本地化应用的关键。

例如，某国内三甲医院构建了全科医生网络自主学习平台，平台不仅提供学习资源，而且还通过持续记录全科学员的学习行为数据（例如资源点击量、时间点、次数、回看次数等），并结合学员的学习评价、出科考试成绩等，给出适合该学员的个性化学习建议、制订学习计划和课程，让教师更好地"因材施教"，让学员更好地开展个性化和适应性学习，规范每个学员的学习路径。

整个过程贯穿了全科医学教育大数据的数据挖掘、AI智能分析等现代网络技术。基本的实现路径是：记录学习行为过程——精准分析+个性化评价——学习情况诊断——个性化学习建议——提供个性化学习课程资源——提出规范化学习路径。

四、展望

尽管已有很多现代化网络技术在全科教学中得以应用，但存在的问题依然值得关注、亟待解决，包括：①高门槛限制应用，比如慕课的高制作成本和版权问题等；②缺少互联网思维，目前师生大都停留在直接使用网络技术的阶段，还没真正用互联网思维来改变教学模式；③缺少情感交流，网络技术提供了便捷，但同时也减少了面对面直接交流（语言、情感等）的机会，影响实际教学效果。

随着大互联时代的到来，互联网化已经逐步成为生活的一部分，并且深刻改变着人们的日常思考方式。互联网思维必然会深入到全科教学中来，真正助力全科教学的发展。

（闵　寒）

第八章　全科医学教育的研究及方法介绍

第一节　全科医学教育研究的目的

医学教育和医学教育研究的最终目标是改善患者的治疗结局以及治疗效果。因此，医学教育研究的目的是生产医学教育者理解并改进教与学所需要的各类信息，从而达到改善医疗实践、患者照顾和患者结局的最终目标。不仅需要描述正在发生的事情，还需要思考它为什么发生，也就是对正在发生的事情进行解释。

2010 年，20 位 21 世纪医学卫生教育专家委员会专家联名撰写的 *Health professionals for a new century：Transforming education to strengthen health systems in an interdependent world* 在《柳叶刀》杂志上发表。在这篇文章中，专家们对医学教育提出更为具体的目标：医学教育的目的是使医学生不但能胜任其所在的临床岗位，还能够胜任其医疗岗位的其他综合素质，如人文素质、沟通能力、管理能力及自我发展能力等，而第三代医学教育的核心则是医学生岗位胜任力的培养。

全科医学教育是医学教育中的组成部分。全科医生不同于专科医生及早期的通科医生，其承担的医疗服务具有预防性、初级性、全面性、长期性及社会性的特点，他们不仅是医疗工作者，也是社会工作者。为此，全科医学教育必须有自己的专业体系与职业价值，其教育的核心即基于全科医生岗位胜任力的全科医生的培养，使其不但胜任其所在的医疗岗位，还能够胜任其岗位要求的其他综合素质。

第二节　基于岗位胜任力的全科教育研究

目前，国外很多发达国家已形成了较成熟的以核心胜任力培养为导向的全科医生人才培养体系，并将其应用到全科医生培训、考核、评价等工作中，对全科医生的培养与实践工作起到了重要的指导作用。

目前较为成熟的全科医学岗位胜任力模型包括：

1. 世界家庭医生组织（WONCA）定义的全科医生所具备的 6 个岗位胜任力　初级保健管理（primary care management）、社区导向（community orientation）、特定问题处理技能（specific problem solving skills）、综合诊疗（comprehensive approach）、以人为中心的照顾（person-centered care）以及全人医疗（holistic medicine）。

2. 美国毕业后医学教育认证委员会（ACGME）认定的全科医生培养需具备的6大核心能力　诊治患者（patient care）、医学知识（medical knowledge）、人际沟通能力（interpersonal & communication skills）、职业精神素养（professionalism）、基于实践的学习与提高（practice-based leaning and improvement）以及基于国家医疗体系的实践（system-based practice）。

3. 英国皇家全科医生学会（RCGP）认定需在13个岗位胜任力方面进行全科医生培养　身心健康适于执业（fitness to practise）、注重伦理（maintaining an ethical approach）、沟通和问诊技巧（communication and consultation skills）、数据收集和判读（data gathering and interpretation）、实验室检查和操作技能（clinical examination and procedural skills）、诊断和决策（making a diagnosis/decisions）、临床管理（clinical management）、处理复杂临床问题（managing medical complexity）、团队合作（working with colleagues and in teams）、保持高质量医疗水准以及学习和带教（maintaining performance, learning and teaching）、组织、管理和领导能力（organization, management and leadership）、整体实践和促进健康（practising holistically, promoting health and safeguarding）以及以社区为导向（community orientation）。

4. 澳大利亚皇家全科医生学院（RACGP）认为全科医生能力培养框架由5个维度组成　沟通和医患关系（communication and the doctor-patient relationship）、应用专业知识和技能（applied professional knowledge and skills）、人群健康和全科医学背景（population health and the context of general practice）、专业和伦理全科角色（professional and ethical role）、有组织性和守法（organisational and legal）。

5. 加拿大皇家医学院（RCPSC）从7个角色来制订全科医生的关键胜任力培养　家庭医学专家（family medicine expert）、沟通者（communicator）、合作者（collaborator）、领导者（leader）、健康倡导者（health advocate）、学者（scholar）、专业人员（professional）。

我国目前还没有成熟的、广泛应用的岗位胜任力模型，全科医学教育的研究方向应以全科医生岗位胜任力为导向，探索能全面适应基层医疗服务岗位需求的全科医学人才培养。

第三节　全科医学教育的研究方法

一、定性研究

1. 定性研究（qualitative research）的理论基础　定性研究起源于20世纪初期，其本质是一种形成性研究，其前提是主观性，其理论基础则包括建构主义、后实证主义、解释学、现象学等各种理论流派。这种"现象学的解释学"认为，自然科学研究的物质是没有意识的，而人是有意识的，人是根据意义来观察、解释及体验现实世界，并能动地和潜在地构造出自己的社会现实，因而，对某些外部的和真实世界的客观测量是不可能的。社会现实是意义的构成物，社会世界是行动者的感性认识和主观解释的产物，而不是由存在于社会成员主观经验之外的实体组成，"意义"正是行动者在社会交往过程中建立和重新构成的。人对外部社会不仅仅是作出反应和回答，他们不仅仅是在受动，而是在行动，他们在与别人的交往过程中创造出自己的意义，构成自己的现实，从而指导着自己的行动。

关于定性研究的定义，目前还没有一个统一的观点。国外学术界一般认为定性研究是指："在自然环境中，使用实地体验、开放型访谈、参与性与非参与性观察、文献分析、个案调查等方法对社会现象进行深入细致和长期的研究；分析方式以归纳为主，在当时当地收集第一手资料，从当事人的视角理解他们行为的意义和他们对事物的看法，然后在这一基础上建立假设和理论，通过证伪法和相关检验等方法对研究结果进行检验；研究者本人是主要的研究工具，其个人背景以及和被研究者之间的关系对研究过程和结果的影响必须加以考虑；研究过程是研究结果中一个必不可少的部分，必须详细记载和报道。"近年来盛行的所谓质的研究方法，实际上也是属于定性研究的范畴。

2. 定性研究的用途 定性研究是目前人类学、社会学常用的研究方法之一。定性研究主要用于了解目标人群有关态度、信念、动机和行为等问题，比较注重参与者的观点，旨在理解社会的现象，关注不同的人如何理解各自生活的意义，以揭示各种社会情境的内部动力和定量研究所忽视或舍弃了的人类经验中那些特性层面。定性研究主要用于以下几个方面：

（1）定性研究是产生新想法的工具：定性研究最适合于回答关于人们行为的问题。通过定性研究，研究者可以了解目标人群中自己不知道或者不了解的语言、行为等，并通过对研究人群的观察和倾听，获取相关资料，为研究者提供产生新想法的线索。

（2）定性研究是收集原始资料的方法之一：定性研究主要以开放式问题或访谈的形式来收集资料，所收集的资料比较全面，可以比较客观、准确地反映被研究者的思想、行为以及情感等方面的问题，是一种比较好的收集资料的方法。

（3）定性研究是定量研究的先前步骤，并可以帮助理解、解释定量研究的结果：定性研究通过探讨人们的行为、感情、思想等方面的问题，了解这些问题的变化范围，为定量研究的问卷设计提供必要的信息，同时，可以获得定量研究得不到的信息，从而补充定量研究的结果，使研究者对所研究的问题有比较客观、全面的理解和解释。

定性研究主要运用实地调查研究方法，如参与观察法、开放式访谈法和深度访问法、实物分析法等去搜集资料，也常运用归纳法、提炼概念和主题以及利用录音机、照相机、笔记等贯穿全过程的分析方式；重视研究者本身的研究能力与素质，强调社会行动的主观意义以及研究对象内心的思想、情感、行为目的、动机需要等因素；强调对当事人的洞察、理解和解释，而对确定操作性定义、问卷设计与建构社会指标体系以及经过实证的量化结果均持否定态度，并认为统计数字和量表的运用有歪曲事实的作用。

3. **定性研究的设计**　定性研究的设计主要由研究的问题决定。由于研究问题的理解随着设疑和求证进一步深入，需要提前确定项目的研究范围以及需要收集的数据。在定性研究中，收集与分析数据、完善与修订理论、阐述或重新设定研究问题等行为常常会同时进行，并互相影响。

定性调查设计包括确定收集资料的方法和解决有关抽样及样本例数的问题。

（1）收集资料：定性调查常用的收集资料的方法包括观察法、访谈法、专家咨询法和文献研究法。

1）观察法（observation）：观察法是指带有明确目的，研究者使用感官和辅助工具有针对性地、直接地了解正在发生、发展和变化的现象。本方法要求观察者的活动具有目的性、计划性和系统性，并要求观察者对所观察到的事实作出实质性和规律性的解释。按照研究者在观察中所处的位置或角色，分为参与性观察和非参与性观察；按照观察方法的结构程度，分为结构观察和无结构观察；按照观察的内容，分为行为观察、绘制地图等。这些观察方法在同一研究中可以同时使用，也可以交替使用。

观察法的任务是要详细描述事情发生的环境、事件发生的过程、参与活动人们的行为、人际关系、组织过程、期间的语言及非语言交流，甚至要指出未曾发生的事。它要能做到使读者身临其境，对所发生事件的描述是中立而不加评判的。在观察时需要做观察记录，对观察过程的描述一定要全面、准确、符合实际，避免与研究项目无关的琐碎细节。在做现场记录时，要使用描述性形容词，避免使用解释性形容词。

医学教育研究中，观察法主要适用于以下几种情况：①当研究者需要了解研究现象或问题的连续性、相关的背景信息时；②当研究者发现"事实"与当事人所说的有很大差别时，或不同的研究对象对同一事物看法不一致时；③帮助研究者全面、深入地了解研究对象深层次的信息，尤其是社会环境等因素对研究对象的影响；④作为其他研究方法的补充。

2）访谈法：由于观察法了解不到人们的感觉、想法和内在动机，收集定性资料的另外一种重要方法是访谈法。访谈法可分为无结构访谈和结构化访谈。无结构访谈也称为深入访谈或自由访谈，是根据事先设计好的访谈主题或范围，由访谈员与被访者围绕主题或范围进行自由交谈。其主要作用是通过深入交谈，获得被访者丰富的定性资料，并通过研究者观察、分析，从而归纳出概括性的结论。按照访谈对象的数量，无结构访谈可以分为个人访谈和小组访谈。结构性访谈则要求访谈过程、访谈内容、访谈方式等方面尽可能地统一。访谈一般包括6种类型的问题，即经历、行为、观点、知识、感觉及人口学资料。

医学教育研究中，访谈法主要适用于以下几种情况：①深入了解被访者的思想、情感、行为及价值观等；②了解被访者所经历的事件或背景，了解被访者对这些事件的看法以及对他们造成的影响；③从被访者的角度对所要研究的现象或问题进行深入的了解；

④对某些不清楚的问题进行追问、复述，使研究者和访谈者对所研究的问题在一定程度上形成共识，避免其他研究方法中可能出现的理解偏差；⑤建立研究者与被访者之间的信任关系，为其他研究方法的进行奠定基础。

3）专家咨询法：专家咨询法是以专家为索取信息的对象，请专家运用自己的知识和经验，对某些研究问题进行分析，从中找出特征或规律。专家咨询法是一个研究体系，在实践过程中，常用的方法包括专家预测法、特尔菲法、德比克法、头脑风暴法和哥顿法。

4）文献研究法：文献研究法主要指搜集、鉴别、整理文献，并通过对文献的研究形成对事实的科学认识的方法，一般包括五个基本环节：提出课题或假设、研究设计、搜集文献、整理文献和进行文献综述。

（2）样本及样本量：受定量研究的影响，人们会对定性研究提出确定抽样方法和样本例数问题，同时，这也是定性研究方法需要作出解释的问题。

定性研究的目的是获得丰富的文字性资料，所以它要有目的地选择那些能提供大量研究信息的知情人，这就决定了选择样本的方法不同于定量研究的概率抽样，而是目的抽样，其方法有极端案例、临界样本、最大变异样本、滚雪球及链式抽样、标准样本、方便样本、目的随机抽样等。样本例数也不像定量研究能用数学公式加以推导。定性研究样本量没有严格界定的方法，可借鉴的方法有 Grounded 理论，边收集资料边进行分析，当出现重复信息时，就停止观察或访谈。

（3）定性研究和定量研究的区别：定性研究和定量研究之间存在三个基本区别。第一，定性研究的目的不是为了检验一个假设，而是为了在研究问题框架下为探究感兴趣的主题提供数据；第二，因为定性研究的重点是收集详细数据，以便能够对精心挑选出来的代表性样本中人们的生活体验进行深入的理解，因此，样本量通常都比较小；第三，相比较于定量研究，定性研究的设计更具有可变性，根据研究的发现去修改研究设计在质的研究中是很常见。

二、定量研究

定量研究（quantitative research）最初来源于实证主义理论，这种理论的前提是：研究对象不依赖于研究者而独立存在；事物本身具有其内在固定的、可以重复发生的规律；事物的量化维度可以用来考察事物的本质。因此，量的研究不考虑研究者对研究对象的影响，而对操作工具的科学性和规范性十分重视。该方法论认为人的行为是由社会事实决定的。人类行为、社会变化与自然物质变化都存在着因果关系或相关关系，并能够被客观地计量，只有那些能够被直接观察到的并可以进行客观测量的因素才能够形成人们可以接受的资料，因此探索个人的思想意识和心理倾向是没有必要的，因为人的行为是由外部力量引起的，而不是取决于内部的情感状态。对人的行为的解释必须包括对社会事实如何形成人的行为及心理这一现象的考察。

定量研究是通过对社会事实的测量，从中发现社会规律，旨在确定它们之间的关系以及解释变化的原因，以指导社会实践。注重研究客观事实和社会产物，将客观存在的社会现象作为研究起点，重视对社会规律进行科学概括，试图寻求社会现象间的相关关系或因果关系；以承认存在着一个拥有特定价值观、信仰、规范和角色的外部世界为前提，集中研究现实内容本身或实质；比较注重用客观性的表达代替引索性的表达，力求补足和解释特定引索性表达的意义，以使其结果普遍化；关注被研究对象的一般性、普遍性或规律性。主要通过随机抽样调查方法去搜集资料，包括问卷法、结构性观察法、问卷访问法等；倾向于运用诸如统计图表类的定量技术或利用统计软件和计算机去处理、分析资料，以及用公式、数量模型去表达经得起检验的假设；既使用了包括观察、实验、测量、演绎、假说等自然科学的或经验科学的研究方式，还使用了包括逻辑的、数学的、统计的分析方法。

（1）问卷调查法：问卷调查法是定量研究中最常用的方法，是研究者运用统一设计的问卷，向被研究者以书面提出问题的形式收集资料的过程。问卷是调查研究中收集资料、对某些变量进行测量的一种工具。

问卷的设计类型分为结构性问卷和非结构性问卷。

1）结构性问卷：结构性问卷，又称为封闭性问卷。结构性问卷中问题的答案是预先设计的有限选择项，要求被调查者在填写问卷的时候，按照要求在这些选项中选择一个或多个答案，或对这些选项进行排序等，包括：是否式、选择式、评判式、划记式。例如：

您所学专业是（提出问题）

A 临床医学　B 预防医学　C 口腔医学　D 基础医学（加以限制的备选答案）

结构性问卷的优点：由于已设置了供选择的有限答案，对被调查者来说，填写问卷比较容易，适用于广泛的、不同阶层的调查对象，应答率高；对调查者来说，有利于控制和确定研究变量之间的关系，易于量化和进行数据的统计处理，调查结果可信度高。

结构性问卷的缺点：由于答案已经事先预设，被调查者没有自由发挥的空间，难以获得较深入、详尽的资料，不利于发现新问题，调查的效果受问卷本身质量的影响较大；当被调查对象对所列举的问题不理解／不完全理解时，或备选答案没有适合被调查对象时，容易造成随意回答，从而使调查结果产生偏倚。

2）非结构性问卷：非结构性，又称开放式问卷，问卷由自由作答的问题组成，不提供备选答案，被调查者根据自己的情况自由回答。例如：

您认为影响你学习积极性的因素有哪些？（提出问题，自由作答）

非结构性问卷的优点：适用于探索性研究。当调查者不知道答案时，可由被调查者自己填写，提供答案；可使被调查者在不受任何外在影响的情况下，充分发表自己的意见及看法；特别适用于问题复杂，需要列出太多的答案项目，或者变化的情况太多的问题。

非结构性问卷的缺点：对于被调查者所给出的回答，调查组织者分析起来有难度；要求被调查者有较高的文化水平、表达能力；有时被调查者不愿多花时间，因而拒答率高。

3）混合性问卷：混合性问卷既包括结构性问卷的问题类型，也包括非结构性问卷的问题类型。该问卷类型能够弥补以上两种类型问卷的不足，常用于实际调查工作中。

三、混合方法研究

同一研究中也可以同时存在定量和定性的混合方法研究设计。混合方法研究有效性的核心是不同方法之间明确的关系，这样可以确保数据的聚焦或三角互证，从而产生比单个研究方法更好的研究结果。好的混合方法研究通过阐明为什么定性研究和定量研究需要整合以及如何整合，来协调二者在理念、设计、方法和分析等方面的差异。研究者根据不同的研究问题选择不同的研究方法。

四、定性研究案例

英国一项"关于培训经历对未来全科医生工作就业意向的影响"的定性研究。

研究目的：探讨近期培训合格的全科医生的培训经历和认知，以了解他们的教育、培训和早期工作经历如何影响他们的职业规划。

研究方法：使用个人访谈和焦点小组访谈法对 63 名接受了全科医学培训的全科医生进行访谈。对其中 15 名参与者进行了个人访谈，并进行了 10 组焦点小组访谈。

研究结果：大多数医生认为培训起到了作用，使他们能够自信地处理日常临床全科医生的大部分工作。但是，他们对更广泛的英国国家医疗服务体系（NHS）的工作和全科医生额外的角色的准备不足，希望避免令人无法接受的繁重工作，并对全科医疗的长期可持续性表示担忧。

研究结论：吸引和保留足够的全科医生以支持全面的初级卫生保健服务，应考虑医生的早期职业经历对他们的职业意向的影响。需要一个连贯的、明确的培训计划，以提升他们对从事全科医学实践的准备能力和信心，从而在 NHS 的全科医疗工作中实现一个专业满意、有效的、可持续的职业生涯。

（王慧丽）

第九章　全科专业住培基地建设与评估

住院医师规范化培训基地（简称住培基地）是全科住院医师提高临床诊疗能力、搭建临床疾病谱框架、确立全科职业理念的重要场所。全科住培基地的规范化建设是培训合格全科医生的关键。全科住培基地是依据国家全科住培基地建设的要求、基地建设标准进行认定的，并且实行动态管理，这对保证全科专业住院医师规范化培训质量具有重要意义。全科住培基地除临床基地外还应当包括基层医疗实践基地及专业公共卫生机构。

一、全科住培基地的建设标准

全科住培基地的建设标准是按照国家卫生健康委员会《全科专业住院医师规范化培训内容与标准（2019 年修订版）》全科培训细则的要求和培训基地标准总则来制定的。2014 年出台第一版，2019 年出台了修订版，目前应用的就是《住院医师规范化培训基地标准（2019 年修订版）全科专业基地细则》。全科专业住培基地标准包含了临床轮转基地和基层实践基地两部分。

（一）全科临床轮转基地

全科临床轮转基地的建设要求包括了四个方面的内容：基本条件、指导老师条件、全科临床轮转基地对基层实践基地的职责要求和保障措施。在临床轮转基地的三年学习、培训，主要培养全科临床诊疗能力，横向拓展相关专业临床技能，奠定扎实的临床医疗工作基础，掌握全科临床思维，独立完成全科医疗相关工作，参与科研及低年资住院医师教学工作，培养基本带教及终身学习能力，培养科研素养和健康素养。

1. 基本条件　涵盖了医院规模、科室规模及要求、诊疗疾病范围、医疗设备、相关科室及实验室、医疗工作量以及对医院主管教学的院级领导的要求七个方面的内容。

具体内容包括：医院、全科医学科及轮转科室的工作量要求、病种病例数要求，收治的病种数及病例数能够满足《全科专业住院医师规范化培训内容与标准（2019 年修订版）》（全科培训细则）的要求，同时，临床技能操作数也应满足；全科医学科和全科教研室的设置标准和工作内容，尤其重要的是全科医学科应该独立设置，有全科医学门诊和全科医学带教门诊，有自己的教研室和示教室；相关科室的设置和工作要求，有临床技能模拟训练中心，具备可满足教学、实践操作等使用的临床技能训练模拟设备；科室设置齐全，至少设置以下科室：全科医学科、内科、神经内科、儿科、外科（普外科、骨科、泌尿外科）、妇产科、急诊科、皮肤科、五官科（眼科、耳鼻喉科）、传染科（感染疾病科）以及中医科、康复医学科、医学影像科、检验医学科等。对于不能满足培训要求的专业科室可以和其他有条件带教的单位签署合作培养协议，包括专业公共卫生机构，以满足培养要求。这些基本条件是培训基地完成全科医生规范化培训的基本保证。

2. 指导老师条件　包括指导老师的数量要求及与学生的配备比例，指导老师与培训对象比例为 1∶2，指导老师总人数至少 15 人，其中内科、全科医学科至少各 3 人，神经内科、外科、儿科、急诊科至少各 1 人；师资队伍中副高级及以上专业技术职务比例不少于1/3；全科教研室的岗位设置要求有专职的教学主任和教学秘书以及二个岗位的工作要求；指导老师和专业基地主任的遴选要求；以及师资评价和激励机制等内容，建立指导老师激励机制，将教学工作与绩效考评、奖金、评优等挂钩，并对指导老师实行动态管理。

其中，指导老师的基本条件包括：

（1）指导医师具有医学本科及以上学历、主治医师及以上专业技术职务；全科医学科指导医师执业注册范围均应含"全科医学专业"。

（2）全科医学科和内科从事全科带教的指导医师均应参加过符合要求的全科医学师资培训。

（3）有临床带教经验，掌握《全科专业住院医师规范化培训内容与标准（2019 年修订版）》（全科培训细则）要求。

（4）熟悉基层全科医生工作情况，在基层实践基地承担以教学为主的专家门诊、会诊及示范教学等工作。

（5）具有良好的人际交流能力，团队合作精神与教学能力。

（6）具备一定的科研能力，能指导学员进行科研工作。

（7）热心于全科医学教学工作。能够保证指导培训对象的教学时间，每年必须参加全科医学师资继续教育、不断提升教学水平。

3. 全科临床轮转基地对基层实践基地的职责要求　作为全科专业住培基地，临床专业基地和基层实践基地是一个教学整体，二者肩负着全科专业住院医师规范化培训不同的教学内容和任务，又互为依靠，有机结合。就目前我国的医疗教学现状，临床基地具有较好的教学优势和条件，因此需要承担起对基层实践基地的教学指导和教学管理职能。具体内容有：

（1）负责培训基层实践基地指导医师。

（2）临床轮转基地教学管理部门每年到基层实践基地指导、督查教学工作。

（3）联合开展教学活动，临床基地教学管理部门召开的教学相关会议，如：布置工作会、总结会、指导医师座谈会等需有基层基地师资参加。

4. 保障措施　主要是保障全科医学科的建设和运行，建立完善的对全科医学科的保障和激励机制，包括绩效分配和职称晋升、岗位聘用等方面加大倾斜力度，吸引和稳定优秀专业人员从事全科医教研工作。

（二）全科基层实践基地

合格的基层实践基地是完成全科医生三年规范化培训的重要保证，是培养全科医生良好的全科理念和诊疗思维的重要阶段，在基层实践基地接受全科医疗服务、基本公共卫生服务、基层医疗卫生管理等技能训练。按照《全科专业住院医师规范化培训内容与标准（2019 年修订版）》要求设置了全科医疗实践 10 个月，包括了全科医学科和基层实践基地的培训。根据全科医生三年分层递进培养的要求，采用早社区、反复社区、开始在社区、结束在社区的培养模式。基层实践基地建设主要包括基本条件和师资条件二部分内容。

1. 基本条件 选择当地具有示范作用的社区卫生服务中心或乡镇卫生院及诊所作为全科医生规范化培训的基层实践基地。具体要求：辖区服务人口数需要大于等于5万、每名指导医师管理的慢性病病人数大于等于200人、社区基本医疗服务和基本公共卫生服务功能完善、与上级医院建立有定点协作关系或双向转诊关系这四方面的工作量和功能要求。

还需具备以下硬件设施：科室配置和医疗设备应满足《全科专业住院医师规范化培训内容与标准（2019年修订版）》全科培训细则的各项要求，其中必备科室包括：全科、预防保健科、中医科、康复科、精神疾病管理科（或精防科）、检验科、医学影像科。

要设立全科教学小组（或教研室），明确小组成员职责，定期组织研究全科教学工作。有必要的教学设施设备，如：教室（会议室）、图书室、黑板、投影仪、计算机、10种以上全科医学、社区卫生及临床医学相关领域学术刊物，20种以上常用参考书或工具书，具备一定的计算机信息检索功能。

主管领导需经全科医学相关知识培训，对全科医学有较清晰的认识，对全科医学人才培养的基本规律熟知；参加过省级及以上全科医学师资培训或全科基地管理培训，并获得培训证书。

2. 师资条件 指导医师总人数至少5人，其中全科医学科至少3人，预防保健科至少1人；至少1名副高级及以上专业技术职务师资。指导医师与培训对象比例为1∶2。

设置专职或兼职的教学主任和教学秘书岗位，负责全科专业基地教学工作的组织实施和落实，教学主任的任职要求，必须接受过省级及以上全科医学师资培训或全科基地管理培训，并获得培训证书，以熟悉全科医生培养的规律和要求，更好地开展三年基层的分层递进培养。基层基地同样需要建立指导老师激励机制，将教学工作与绩效考评、奖金、评优等挂钩并切实执行，并对指导老师实行动态管理。

指导老师条件：

（1）具有医学专科及以上学历，中级及以上专业技术职务，并有3年及以上社区工作经历；全科医学科师资执业注册范围含"全科医学专业"。

（2）至少有5人参加过省级及以上全科医学师资培训，并获得师资培训证书；其他所有指导医师均参加过临床轮转基地的院级及以上师资培训。

（3）指导医师应当具有团队合作精神。

（4）指导医师每日平均服务量不低于20人。

（5）保证教学时间，全科医学科指导医师每年带教至少2人次。每年必须参加全科医学师资继续教育，不断提升教学水平。

二、国家全科基地评估指标体系及评估方法

住培基地评估是教学评价的一个重要内容，评估指标体系是依据基地建设标准设计的，涵盖了基本硬件及软件的建设、质量标准的设计、培训过程与管理、教师教学能力、学员培训效果等。通过评估加强全科医学专业基地建设，促进全科医生规范化培训工作的顺利开展，严格规范培训教学过程，不断提高全科医生培训质量。

住培基地评估原则，以培训质量为评估重点，全面评估培训基地的教学基础、教学管理、师资队伍、教学过程及教学质量。评估专家都接受过中国医师协会全科医生专业基地评估培训且考核合格。专家组组成由管理专家、临床专家和基层专家。

1. 国家全科基地评估指标体系　全科专业住培基地评估指标由国家卫生健康委委托中国医师协会全科医生教育培训专家委员会组织制定，围绕基地建设标准化、过程管理规范化、培训质量同质化的要求设计评估指标，每年根据医学的发展、国家政策的变化进行适当调整和完善。整体内容分成4个一级指标，11个二级指标及若干三级指标。一级指标有：基本条件、师资建设、过程管理、质量控制4个部分。

2. 住培基地评估的主要方法　我国的住培基地评估工作从2015年开始，由国家卫生健康委委托中国医师协会完成。全科专业住培基地的评估由中国医师协会和中国医师协会全科医生分会牵头完成。

评估周期：每年常规进行国家级全科医生规范化培训基地评估检查，以周期性省级全覆盖为原则，同时对上一年评估不合格基地进行复核评估。

评估流程：评估流程由评估专家主导，培训基地相关管理人员、带教老师、规范化培训医师参加，临床基地和基层基地分别进行，综合打分。流程包括：听取全科专业培训基地总体情况汇报；管理专家按照基地评估指标体系查阅临床基地和基层实践基地相关医院管理文件、教学档案及其他相关文件资料，对临床基地和基层实践基地的管理者、带教老师和不同年级、不同来源的培训学员进行交流访谈，全面了解培训基地的教学管理、政策保障、教学过程、带教老师的教学热情和态度、学生的学习情况及保障措施等。临床专家和基层专家联合进行带教老师的教学带教能力及学生的知识、技能、诊疗思维的现场考核，包括临床基地和基层实践基地，内容有教学查房、技能操作、临床接诊、病历书写等。同时，对全科医学科的病房、门诊、示教室等设置进行现场考察。最后专家组进行综合汇总，撰写反馈意见，提出建议及整改要求，向院方管理者、老师、住院医师规范化培训医师进行反馈。整个过程评估专家本着以评促建，推动发展的评估要求，和评估单位进行广泛沟通、交流，相互学习提高，发现亮点及时总结，存在问题悉数指出。

三、带教老师在全科基地建设中的职责与作用

全科医生培养是一项国策，是实现健康中国的重要举措，住院医师规范化培训是全科医生培养的重要阶段，培训基地建设是住院医师规范化培训的实施保障，而带教老师则是培养合格全科医生的引路人、责任人，肩负着培养具有岗位胜任能力的合格全科医

生的重要责任。老师的人格魅力、知识水平将对学生的人生轨迹产生持久影响。教师以高尚的学术魅力和人格魅力，并运用各种方法，成功地帮助学生进行学习，对学生的思维、行为、情感产生持久、真实、积极的影响。《卡尔曼医学教育史序言》："在任何社会中都很难找出比培养优秀医生更重要的工作"。因此，如何成为一名称职的全科带教老师是每一位老师值得思考的问题。

第一，合格的带教老师首先必须注重自身品德修养，教书育人是一项伟大的事业，言行举止都必须符合道德规范。第二，作为全科专业的老师，必须了解这个专业的特点以及我国的国情，引导学生热爱专业，扎根基层，坚定做百姓健康守门人的理想信念。第三，努力学习，不断更新知识，提高自己的理论水平、知识技能和教学水平，按要求定期参加师资培训。第四，及时学习国家规范化培训标准，掌握培训内容和要求，熟知全科医生培养和成长的规律，把全科理念融入日常教学带教中去，认真完成每一项教学带教任务，准确掌握教学查房、技能操作、小讲座、病例讨论等相关教学活动的时间要求和质量标准。第五，根据《国务院办公厅关于加快医学教育创新发展的指导意见》，加快培养"小病善治、大病善识、重病善转、慢病善管"的防治结合全科医学人才，将医学发展理念从疾病诊疗提升拓展为预防、诊疗相结合，以疾病治疗为中心向以健康促进为中心转变，服务生命全周期、健康全过程，全面培养医防融合的新型全科医生。第六，正确对待培训基地的评估检查，认真准备，组织实施，现场合理指导，在评估中充分展示自己的教学带教能力、理论知识水平和临床诊疗思维及技能。以评促建，每一次评估都是学习提高的极好机会，一方面可以检验自己的教学成果，另一方面，也是一次学习的好机会，可以及时地发现存在的不足，可以在现场和专家进行充分沟通交流，互相学习，探讨教学带教的相关理念、思想或困惑，通过评估找出不足和存在问题，及时整改提高，教学相长，利于创新发展。

（黄　敏）

附录　社区康复评定量表及评定方法

一、肌张力与痉挛的评定

（一）肌张力的评定

肌张力是指被动活动时所感觉到的阻力或直接压迫肌肉时所感到的弹力。肌张力评定采用肌张力临床分级方法见附表 1。

附表 1　肌张力临床分级

等级	肌张力	检测标准
0	弛缓性瘫痪	被动活动肢体无阻力反应
1	低张力	被动活动阻力反应减弱
2	正常	被动活动阻力反应正常
3	轻中度增高	被动活动有持续性较高阻力反应
4	重度增高	被动活动有持续高阻力反应

（二）痉挛评定

痉挛是由于脑或脊髓损伤后而致脑干、脊髓反射亢进而引起的相应肢体肌张力增高的一种表现。痉挛的评定，目前多采用改良 Ashworsh 痉挛量表（MAS）见附表 2。

附表 2　改良 Ashworsh 痉挛量表

级别	评定标准
0 级	无肌张力的增加
1 级	肌张力略微增加，受累部位被动运动时，在关节活动范围（ROM）之末突然"卡住"，然后呈现最小的阻力或释放
1+ 级	肌张力轻度增加，表现为被动运动时，在 ROM 后 50% 范围内出现突然卡住，然后均呈现最小的阻力
2 级	肌张力较明显地增加：通过关节活动范围的大部分时肌张力均较明显增加，但受累部位仍能较容易地被动移动
3 级	肌张力严重增高，被动活动困难
4 级	僵直，受累部位被动运动时现僵直状态，不能活动

二、平衡与协调功能评定

（一）平衡功能评定

平衡是机体调整和维持姿势的能力，一般分为静态平衡和动态平衡两类。

1. 平衡障碍严重程度分级　此评定方法适用于脑卒中引起的偏瘫和小儿脑瘫的平衡功能的平定，见附表 3。

附表 3　平衡障碍严重程度分级

级别	评定标准
0	伸直腿（下肢）时不能坐稳
Ⅰ	伸直腿（下肢）时能坐稳
Ⅱ-1	能手膝位支撑
Ⅱ-2	能双膝跪立
Ⅱ-3	能双足站立
Ⅲ	一腿前一腿后站立时能将身体重心从后腿移到前腿
Ⅳ	能单膝跪立
Ⅴ	能单腿站立

2. 脊髓损伤患者平衡能力评定　用于脊髓损伤的平衡能力的评定见附表 4。

附表 4　脊髓损伤患者平衡障碍评定

级别	检测标准
0（不能）	不能采取坐位
1（差）	能在极短时间采取坐位，但不能维持
2（尚可）	可采取坐位，但手不能上举，不能抗推拉
3（良）	两上肢向前方上举时，可保持稳定，但稍推拉即不稳
4（优）	对不甚强烈的推拉有翻正反应，并且保持平衡，但强力推拉时不稳
5（正常）	正常坐时，对来自各方面的用力推拉能保持平衡稳定

（二）协调功能的评定

协调功能是指机体在运动时能够保持稳定、准确的方向、适当的力量和速度、节奏等的能力。协调功能障碍临床上称为共济失调。根据病变部位分为小脑共济失调、脊髓后索共济失调和基底核共济失调。临床上常用的协调功能评定见附表 5。

附表 5　临床常用协调能力试验

名称		方法
上肢	1 指鼻试验	被检查者要检查的上肢伸直，肩关节外展 90°，用示指尖指鼻尖

续表

	名称	方法
上肢	2 指向他人手指试验	检查者与被检查者面对而坐，检查者将自己的示指放在被检查者面前，让被检查者用示指尖触碰检查者的示指尖。检查者可以移动改变其示指位置，让被检查去触碰
	3 指对指试验	让被检查者双上肢伸直，外展90°。然后，双手向前面正中靠拢，示指尖对碰
	4 交替指鼻指指试验	被检查者用示指尖分别依次碰触自己的鼻尖和检查者的示指尖（检查者可改变自己的示指位置）
	5 拇指对指试验	被检查者同侧手的拇指尖依次与其他各指指尖碰触，可增加触碰速度
	6 旋前旋后试验	被检查者双上肢靠紧躯干，屈肘90°，双前臂同时进行旋前、旋后运动；也可以一侧进行此试验
下肢	跟膝胫踝试验	被检查者仰卧位、一侧足跟放在另一侧下肢的膝关节的髌骨上并沿着胫骨滑至踝处

三、步行能力评定

步行是下肢的重要功能之一，步行能力评定反映了下肢功能是否正常。常见的评定为步行能力分级（Holden）见附表6。

附表6　步行能力分级（Holden）

分级及特征		表现
0级	无功能	患者不能走，或需要两个人帮助才能走或坐轮椅
1级	需大量持续性帮助	患者需一人连续不断地搀扶才能走和保持平衡或使用双拐
2级	需少量帮助	能走但平衡欠佳，不安全，需一个人在旁给予间断地身体接触的帮助以保持平衡和安全或使用单拐（杖）或短肢具（AFO）、长肢具（KAFO）
3级	需监护或语音指导	能走，但不太正常或不够安全，需一人在旁边监护或语言指导，但不接触身体
4级	平地独立	在平地上能够独立行走，但在上下坡或在不平地面上行走时或上下楼梯时有困难须有人帮助或监护
5级	完全独立	在任何地方都能独立行走

四、日常生活活动能力的评定

（一）定义

日常生活活动是指个体在家庭和社会的日常生活活动，包括吃住行、穿衣、清洁卫生、使用生活工具等诸方面活动。日常生活活动能力是指个体在上述活动中的能力。

（二）基本日常生活活动能力的评定——Barthel 指数（BI）

Barthel 指数是临床应用最广、研究最多、可靠性比较高的一种日常生活活动能力的评定量表。可用来对患者治疗前后的功能改善的评估；预测治疗效果、住院时间和预后情况的评估。Barthel 指数包括 10 项内容。根据功能状态分为 0、5、10、15 四个分数等级。满分为 100 分。Barthel 数评定量表见附表 7。

附表 7　Barthel 指数评定量表

项目	评分标准	评定日期
1. 大便	0= 失禁或昏迷 5= 偶尔失禁（每周 <1 次） 10= 能控制	
2. 小便	0= 失禁或昏迷或需由他人导尿 5= 偶尔失禁（每 24 小时 <1 次，每周 >1 次） 10= 能控制	
3. 修饰	0= 需帮助 5= 独立洗脸、梳头、刷牙、剃须	
4. 如厕	0= 依赖别人 5= 需部分帮助 10= 自理	
5. 吃饭	0= 依赖别人 5= 需部分帮助（夹饭、盛饭、切面包） 10= 自理	
6. 床 与 轮 椅 之间的转移	0= 完全依赖别人，不能坐 5= 需要大量帮助（2 人），能坐 10= 需少量帮助（1 人）或指导 15= 自理	
7. 活动（步行）	0= 不能动 5= 在轮椅上独立行动 10= 需 1 人帮助步行（体力或语言指导） 15= 独立步行（可用辅助器）	
8. 穿衣	0= 依赖 5= 需一半帮助 10= 自理（系上钮扣、关、开拉锁和穿鞋）	
9. 上下楼梯（上下一段楼梯，用手杖也算独立）	0= 不能 5= 需帮助 10= 自理	

续表

项目	评分标准	评定日期
10. 洗澡	0= 依赖 5= 自理	
总分		
评定者		

1. Barthel 指数评定量表的评分说明

（1）评定标准应是"患者确实能做到什么"，而不是可能或应达到的什么程度。

（2）自理是指患者在无任何体力和/或智力的帮助下所独立完成的程度，而对患者的任何帮助都表示该患者不能独立自理。

（3）通过与患者本人或照护人员所提供的信息来确定患者的自理程度。

（4）应记录患者是在 24 小时内所能完成的情况

（5）尽管无大小便失禁，昏迷患者评分为 0 分

（6）"中度"是指患者自己能提供所需力量的一半

（7）只要患者无他人帮助，虽用辅助器具但也可列入能够自理。

2. Barthel 指数评定量表评分说明

（1）大便：偶尔失禁为每周小于 1 次

（2）小便：偶尔失禁为每 24 小时小于 1 次，每周大于 1 次，导尿者为尿失禁，但如果患者能独立自行导尿，应视为能控制。

（3）修饰：指个人卫生的完成如洗脸、梳头、刷牙、剃须、装载/卸载义齿等。

（4）用厕自理：指自己能去卫生间，并独立解衣，完成便后清洁等。

（5）进食自理：能吃任何正常食物，但不能取饭、做饭。

（6）转移：指从床上到椅子上并返回。

1）完全依赖：不能坐起，需两人以上帮助，或用提升机。

2）大量帮助：能坐起，但需要两人或一个强壮且动作娴熟的人帮助。

3）小量帮助：为保证安全需一人搀扶或语言指导。

（7）步行能力：指在室内活动，步行时可用任何辅助器具，如使用轮椅时无须帮助并能划行及拐弯应视为能够独立，任何辅助都应该由未经特殊训练的人提供。

（8）穿衣自理：指在无人指导帮助下穿好全部适合身体的衣服，检查患者是否能够系扣子，拉闭拉锁，穿拖鞋及胸罩。

（9）上下楼梯：必须携带任何有效辅助器具才能上下楼梯者，仍视为独立完成。

（10）洗澡自理：指无须任何帮助指导能独立进出浴池并洗澡。

3. 结果分析

根据评定后结果分数将日常生活活动能力分为：0~20 分（极严重功能缺陷）；25~45 分（严重功能缺陷）；50~70 分（中度功能缺陷）；75~95 分（轻度功能缺陷）；100 分（为自理）。

参考文献

［1］常思亮.教育管理学.长沙：湖南大学出版社，2006.

［2］杜雪平，席彪.全科医生基层实践.北京：人民卫生出版社，2017.

［3］姜常胜.高等医学院校实用教务管理手册.上海：上海中医学院出版社，1993.

［4］梁万年.医学科研方法学.北京：人民卫生出版社，2002.

［5］骆玲.西方社会学研究方法论的评价及应用.社会科学研究，2005，3：125-129.

［6］吕秋云.社区常见精神障碍.北京：科学出版社，2011.

［7］沈渔邨.精神病学.5 版.北京：人民卫生出版社，2009.

［8］舒良.精神分裂症防治指南.北京：北京大学医学出版社，2007.

［9］苏博，刘鉴汶.高等医学教育学.北京：人民军医出版社，2004.

［10］王英，赵国本.定性研究方法概述.国外医学·社会医学分册，2004，21（4）：178-181.

［11］徐韬园，杨德森.现代精神医学.上海：上海医科大学出版社，2000.

［12］许劲松.实用高等医学教育管理学.北京：科学出版社，2014.

索引